KILOS EN TROP

ET SI C'ÉTAIT **UNE INTOLÉRANCE ALIMENTAIRE ?**

L'auteur remercie :
Maud et Marie-France Millot pour leur contribution,
ainsi que Raphaëlle Medori et Pierre Stupar pour leur participation.

Abréviations courantes

c. à c. : cuillère à café
c. à s. : cuillère à soupe
M.S. : moyennement sucré
I.G. : indice glycémique

Significations des sigles employés

+ : ces épices peuvent être utilisées à volonté, car elles sont recommandées par la méthode.
+++ : ces aliments sont à consommer régulièrement.
*** : ces aliments et recettes ne doivent pas être consommés plus d'une fois par jour.
**** : si vous le souhaitez, vous pouvez consommer deux portions des fruits ainsi signalés.

Dans les listes énumératives de plats :
• les puces noires indiquent les catégories « imposées »,
• les puces grises, les catégories au « choix ».

Dr MARC DUCARRE

KILOS EN TROP

ET SI C'ÉTAIT

UNE INTOLÉRANCE ALIMENTAIRE ?

MARABOUT

Table des matières

Annexes

Introduction

Un ci si po fà nunda ![1]

Ma grand-mère maternelle, qui était corse, considérait « le Docteur » comme une personnalité éminemment respectable. Pourtant, force est de constater que, malgré les consultations répétées auprès de nombreux spécialistes, sa stomatite chronique (inflammation de la muqueuse de la bouche) n'a jamais guéri définitivement. Cette femme à la forte personnalité, qui avait construit sa vie avec intelligence et volonté, revenait de consultation dépitée. Elle me relatait ainsi son entretien : « *Un ci si po fà nunda !* » La médecine n'était pas opérante pour guérir son mal. Devant l'absence de solution proposée, elle a décidé d'agir par elle-même. À la suite d'essais tâtonnants, elle a réduit son alimentation à du riz blanc très cuit, des bananes écrasées, des biscottes et du thé, avec, de temps en temps, de la gelée royale pour ne pas souffrir de douleurs abdominales. Elle adoucissait ses sensations de brûlures gingivales avec des décoctions astringentes de pousses de ronces de maquis. Impuissant, je voyais cette femme s'affaiblir progressivement en ingérant une nourriture insipide. Certes, les corticoïdes soulageaient ses sensations de brûlures de bouche en inhibant la réaction inflammatoire, mais ce n'était que temporaire…

De même, son mari, mon grand-père maternel, a très longtemps souffert d'arthrose, sans que ses multiples consultations auprès de rhumatologues n'apportent de réelle solution de guérison.

La chronicité de certaines maladies relève souvent du mystère. Les médicaments améliorent pour un temps les symptômes, mais, dès l'arrêt du traitement, c'est la récidive. Dès mon enfance, face aux souffrances endurées par mes grands-parents, je n'ai pu que constater cet état de fait. Les maladies chroniques ne se guérissent pas, c'est pour cela qu'elles sont qualifiées de chroniques.

1. « On n'y peut rien ! »

Au cours de mes études, puis de ma pratique médicale, certaines rencontres m'ont permis de m'interroger, de chercher des réponses, de trouver des solutions et finalement de construire une proposition destinée aux personnes souffrant de surpoids de façon chronique, quels que soient leurs efforts déployés pour maigrir.

Alors que j'exerçai la fonction de médecin d'une équipe professionnelle de football, j'ai eu la chance de bénéficier d'échanges enrichissants avec le Dr Jean-Marcel Ferret, médecin de la mythique équipe de France de football de 1998. Il me parla d'analyses biochimiques « spéciales » pratiquées avec ses joueurs : elles permettaient d'individualiser leur alimentation et leurs traitements micro-nutritionnels pour optimiser leurs performances, dans les limites de la déontologie médicale en vigueur, bien entendu.

Cependant, le lien n'était pas encore établi entre la médecine sportive de haut niveau et les plaintes chroniques des patients de cabinet de médecine de ville.

Par la suite, alors que j'étais un jeune médecin fraîchement installé, une patiente d'une vingtaine d'années me fit part de symptômes permanents (douleurs articulaires multiples, névralgies aux membres supérieurs et inférieurs, constipations, nausées, spasmes intestinaux, difficultés à se nourrir, car certains repas entraînaient douleurs et troubles digestifs, céphalées et autres), sans que ni les médicaments de son généraliste et de son rhumatologue, ni la mésothérapie, la kinésithérapie, l'ostéopathie, l'acupuncture ou encore l'homéopathie, ne puissent trouver de solution définitive. Aucun examen sanguin complémentaire ou radiologique explicatif ne lui avait été prescrit, donc pas de diagnostic et pas de traitement efficace. Que faire, dès lors, à part soulager temporairement cette jeune patiente désemparée ?

C'est au cours d'une formation post-doctorat ayant trait aux thérapeutiques hormonales de la faculté de médecine de Montpellier, sous la responsabilité du Pr Bringer, que j'ai compris que les troubles du comportement alimentaire peuvent entraîner des anomalies de la composition osseuse. L'ostéopénie (diminution de la densité osseuse, stade précédent l'ostéoporose) et l'ostéoporose n'étaient donc pas réservées, comme il était classiquement enseigné, à la femme post-ménopausée. De retour à mon cabinet, je prescrivis à ma jeune patiente un examen d'ostéodensitométrie (pour mesurer sa densité osseuse). Le radiologue constata avec effarement qu'elle avait « les os d'une femme de soixante ans », avec une ostéopénie prononcée, proche de l'ostéoporose.

À partir de ce premier constat objectif, mes interrogations se sont portées vers le système digestif et les problèmes d'absorption intestinale pour aboutir en partie aux intolérances alimentaires (hypersensibilité de type III) et à la notion de perméabilité intestinale (le syndrome d'hyperperméabilité intestinale).

Le chemin ne fut pas simple. Mais la lecture du livre *L'Alimentation ou la troisième médecine* du Dr Jean Seignalet[1] fut éclairante. Comment ne pas reconnaître l'importance de ses découvertes ? Cependant, si l'état de santé de ma jeune patiente s'améliora quelque peu, les restrictions alimentaires de cette méthode, trop sévères, ne convenaient pas à son équilibre particulier. Elle maigrissait trop et vite, ce qui n'était pas le but. Devant cette impasse thérapeutique, je l'adressai à un service hospitalier de gastro-entérologie fonctionnelle. Elle y séjourna cinq semaines et subit de nombreux examens complémentaires, sans qu'aucun traitement ne puisse améliorer significativement son état. Ce séjour fut bénéfique et rassurant dans la mesure où il élimina tout diagnostic de maladies « graves ». Il fallait dorénavant envisager une solution personnalisée.

Au même moment, j'ai été invité par un confrère à une journée de formation organisée par le laboratoire Barbier à Metz. J'y ai découvert les fameuses analyses sanguines dont m'avait parlé le Dr Ferret (le médecin de l'équipe de France de football), et compris le lien existant entre la médecine du sport de haut niveau et les pathologies chroniques. À mon retour à mon cabinet, je prescrivis immédiatement ces analyses à ma patiente, puis je mis en place un traitement spécifique. Une grande partie de ses symptômes fut améliorée. Je venais enfin de comprendre le mal dont souffrait cette jeune femme : une hyperperméabilité intestinale importante.

Par la suite, en cherchant et en traitant les intolérances alimentaires chez d'autres patients souffrant de maux chroniques (tendinites, eczéma, asthme, migraine, fatigue…), et en rééquilibrant leur rapport personnel avec l'alimentation, j'ai pu constater, en plus d'une amélioration de leurs symptômes, une optimisation de leur indice de masse corporelle (le rapport poids / taille au carré). En conséquence, la prise de masse graisseuse m'est apparue comme un symptôme de dysfonctionnement. À l'inverse, le rétablissement d'un bon fonctionnement physiologique permet à chacun de retrouver un poids de forme. Les patients désireux de mincir ont bénéficié de cette constatation inattendue : l'amaigrissement comme conséquence d'un rééquilibrage physiologique et non pas comme une contrainte imposée à un organisme déjà fatigué par de multiples soucis de santé.

La détection des intolérances alimentaires et la restauration des hyperperméabilités intestinales fait, depuis lors, partie intégrante de mon arsenal thérapeutique pour lutter contre le surpoids. Il est en effet très difficile de maigrir si l'on se trouve en situation inflammatoire chronique, et l'hyperperméabilité intestinale est une cause fréquente d'inflammation chronique (voir les éclairages théoriques, page 277).

---

1. Éditions du Rocher, Monaco, 2012. Le Dr Jean Seignalet est un un médecin-chercheur spécialisé en immunologie, rhumatologie et nutrithérapie, ayant exercé au CHU de Montpellier. Il a élaboré une méthode de nutrithérapie capable d'aider à combattre la douleur chronique et à contrôler l'évolution de plusieurs maladies inflammatoires.

FAQ

Le surpoids et la volonté de mincir sont source d'inquiétude. Voici un panel de questions les plus fréquemment posées dans le cadre de mes consultations. D'autres interrogations pourront trouver leur réponse sur le site www.marcducarre.com

Dans quels cas cette méthode ne doit-elle pas être appliquée ?

Avant tout, si vous souffrez d'une maladie qui vous interdit tout amaigrissement, toute éviction alimentaire ou toute pratique d'activité physique, ne suivez pas cette méthode.

Quelles sont les limites de cette méthode ?

Cette méthode n'est pas une méthode « miracle ». Il n'en existe pas. C'est une des clés qui peut vous faire avancer dans l'amélioration de votre rapport intime avec votre alimentation pour mincir et préserver votre santé. Mais il est possible qu'il existe d'autres clés, qu'il faudra découvrir. Un ou plusieurs déséquilibres peuvent vous empêcher d'atteindre votre objectif. Si vos résultats ne sont pas satisfaisants, il faudra essayer de résoudre ces problématiques, avec un médecin formé en médecine nutritionnelle et fonctionnelle. À chaque fin d'étape, une méthodologie d'évaluation vous guidera dans la conduite à tenir.

Si vous ne vous découvrez pas d'intolérance alimentaire ou d'hyperperméabilité intestinale, à quoi sert cette méthode ?

L'application de cette méthode ne vous empêchera pas de bénéficier d'une fonte de votre masse grasse. À partir du moment où vous appliquez les mesures préconisées visant à la perte progressive de kilos superflus tout en respectant votre état de santé, ce régime ne peut que vous être bénéfique.

Combien de temps faut-il pour perdre vos kilos en trop ?

Même si le fait d'exclure des aliments auxquels vous êtes intolérant entraîne souvent, au début, une perte rapide de poids et de centimètres du périmètre abdominal, la vitesse d'amaigrissement est en général lente par la suite. La fonte graisseuse recherchée sera relativement douce, car elle doit permettre l'élimination progressive des toxines accumulées dans le tissu graisseux. Ce qui est en jeu, c'est d'abord un rééquilibrage progressif de votre organisme, ce qui prend du temps. Cette vitesse peut varier en fonction de paramètres, comme la fréquence et la durée des séances d'activité physique, la qualité de votre sommeil, votre aptitude à gérer le stress, votre exposition aux toxiques environnementaux…

Y a-t-il un risque de maigrir plus qu'il ne faudrait ?

Vous ne perdrez pas plus de kilos qu'il ne faut, car votre corps trouvera son point d'équilibre, et j'ai prévu des critères de mesure de bonne santé dans les rubriques d'évaluation, afin de vous aider à vous situer.

L'observation de cette méthode peut-elle conduire à des comportements alimentaires excessifs et dangereux ?

En fin de parcours, vous posséderez suffisamment d'informations relatives à votre fonctionnement alimentaire pour évaluer judicieusement les limites quantitatives et qualitatives à ne pas dépasser. Une méthode d'évaluation simple vous aidera à mieux apprécier les réactions de votre organisme, en fonction de votre niveau d'activité physique, de votre stress, de la qualité et de la quantité des aliments ingérés… Et ceci sans tomber dans l'orthorexie[1]. Cette méthode vous aidera progressivement à comprendre quels sont vos aliments amis et ceux qui ont été transformés en ennemis malgré eux. Elle vous permettra de faire en sorte que ces molécules ennemies redeviennent – si cela est possible – des molécules amies.

Comment parvenir à exclure de votre alimentation, même temporairement, des produits jugés indispensables ?

Combien de patients étaient persuadés que l'éviction de certains aliments auxquels ils étaient viscéralement attachés était impossible ! « Docteur, ne m'enlevez surtout pas ma baguette ! » ai-je entendu à de multiples reprises. Pourtant, après une semaine d'exclusion, l'addiction à la baguette (ou au camembert) n'était qu'un vieux souvenir et la partie était déjà gagnée. En outre, sachez que la plupart des intolérances alimentaires qui font l'objet de cette méthode (allergies de type III) peuvent être réversibles après un certain temps d'éviction totale. Si votre niveau d'intolérance n'est pas trop élevé, vous pourrez de nouveau, dans un délai plus ou moins long, manger les aliments exclus.

Pouvez-vous continuer à prendre un traitement médicamenteux tout en appliquant cette méthode ?

Vos traitements médicamenteux en cours ne seront pas perturbés, voire, pour certains, leur efficacité sera renforcée. Toutefois, certaines maladies chroniques nécessitent un aménagement de cette méthode.

---

1. Une personne orthorexique pousse à l'extrême l'idée d'une nourriture saine pour réduire sa consommation de matières grasses, de sel, de sucre, de produits chimiques ou d'autres substances considérées par elle comme nuisibles à sa santé. Cela conduit à l'isolement social, voire à une perte de l'appétit de vivre, car cette personne ne peut se nourrir sans un contrôle total de son alimentation.

Pour en savoir plus

Une méthode préventive

En élaborant la méthode explicitée dans cet ouvrage, j'ai veillé à combattre des déséquilibres liés à notre mode d'alimentation moderne impliquant le cholestérol, les triglycérides, les acides gras saturés et les acides gras polyinsaturés, qui jouent un rôle majeur dans certaines maladies cardiovasculaires.

L'hyperglycémie chronique et la résistance à l'insuline (contributeurs majeurs dans le diabète de type II, l'hypercholestérolémie, le vieillissement) ont également fait partie de mes préoccupations nutritionnelles.

Je me suis attaché à réduire la tendance à l'acidose métabolique chronique engendrée par une alimentation moderne trop acide, qui peut générer fatigue chronique ou encore un problème de résistance à l'insuline.

L'oxydation cellulaire, mise en cause dans la dégradation cellulaire entraînant le vieillissement par le Pr Denham Harman, a été l'objet d'une attention particulière.

Les déséquilibres de la flore intestinale pouvant être à l'origine, entre autres, de surpoids et d'obésité, ont été pris en compte. De plus, cette flore équilibrée participe à la constitution d'une première barrière de défense immunitaire se traduisant, par exemple, par une diminution des infections ORL à répétition.

La lutte nutritionnelle contre l'inflammation chronique de faible intensité fonde ma théorie et ma pratique. Il est presque impossible de mincir en état inflammatoire chronique dont l'une des origines les plus fréquentes est l'intolérance alimentaire. Or cette inflammation chronique peut être à l'origine de nombreuses maladies (Alzheimer, Parkinson, arthrites rhumatoïdes, certains cancers...). Le nouveau mode alimentaire santé que je vous propose peut donc avoir un rôle préventif précieux pour votre capital santé.

L'adoption de ce nouveau mode alimentaire va-t-il influer sur votre vie sociale ?

Il n'y a aucune raison de couper les ponts avec vos amis sous prétexte que vous suivez un régime ! Si vous êtes invité à dîner, il suffit de prévenir à l'avance vos hôtes de vos exclusions alimentaires temporaires. De même, vous pourrez choisir vos plats en fonction de vos nouveaux critères, au cours de repas professionnels ou amicaux au restaurant. En outre, sachez que, après la phase 4, les repas de fête sont autorisés exceptionnellement, à condition de respecter au quotidien une alimentation équilibrée.

Y a-t-il un intérêt à consommer bio, dans le cadre de cette méthode ?

L'alimentation biologique est fortement conseillée, car vous serez moins exposé aux petites doses de toxiques ingérés quotidiennement, qui peuvent être à l'origine de résistances à l'amaigrissement et de pathologies chroniques. En outre, le bio est aujourd'hui devenu plus accessible.

Comment débusquer les aliments à exclure qui peuvent se cacher dans la multitude des produits industriels ?

Les conseils pratiques vous permettront de vous aider dans la reconnaissance des allergènes cachés au sein des aliments industriels et d'éviter des pièges susceptibles de faire échouer vos efforts. Vous saurez très vite lire les étiquettes de composition des plats préparés.

Y a-t-il un intérêt à consommer des compléments alimentaires ?

La supplémentation en compléments alimentaires est nécessaire en cas d'intolérances alimentaires. Mais elle doit être envisagée individuellement. Une aide pourra vous être fournie en posant vos questions sur le site www.marcducarre.com

Le but est de vous aider à entreprendre une individualisation de votre démarche volontaire d'amaigrissement et de santé. Dans ce livre, vous pourrez identifier en toute responsabilité un des huit profils vous correspondant à la suite de deux premières phases tests. L'objectif de la méthode est d'aboutir à des habitudes alimentaires qui tendent vers votre spécificité, voire à vous constituer une culture nutritionnelle personnelle pour la vie. Au terme de votre expérience, le chemin que vous aurez tracé vous permettra de renouer avec un rapport au monde de l'aliment moins passif, plus éclairé, voire avec une estime de vous-même souvent mise à mal par le surpoids.

L'esprit de la méthode

En matière d'amaigrissement, la littérature abonde en ouvrages spécialisés de toutes sortes. Les propositions de régimes alimentaires y sont nombreuses et les conseils diététiques très variés. Les résistances à l'amaigrissement ne le sont hélas pas moins, ce dont témoignent quotidiennement les patients en consultation après des échecs répétés.

Le lecteur est donc en droit de se demander : « À quoi bon une énième proposition, un livre supplémentaire ? »

En premier lieu, ce qui fonde cette méthode, c'est la prise en compte des résistances à l'amaigrissement liées aux intolérances alimentaires. L'hypersensibilité aux aliments est en effet trop souvent ignorée (20,8 % de la population en souffre, en particulier les femmes), alors même qu'elle est en grande partie responsable de l'échec du régime chez des patients qui acceptent pourtant des restrictions alimentaires très sévères.

En second lieu, la méthode proposée, au-delà de la question esthétique, certes de première importance – retrouver une belle silhouette conduit à une meilleure estime de soi –, vise une bonne santé au sens le plus large. Elle instaure une alimentation constituée d'aliments à index glycémique bas, hypocaloriques, sans acides gras saturés à outrance, peu acides, peu salés. Elle intègre des bases de chrononutrition. Elle est à visée anti-inflammatoire. C'est pourquoi ce programme de rééducation alimentaire va être l'occasion, pour certains d'entre vous, de solutionner leurs troubles digestifs.

Le programme proposé, sans carence et sans restriction quantitative, vous permet d'élaborer un autodiagnostic d'intolérances alimentaires et de vous rééduquer en toute responsabilité. C'est une méthode qui bannit momentanément trois aliments majeurs de consommation fréquente et courante.

À chacun son rythme

Ce programme se déroule de la façon suivante.

Cas 1 : vous suivez la méthode dans son intégralité.

La première période vous permet, grâce à vos propres observations, d'identifier vos intolérances alimentaires parmi les aliments les plus courants, tout en maigrissant si vous en avez besoin. Elle conduit à la détermination de votre profil d'intolérance. Vous effectuez la phase 1 d'exclusion temporaire des trois aliments les plus fréquemment retrouvés dans les intolérances alimentaires (le blanc d'œuf, les laits et le gluten). Puis la phase 2 de tests d'exclusion/réintroduction séquentielle de ces aliments permet de déterminer votre profil. Avec cette méthode, vous réalisez le test de référence afin de savoir si vous avez une intolérance alimentaire à un ou plusieurs de ces trois aliments majeurs. Ce test demeure le plus réaliste et le plus spécifique.

La deuxième période vise, dans la **phase 3**, à atteindre vos objectifs de poids, de tour abdominal et d'enregistrer des signes digestifs compatibles avec une bonne santé. Puis la **phase 4** permet de retrouver une alimentation courante de façon progressive et maîtrisée, afin de conserver durablement vos acquis.

Vous avez également la liberté de dérouler le programme selon les deux possibilités suivantes (plus rapides, car elles vous permettent de gagner du temps pour éviter la phase 2).

Cas 2 : vous respectez la phase 1 d'exclusion temporaire, puis vous effectuez des analyses sanguines pour déterminer vos intolérances alimentaires.

Vous entrez ensuite en deuxième période (**phases 3 et 4**).

Cas 3 : vous effectuez directement vos analyses sanguines pour déterminer vos intolérances alimentaires et votre profil.

Dès que vous recevez vos résultats, vous entrez directement en deuxième période (**phases 3 et 4**).

À noter que, si aucune intolérance n'est détectée, vous pouvez toujours respecter la deuxième période (phases 3 et 4) pour bénéficier d'une alimentation saine et amaigrissante. Au cours de chaque phase de votre rééducation alimentaire, vos progrès en termes d'amaigrissement sont mesurés et inscrits sur une grille d'évaluation pour témoigner de votre progression et éventuellement corriger vos erreurs.

Les conseils de pratique d'activité physique optimisent l'efficacité de la méthode. Ils sont déjà, à eux seuls, un facteur de bonne santé, puisqu'il est prouvé qu'une activité physique régulière augmente l'espérance de vie. Ces exercices ont été expérimentés sur de nombreux patients. Ils sont décrits sous forme de conseils pratiques, simples et efficaces, non traumatisants, indispensables à l'obtention et à la pérennité de bons résultats – à moins que des contre-indications à la pratique d'activité physique ne vous autorisent pas à vous entraîner.

La méthode comprend également des recettes de cuisine qui vous aideront à préparer des repas lors desquels le plaisir de manger, facteur indispensable à la réussite, sera au rendez-vous. Ces délicieuses recettes ont été élaborées avec la collaboration de Marie-France Millot, qui a su trouver de quoi satisfaire tous les palais malgré les contraintes imposées par un cahier des charges restrictif. Mme Millot possède un vrai savoir-faire en ce domaine, grâce à dix années de pratique de cuisine familiale marquée par de nombreuses évictions alimentaires, pour la santé de l'un de ses proches. Elle a dû intégrer une notion supplémentaire, celle de l'amaigrissement. Elle a exploré des chemins culinaires qui, il y a une dizaine d'années, étaient loin d'être tracés. Par ses trouvailles, elle est parvenue à sauvegarder le désir et le plaisir de manger chez les membres de sa famille.

S'engager dans la voie d'une rééducation alimentaire pour une meilleure santé suppose quelques moyens à mettre en œuvre dont on peut évaluer le coût : cela nécessite du temps, de la préparation culinaire, voire de l'attention à ses symptômes digestifs. Mais ces efforts vous paraîtront légers grâce à la satisfaction éprouvée d'avoir réussi, par vous-même, à retrouver un bon équilibre général. En outre, le temps sera considérablement raccourci si vous optez pour les voies rapides de la méthode.

Pour en savoir plus

Les fondements de la méthode

Les connaissances issues de la médecine nutritionnelle et fonctionnelle[1] ont contribué à poser les bases théoriques de cette méthode. Ce sont tant les informations provenant des études médicales traditionnelles, de divers diplômes post-universitaires et de la lecture d'articles scientifiques, que les traitements variés de ces déséquilibres qui m'ont permis de trouver les justifications de cette méthode d'amincissement santé. Celle-ci est fondée sur une médecine dite « factuelle », nommée par les Anglo-Saxons « *evidence-based medecine* », qui s'appuie sur des « preuves ». De même, les conseils d'activité physique sont issus de connaissances théoriques acquises aux cours de différents cursus de formation et d'expériences professionnelles ayant trait à l'enseignement de l'éducation physique et sportive, à la médecine manuelle ostéopathique et à la médecine du sport.

1. Enseignement de médecine nutritionnelle et fonctionnelle prodigué par le Pr Vincent Castronovo.

Périodes et phases

Première période

Phase 1 : « Je maigris et j'exclus pendant quinze jours le blanc d'œuf, les laits, le gluten et les aliments très sucrés, pour tester les effets de leur éviction sur ma santé. »

En outre, si votre expérience alimentaire vous a appris qu'un ou plusieurs aliments autres que ceux qui précèdent ont déjà entraîné à plusieurs reprises des désagréments, vous devrez les éliminer d'entrée de jeu également.

Votre alimentation sera composée essentiellement de poisson, de viande, des fruits et légumes autorisés, d'épices et aromates, ainsi que de boissons anti-acides.

La durée de cette phase sera de quinze jours et votre journée type comprendra quatre ou cinq repas. À la fin de ces deux semaines, vous effectuerez un bilan simple de mesures et de symptômes.

Sont donc associées à la phase 1 (comme à chacune des autres phases) votre journée type, des recettes et les grilles d'évaluation correspondantes.

Phase 2 : « Toujours en maigrissant, je réintroduis par séquence, l'un après l'autre, le blanc d'œuf, les laits et le gluten pour tester leurs effets sur ma santé. »

Au cours de cette deuxième phase, qui comprend trois séquences de quinze jours, nous vous proposons d'inclure un par un dans vos repas, le blanc d'œuf, les laits et le gluten, en fonction de la méthode « essais-erreurs ».

À l'issue de cette phase, vous effectuerez vous-même un bilan général pour déterminer votre profil, parmi les suivants :

- sans intolérance (un seul profil),
- intolérance à l'un des trois aliments spécifiques (trois profils possibles),
- intolérance à deux aliments spécifiques (trois profils possibles),
- intolérance aux trois aliments (un seul profil).

Important

Si des signes d'intolérance apparaissent dès les premiers jours de l'introduction d'un aliment, le responsable probable d'une intolérance alimentaire a de fortes chances d'être identifié. C'est souvent le cas quand l'intolérance est d'un niveau relativement élevé (douleur et gonflement abdominal réapparaissent presque instantanément). Dans ce cas, cet aliment est supprimé immédiatement et vous entamez la phase suivante.

Deuxième période

Phase 3 : « Je me nourris conformément à mon profil pour atteindre les objectifs de poids et de périmètre abdominal souhaités. »

Cette troisième phase est l'application du résultat de la phase 2. Elle dure le temps nécessaire pour obtenir le poids et le tour d'abdomen que vous souhaitez atteindre. Vous suivez toujours le canevas d'une journée type, en excluant le(s) aliment(s) détecté(s) comme étant susceptible(s) d'entraîner une intolérance. Vous pouvez consommer les aliments qui n'ont entraîné aucun signe négatif. Vous effectuez un bilan toutes les semaines.

Phase 4

Phase 4A : « J'essaie de conserver mes acquis, en réintroduisant progressivement les aliments moyennement sucrés (M.S.)[1] tout en respectant mon profil. »

Toujours en excluant le(s) aliment(s) identifié(s) comme responsable(s) d'une résistance à l'amaigrissement, une quatrième phase A de réintroduction de certains aliments exclus précédemment permet de maintenir vos acquis de manière responsable et informée. Elle durera quatre semaines au minimum (la durée étant liée aux réactions de votre organisme à l'introduction progressive d'aliments M.S.).

La réintroduction d'une portion d'aliments M.S. s'effectue progressivement en trois séquences.

En séquence 1, un aliment M.S. est introduit une fois par semaine au déjeuner en milieu de semaine ; en séquence 2, deux fois par semaine à deux jours d'intervalle ; en séquence 3, trois fois par semaine, toujours à deux jours d'intervalle. Vous prenez vos mesures à la fin de chaque

1. M.S. : aliments moyennement sucrés, à index glycémique (I.G.) moyen.

semaine et vous effectuez un bilan à la fin de chaque séquence. Grâce à vos bilans, vous en mesurez l'impact.

En fonction de vos résultats, du nombre de fois où ces aliments M.S. ont été introduits, de votre activité physique pendant la période et d'autres paramètres, vous essaierez de cerner la quantité et la fréquence des repas contenant des aliments M.S. à ne pas dépasser.

Par exemple, si vous prenez du poids ou des centimètres de tour d'abdomen avec deux repas à base d'aliments M.S., à activité physique égale, vous n'en consommerez qu'une fois par semaine par la suite.

Phase 4B : « J'essaie de conserver mes acquis, en réintroduisant les viandes autorisées dans cette phase, tout en respectant mon profil. »

Toujours en excluant le(s) aliment(s) identifié(s) comme responsable(s) d'une résistance à l'amaigrissement, une quatrième phase B de réintroduction de certaines viandes exclues précédemment permettra de maintenir vos acquis. Elle dure trois semaines.

La réintroduction d'une portion de viande autorisée en phase 4B s'effectue une fois par semaine au déjeuner, pendant trois semaines. Vous effectuez un bilan à la fin de chaque semaine. Grâce à vos bilans, vous en mesurez l'impact.

En fonction des résultats, vous essaierez de comprendre si vous pouvez introduire cette viande une fois par semaine (pas plus) ou non.

La méthode en un coup d'œil

Première période

cas 1		cas 2		cas 3
phase 1	ou	phase 1	ou	analyses sanguines
phase 2		analyses sanguines		

Le bilan de fin de phase 2 ou des analyses sanguines déterminent mon profil pour effectuer la deuxième période (phases 3 et 4).

Deuxième période

profil 1	profil 2	profil 3	profil 4	profil 5	profil 6	profil 7	profil 8
sans intolérance	intolérance à l'œuf	intolérance aux laits	intolérance au gluten	intolérance à l'œuf et aux laits	intolérance à l'œuf et au gluten	intolérance au gluten et aux laits	intolérance à l'œuf, aux laits et au gluten
phase 3	phase 3	phase 3	phase 3	phase 3	phase 3	phase 3	phase 3
phase 4	phase 4	phase 4	phase 4	phase 4	phase 4	phase 4	phase 4

Par exemple : si je suis intolérant aux trois aliments, je corresponds au profil 8.

Le planning de la méthode

Première période

Phase 1

Je me mesure et je m'évalue avant de commencer.

Je maigris et j'exclus pendant 15 jours :

- le blanc d'œuf,
- les laits,
- le gluten,
- les aliments très sucrés,
- les aliments trop gras, trop salés, trop acides…
- un ou des aliments déjà connus qui me sont néfastes (douleurs au ventre…),

pour tester les effets de leur éviction sur ma santé.

Bilan

Phase 2

Toujours en maigrissant, je réintroduis par séquence le blanc d'œuf, le lait de vache, le gluten pour tester leurs effets sur ma santé.

Séquence 2-1 > Test de réintroduction du blanc d'œuf (quinze jours maximum)
Bilan

Séquence 2-2 > Test de réintroduction du lait de vache (quinze jours maximum)
Bilan

Séquence 2-3 > Test de réintroduction du gluten (quinze jours maximum)
Bilan

Bilan général de la phase 2
À la fin de la phase 2, je peux établir un profil d'alimentation adapté parmi les huit possibles :

- **Profil 1 : sans intolérance**
- **Profil 2 : intolérance à l'œuf**
- **Profil 3 : intolérance aux laits**
- **Profil 4 : intolérance au gluten**
- **Profil 5 : intolérance à l'œuf et aux laits**
- **Profil 6 : intolérance à l'œuf et au gluten**
- **Profil 7 : intolérance au gluten et aux laits**
- **Profil 8 : intolérance à l'œuf, aux laits et au gluten**

Deuxième période

Pour chacun des huit profils

Phase 3

Je me nourris conformément à mon profil pour atteindre les objectifs de poids et de périmètre abdominal souhaités.

Durée : variable en fonction des résultats.

Je mange des aliments que je tolère bien et que je retrouve dans mon profil.

Bilan.

Phase 4

Phase 4A

J'essaie de conserver mes acquis, en réintroduisant progressivement les aliments M.S. tout en respectant mon profil.

Durée : de quatre semaines à un nombre de semaines qui dépend des réactions de mon organisme à l'introduction de ces aliments.

J'identifie la quantité et la fréquence d'aliments M.S. à ne pas dépasser pour garder ma ligne.

Bilan.

Phase 4B

J'essaie de conserver mes acquis, en réintroduisant les viandes à acides gras trans et saturés tout en respectant mon profil.

Durée : trois semaines.

J'essaie de comprendre si je peux introduire une viande à acides gras trans et saturés une fois par semaine, pas plus.

Bilan

Dans chaque profil, pour chaque phase, figurent les grilles d'évaluation pour noter vos résultats et établir votre bilan.

En amont, de l'organisation !

Inutile de vous mentir, il est illusoire d'imaginer perdre du poids de façon pérenne en renouant avec un bien-être quotidien sans bouleverser vos habitudes, instaurer quelques nouvelles contraintes et appliquer les règles qui encadrent cette méthode. Les conseils qui suivent ont pour objectif de vous permettre de vous organiser le plus efficacement possible, afin que vous puissiez intégrer un nouveau mode d'alimentation, évolutif selon les phases que vous traverserez, à votre vie de tous les jours.

Commencez par décider d'une date de début de régime, en choisissant un moment qui soit compatible avec votre agenda professionnel et personnel (de préférence pas en même temps qu'un voyage d'affaires ou une grande fête !). Inscrivez le jour J sur votre agenda (pas avant sept à quinze jours).

Réorganisez votre cuisine

Si possible, bloquez une demi-journée de votre emploi du temps une semaine avant le jour du départ de votre rééducation (par exemple, un dimanche matin).

Sans état d'âme, éliminez de vos placards[1] :

- Les plats industriels tout prêts, sauf ceux qui sont préparés avec seulement un ou deux ingrédients que vous connaissez (par exemple, les cœurs d'artichaut).
- Les produits sucrés, même bio et « bons pour la santé », comme le miel, le sirop d'agave...
- Les produits contenant du sirop de maïs, en particulier les boissons sucrées.
- Les produits hydrogénés, contenant des acides gras trans, des margarines, des graisses solides.

1. Hymans Mark, *Trop de Sucre*, Éditions Marabout, Paris, 2013.

- Les huiles de maïs, de tournesol, d'arachide ou de coco. Remplacez-les par les huiles d'olive, de colza, de noix, de cameline, de lin, de soja ou de sésame.
- Les aliments avec des conservateurs, additifs, colorants, arômes naturels ou exhausteurs de goût, comme le glutamate monosodique (GMS).
- Les aliments avec édulcorants artificiels (aspartame, Splenda®, sucralose, sucres-alcools : xylitol, sorbitol).

Préparez votre matériel

Pour cuisiner vite et bien, et pratiquer une activité physique, vous aurez besoin d'un équipement de base. Rassurez-vous, rien de très coûteux ni d'original !

Matériel de cuisine :

- un four,
- un congélateur,
- un cuit-vapeur,
- une cocotte antiadhésive sans Téflon,
- une poêle antiadhésive sans Téflon,
- une sauteuse antiadhésive sans Téflon,
- une casserole de 2 litres,
- une casserole de 4 litres,
- une marmite,
- un plat allant au four,
- un moule à tarte (de 25 ou 27 cm de diamètre),
- un plat à tajine,
- une terrine,
- des récipients (saladiers, bocaux en verre type pyrex),
- un blender ou extracteur de jus (pour fruits et légumes),
- un robot-mixeur,
- un moulin à café pour moudre les algues,
- un presse-agrumes,
- un thermomètre alimentaire,
- un verre-doseur volume et poids,
- un épluche-légumes,
- un fouet,
- un pinceau,
- des sacs congélation (sans bisphénol A).

Matériel de sport et instruments de mesure :

- un pèse-personne,
- un mètre de couturière,
- des lests souples de cheville (de 0,5 à 3 kg pour l'activité physique),
- un tapis de sol.

Anticipez les courses à faire

Pendant la semaine précédant le début du régime :

- repérez les magasins bio près de chez vous ;
- selon la phase qui vous correspond, déterminez les recettes à préparer pour les deux semaines à venir ;
- évaluez les quantités d'aliments à acheter en fonction :

- des portions d'aliments autorisés, c'est-à-dire des quantités à observer,
- du principe de rotation (page 32),
- de la spécificité de chaque aliment.

Portions d'aliments autorisés

Les aliments et les recettes signalés par *** ne doivent pas être consommés plus d'une fois par jour (poissons fumés, saumon, canard).

Si vous suivez les règles les concernant et le principe de rotation, il n'y a pas de limitation quantitative pour les légumes ni pour les protéines. Les recettes sont proposées par parts, qui correspondent à des parts standards ; vous pouvez en augmenter ou en diminuer les quantités en fonction de votre corpulence, de votre activité physique de la journée et de votre faim.

Par exemple...

Un homme de 40 ans mesurant 1,90 m, en surpoids, pratiquant une activité physique de niveau 1, peut augmenter de 100 à 150 g la part standard de viande ou de poisson proposée dans les recettes. Une femme de 70 ans mesurant 1,55 m, sédentaire, en surpoids, peut diminuer de 50 à 70 g la part standard de viande ou poisson proposée.

Dans la phase 4A, la proportion d'aliments moyennement sucrés (M.S.) prévue dans cette phase est à respecter. Cela concerne notamment :

- les céréales complètes crues et légumineuses crues (50 g pour une femme et 60 g pour un homme) ;
- les légumes moyennement sucrés (100 g pour une femme et 120 g pour un homme) ;
- les cakes (2 tranches pour une femme et 3 tranches pour un homme) ;
- les tartes (1/6e pour une femme et 1/4 pour un homme).

Le principe de rotation

Le principe de rotation est une des clefs pour le passage à une alimentation variée qui évite le développement des intolérances alimentaires. Il ne faut pas oublier qu'un aliment met trois à quatre jours pour transiter par notre intestin. En pratique, vous ne pouvez manger le même aliment toléré qu'une fois tous les cinq jours. Si vous consommez un aliment aujourd'hui, il faudra l'éviter pendant les quatre jours suivants. Au cinquième jour, vous pourrez de nouveau le cuisiner.

Avec le principe de rotation, vous pouvez atteindre conjointement un double objectif :
- vous évitez de nouvelles allergies de type III (page 283). En effet, elles peuvent être induites, si vous ajoutez un nouvel aliment à votre régime quotidien ou si vous consommez trop fréquemment certains aliments. Par exemple, si vous mangez quotidiennement des produits à base de soja pour remplacer le lait de vache non toléré, vous risquez de développer à terme une intolérance au soja. Cela peut compromettre le succès de votre régime alimentaire d'élimination. C'est pourquoi il est primordial d'éviter une alimentation monotone et de se fier au principe de rotation pour empêcher qu'une intolérance chasse l'autre ;

- toute erreur diététique, lors du changement de régime, devient moins lourde. Ainsi, si vous consommez sans le savoir un aliment contenant un constituant non toléré, vous ne risquez pas de répéter cette erreur quotidiennement. Et vous diminuez considérablement l'impact d'une erreur éventuelle.

Il est important d'alterner les espèces de poissons gras, de poissons blancs, les coquillages et les variétés de viandes autorisées pour répondre au principe de rotation, tout en restant dans le cadre de la journée type.

Par exemple...

Si vous mangez du saumon fumé le premier matin, vous le remplacerez le deuxième jour par du jambon de poulet, le troisième par un smoothie au « lait » de soja, le quatrième matin par un smoothie au « lait » d'amande et vous pourrez reprendre de nouveau du saumon fumé le matin suivant.

Au déjeuner, vous pourrez manger du chinchard le premier jour, des sardines le deuxième, du lapin le troisième, du canard le quatrième, avant de pouvoir prendre à nouveau du chinchard.

	Premier jour	Deuxième jour	Troisième jour	Quatrième jour	Cinquième jour
Matin	Saumon fumé	Jambon de poulet	Smoothie au « lait » de soja	Smoothie au « lait » d'amande	Saumon fumé
Midi	Chinchard	Sardines	Lapin	Canard	Chinchard

Il en est de même pour les pains sans gluten.

	Premier jour	Deuxième jour	Troisième jour	Quatrième jour	Cinquième jour
Matin	Pain sarrasin/millet/ pois chiches	Tartines craquantes biologiques * de teff	Bol de flocons de céréales sans gluten (châtaigne) et sans sucre	Pain riz complet/ lentilles/quinoa	Pain sarrasin/ millet/pois chiches

* : voir les conseils page 34.

Composer ses menus individuels selon une rotation de cinq jours demande un certain effort, mais il ne faut pas vous décourager. Vous allez goûter au plaisir de vous alimenter de façon alternée et d'agir de façon bénéfique pour votre corps.

Il est conseillé de tenir un journal nutritionnel pour garder un aperçu de tout ce que vous avez mangé. Une grille est prévue à cet effet (page 60). Ainsi, vous veillerez à ce qu'un aliment ne soit pas consommé deux fois pendant un cycle de cinq jours. La durée de maintien du principe de rotation est de neuf semaines au minimum.

Achat, préparation et conservation des aliments

Algues : il est conseillé de consommer 1/4 de c. à c. rase par jour de kombu breton :

- soit en poudre ou en paillettes réduites en poudre, à diluer dans vos soupes,
- soit en paillettes à saupoudrer sur vos poissons, crustacés, salades, sauces…

Conserves : achetez de préférence des conserves bio.

Eaux : choisissez des eaux alcalines (page 66).

Épices : 1 c. à c. de curcuma + 1 pincée de poivre sont à consommer une fois par jour. Vous pouvez également les mélanger dans vos soupes, jus, assaisonnements ou plats.

Huiles : utilisez un mélange d'huile bio à forte concentration en acides gras polyinsaturés (par exemple, 60 % d'huile de colza et 40 % d'huile d'olive). Et ne chauffez pas trop le mélange à la cuisson.

Assaisonnez vos plats à base d'huile de colza, d'huile d'olive et de jus de citron.

Laitages (yaourt, fromage blanc, lait...) de vache, de chèvre, de brebis : à partir de la phase 3, les profils non intolérants aux laits peuvent en consommer s'ils le souhaitent, mais pas forcément de façon systématique.

Œufs : à partir de la phase 3, les profils non intolérants aux œufs sont invités à privilégier ceux riches en oméga-3 (deux par semaine au maximum, issus de la filière Bleu-Blanc-Cœur).

Pains : le pain sans gluten bio est autorisé le matin, à raison de deux tranches de 30 g. Il peut être remplacé par des tartines craquantes biologiques sans gluten, sans œuf, sans produit laitier, sans matières grasses, sans levure, sans arôme.

À partir de la phase 3, pour les profils qui ne sont pas intolérants au gluten, le pain sans gluten peut être remplacé par du pain bio complet ou intégral.

Poissons et viandes : les poissons gras (page 63) doivent être consommés trois fois par semaine au minimum (sardines sans huile au citron ou fraîches, de préférence) et, si vous êtes sûr qu'ils ne sont pas pollués, quatre à cinq fois par semaine.

Préférez la consommation de poissons sauvages pêchés dans les mers froides les moins polluées.

Sel : privilégiez le sel de potassium (une pincée) au sel de cuisine, si vous ne présentez pas de contre-indication médicale.

Les aliments qui ne sont pas mentionnés dans les listes ne sont pas spécialement recommandés, mais les aliments défendus le sont bel et bien.

Dressez la liste des aliments et des quantités à acheter en fonction de la phase en cours (page 308).

Achetez vos aliments en début de week-end ou un ou deux jours avant, si possible. Préparez vos repas pour les quinze jours suivants, pendant le week-end qui précède votre première semaine de régime.

Pour suivre le principe de rotation et ne pas gaspiller les pains que vous aurez préparés, coupez-les en tranches de 30 g et congelez-les.

Il en est de même pour vos plats cuisinés : les recettes sont proposées pour quatre parts ; vous pouvez congeler les parts restantes.

Les plats que l'on peut congeler correspondent à tous ceux que vous avez cuisinés et aux soupes. Pensez également à acheter des fruits et légumes afin de les congeler. Ayez toujours en réserve des fruits rouges surgelés pour vos collations.

Rangez vos plats dans le congélateur et le réfrigérateur en fonction de l'ordre du planning de la semaine.

Affichez sur la porte du réfrigérateur les menus de la semaine, en distinguant les plats préparés à l'avance (conservés au congélateur) des plats préparés au dernier moment.

Dans la phase 4A, les céréales complètes (pâtes, riz, quinoa...) doivent être cuites *al dente*.

Conseils généraux

Le repas doit s'effectuer en position assise à une table. Si vous êtes stressé, effectuez des exercices de respiration et de relaxation avant de commencer à manger, pour essayer de renouer avec une certaine sérénité. Par exemple, comptez jusqu'à 5 sur chaque temps respiratoire, cinq fois d'affilée.

Mangez dans une ambiance calme.

Isolez-vous quelques minutes avant un repas en groupe pour mettre ces conseils en pratique.

Au début de votre régime, pratiquez au moins une fois par jour des exercices de prise de conscience des caractéristiques des aliments à l'aide de vos cinq sens. Sachez que l'aspect psychologique du rapport que vous entretenez avec votre alimentation peut évoluer, soit de votre propre chef, grâce à quelques exercices simples, soit en consultant un médecin spécialisé.

Parmi les aliments autorisés, certains peuvent être mal supportés en raison d'intolérances alimentaires (non testées). Dans ces conditions, vous pouvez les exclure directement ou effectuer des analyses sanguines pour confirmer.

Buvez plutôt en dehors des périodes de digestion : au moins 30 min avant, 1 h après, et très peu pendant le repas. En revanche, les personnes qui ont très faim ont intérêt à boire un grand verre d'eau glacée et à manger une rondelle de citron au début du repas (n'oubliez pas de vous rincer la bouche ou de vous laver les dents après avoir consommé du citron).

Mastiquez au minimum quinze fois chaque bouchée avant de l'avaler. Cela conditionne le rendement du tube digestif dès le début de son travail. Une bonne digestion commence par une bonne mastication des aliments, ce qui suppose de prendre le temps de manger et d'avoir de bonnes dents.

Ne négligez pas le petit déjeuner. Pour les personnes qui ne peuvent pas manger le matin, reprenez le canevas à partir de midi ou de la collation de 10 h.

Ne sautez pas le repas de midi.

N'oubliez pas votre goûter pour ne pas avoir de fringale le soir.

Le soir, ne choisissez que des légumes et des fruits peu sucrés.

Finissez tous les repas en ayant le sentiment que vous n'avez pas trop mangé, mais suffisamment pour calmer votre faim. Si vous avez encore faim en fin de repas, reprenez une part de légumes ou de fruits de phase 1. Le meilleur des régimes est mauvais si l'on ne s'alimente pas assez (pour lutter contre la sensation de faim, reportez-vous page 301).

Évitez de vous coucher trop tard et de vous lever tôt, si vous le pouvez. Veillez à la bonne qualité de votre sommeil.

Apéritifs

Lors de vos sorties, vous pouvez boire une coupe de champagne, puis de l'eau, à partir de la phase 4.

Vous pouvez également boire un jus de légumes durant toutes les phases.

Invitation et restaurant

Une sortie chez des amis n'est pas forcément synonyme d'excès. Quarante-cinq minutes avant le repas, prévoyez de prendre un encas de type collation de légumes, protéine maigre (100 g), smoothie… afin de vous caler.

Au restaurant, les repas d'affaires doivent être maîtrisés et vous devez si possible choisir vos plats en fonction de la phase dans laquelle vous vous trouvez.

Les repas exceptionnels (en termes de charge calorique et glycémique) ne sont autorisés qu'après la phase 4 et encadrés par deux jours (avant et après) durant lesquels vous suivrez le canevas d'une journée type de phase 3.

La recherche d'allergènes cachés

Dès lors qu'un plat est fabriqué industriellement, il a de grandes chances de contenir des protéines d'œuf, de lait ou du gluten.

Les listes qui suivent présentent des produits de l'alimentation courante dans lesquels ces trois allergènes peuvent se cacher. Elles sont non exhaustives et données **à titre indicatif**, car la grande majorité des produits cités sont exclus du programme de rééducation alimentaire.

Les œufs

Si vous devez éliminer les œufs de votre alimentation, en raison d'une intolérance, il est impératif de lire systématiquement la liste des ingrédients des produits de fabrication industrielle que vous souhaitez consommer. Des constituants de l'œuf sont souvent utilisés, mais ils ne sont pas nécessairement identifiables tels quels.

> **Attention !**
>
> Il est possible de développer une intolérance aux œufs de caille, de poule ou d'oie.

On trouve généralement des traces d'œufs dans les familles de produits suivants.

Pains, pâtisseries, produits sucrés

- Biscottes
- Biscuits
- Bonbons
- Chocolats et produits dérivés
- Crêpes
- Gâteaux
- Gaufres
- Glaces

- Nappages
- Nougat et crème de nougat
- Pains (blancs, sans gluten…)
- Pâtes à tarte surgelées prêtes à l'emploi
- Pâtes et crèmes à tartiner (même celles du magasin diététique)
- Pâtisseries
- Puddings
- Sablés
- Tartes
- Toasts

Produits d'épicerie salés

- Boissons mixtes contenant du lait
- Condiments pour plats et soupes
- Dressings pour salade
- Épaississants pour sauce
- Gratins
- Ketchup
- Liqueurs
- Mayonnaise
- Moutarde
- Pâtes et sauces à épicer
- Pâtes (sèches et fraîches), nouilles, raviolis…
- Produits à base de soja (certains)
- Produits prêts à l'emploi à base de pommes de terre
- Purée, quenelles, croquettes
- Quiches
- Sauces (déshydratées ou prêtes à l'emploi)
- Soufflés
- Soupes prêtes à l'emploi

Produits à base de viande

- Boulettes
- Charcuterie
- Conserves à base de viande
- Corned-beef
- Farce
- Fricadelle
- Hamburger
- Jambon (cru et cuit)
- Pâté
- Plats précuits
- Saucisses (crues et cuites)

Chasse à l'œuf

Des constituants de l'œuf peuvent se cacher derrière les désignations suivantes (liste non exhaustive).

- Albumine
- Blanc d'œuf
- Globuline
- Jaune d'œuf
- Lécithine E322
- Livestine
- Lysozyme E1105
- Ovalbumine
- Ovomucoïde

Les lécithines contenues dans le jaune d'œuf interviennent dans la génération d'émulsions (par exemple pour la fabrication de mayonnaise, de sauce hollandaise et de crèmes pour dessert). Le blanc d'œuf battu en neige est surtout utile pour alléger les desserts.

Attention au sorbet !

Traditionnellement fait avec du jus ou de la purée de fruits, le sorbet ne contient pas de jaune d'œuf ni de matières grasses mais peut renfermer du blanc d'œuf.

On trouve de plus en plus d'aliments exempts d'œufs dans le commerce. En général, cette information est clairement indiquée sur l'emballage.

Comment remplacer l'œuf en cuisine ?

Il existe dans le commerce des substituts d'œufs, mais ils sont généralement chers. Ce prix élevé s'explique par la difficulté à remplacer les caractéristiques de l'œuf en cuisine. On peut imiter l'effet liant de l'œuf par :

- le soyeux de soja (phase 1) ;
- 1 c. à s. de farine de soja et 2 c. à s. d'eau mélangées pour obtenir une pâte (phase 4) ;
- un mélange de farine de maïs (bio garanti 100 % sans gluten) et de farine de riz, idéal en cas d'intolérance au soja (phase 4).

Le lait

Les produits laitiers concernés

Par « produits laitiers », on entend :

- **le lait** (le lait, sans désignation spécifique d'une espèce animale, fait référence au lait de vache ; il entre dans la composition d'une multitude d'aliments et de certains plats cuisinés) ;
- **les crèmes ;**
- **le beurre** ;
- **le yaourt** (lait qui a fermenté sous l'action de ferments lactiques) ;
- **le kéfir** (lait fermenté par l'action de bactéries et de levures. Il est légèrement gazeux et alcoolisé, de saveur piquante). Il est servi glacé, garni de feuilles de menthe ou versé sur des fruits ;
- **le koumis** (lait ressemblant au kéfir, mais plus alcoolisé – 2,5%). Il est fabriqué avec du lait de jument, d'ânesse ou de vache ;
- **les crèmes glacées** (préparations sucrées et parfumées à base de produits laitiers solidifiés) ;
- **les fromages ;**
- **le lait, yaourt et fromage de chèvre ;**
- **le lait, yaourt et fromage de brebis.**

La liste non exhaustive qui suit énumère une sélection d'aliments à base de lait ou de constituants du lait.

- Babeurre (ou lait battu)
- Cacao, chocolat
- Crêpes
- Desserts (flan, crème anglaise, crèmes cuites)
- Fricadelle
- Gâteaux
- Glaces
- Ketchup
- Liqueurs (certaines)
- Margarine
- Mayonnaise
- Œufs brouillés
- Pain (blanc et croustillant)
- Pâtes à tarte prêtes à l'emploi
- Pâtisseries, entremets
- Puddings
- Purée de pomme de terre
- Sauces (béchamel…)
- Saucisses
- Soufflés
- Soupes et potages à la crème

Chasse au lait

Des protéines de lait peuvent se cacher derrière les dénominations suivantes :

- Babeurre (ou lait battu)
- Beurre
- Caséine
- Crème (fraîche, épaisse ou aigre)
- Lactalbumine
- Lactoglobuline
- Lactosérum
- Lait (entier, écrémé, concentré, hydrolisé ou en poudre)
- Protéines de lait
- Yaourt

Attention !

Soyez particulièrement vigilant si ces types d'aliments figurent sur la liste des ingrédients. Comme la liste précédente ne constitue qu'une sélection, il est conseillé de toujours bien étudier la liste des ingrédients.

Quels « laits » de substitution peut-on utiliser ?

Ce sont des « laits » végétaux à consommer en fonction de la phase dans laquelle vous vous trouvez :

- « lait » d'amande,
- « lait » de soja,
- « lait » de riz,
- « lait » de noisette,
- « lait » de coco.

À savoir

Le « lait » végétal, expression couramment utilisée, est un abus de langage. Il s'agit en réalité d'une boisson végétale à base de soja, de riz, de noix de coco...

Dans le cadre de la rééducation alimentaire, il est important de consommer des « laits » végétaux à faible teneur en sucre, voire en teneur nulle, et de ne pas présenter d'intolérance à l'un de ces produits.

Intolérance aux laits et aux œufs

Pour éviter les carences et compenser le déficit en protéines, le régime alimentaire comporte :

- des protéines animales (poissons, crustacés, coquillages, viandes) ;
- des protéines végétales (soja et produits à base de soja – graines germées... –, légumineuses, riz, céréales). (Attention : hormis le soja, ces derniers éléments végétaux ne sont autorisés qu'en phase 4, car ils ont une valeur hautement énergétique).

L'inquiétude de ne pas satisfaire les besoins en protéines avec un régime exempt d'œuf n'est pas fondée. En respectant une alimentation variée avec des sources de protéines différentes, l'apport équilibré des acides aminés est garanti. C'est la qualité et non la quantité des protéines qui est décisive pour l'assimilation par notre organisme. Or les protéines d'origine animale sont en général de meilleure qualité que celles des végétaux. Grâce à la consommation appropriée de protéines en provenance de différentes espèces végétales et d'origine animale, la qualité de l'apport en protéines sera équivalente à celle des œufs et du lait.

Pour éviter les carences et compenser le déficit en vitamine B2, le régime alimentaire comporte :

- des poissons et viandes ;
- des végétaux (épinard, haricot vert, brocoli, tomate, chou-fleur, champignon, germe de soja..., pain, puis, en phase 4, haricot mungo, lentille, produits à base de céréales complètes – riz, pâtes)...

Comme la vitamine B_2 est soluble dans l'eau, il faut veiller, lors de la cuisson, à laisser mijoter avec un faible volume d'eau, à couvercle fermé, et à réutiliser l'eau de cuisson à d'autres fins (bouillon de légumes servant de base pour des soupes et des sauces).

Pour éviter les carences et compenser le déficit en calcium, le régime alimentaire comporte des végétaux (germe de soja, chou vert, brocoli, épinard, bette, fenouil, herbes, jus d'ortie, puis, en phase 4, légumineuses – haricot, lentille –, produits à base de céréales complètes, graines – surtout de sésame).

Le calcium comme la vitamine B_2 étant soluble dans l'eau, il faut veiller, lors de la cuisson, à laisser mijoter avec un faible volume d'eau et à couvercle fermé, et à réutiliser l'eau de cuisson à d'autres fins (bouillon de légumes servant de base pour des soupes et des sauces). Les produits à base de soja (boissons à base de soja, tofu) sont pauvres en calcium, sauf s'ils ont été supplémentés.

Produits sans lait et sans œuf du magasin biologique ou diététique

Dans les magasins biologiques et diététiques, on trouve des aliments exempts de constituants de lait et d'œuf. Ils peuvent être consommés sans aucun danger dans les conditions précisées par le programme.

- Céréales complètes
- Légumes
- Poissons et viandes
- Fruits
- Purée de fruits
- Huiles
- Thé vert
- Eaux minérales

À savoir

En cas d'intolérance aux œufs, vous ne devez pas nécessairement éviter les pâtes. En effet, il existe des pâtes sans œuf (cela concerne la phase 4).

Les produits contenant du gluten

Les céréales et pains avec gluten

- Avoine
- Blé (froment)
- Épeautre
- Kamut
- Orge
- Seigle

Chasse au gluten

Tous les produits suivants sont susceptibles de contenir du gluten. Méfiez-vous !

Les légumes

- Bouillon de légumes
- Conserves de légumes
- Croquettes de légumes
- Légumes congelés avec additifs de farine (par exemple, les épinards à la crème)
- Produits à base de pommes de terre (pommes frites, purée, salade de pommes de terre…)

Les fruits

- Fruits épaissis
- Préparation à base de fruits

Produits à base de lait

- Beurre aux herbes
- Crème chantilly
- Fromages (préparation à base de fromage frais, fromage à fondre, fromage blanc…)
- Poudre pour crème glacée
- Préparations à base de fruits ou muesli
- Produits laitiers écrémés
- Yaourts

Produits à base de viande, de saucisses et de poisson

- Boudin
- Farces à base de viande
- Harengs cuits
- Mortadelle
- Plats en sauce prêts à l'emploi
- Préparation à base de viande (par exemple, la fricadelle)
- Produits panés
- Saucisses (de Francfort, Thüringer, pauvres en matières grasses, avec liste des ingrédients incomplète…)

Boissons

- Bières
- Café à base de malt
- Spiritueux à base de céréales

Sucreries

- Bonbons à base de malt
- Chocolats
- Croustillants
- Massepains
- Pralinés

Produits à base de céréales

- Flocons de maïs
- Ingrédients pour pâtisserie
- Levure chimique
- Nappage pour tarte
- Nouilles au soja
- Pain de seigle
- Pain de millet
- Pain au soja

Autres

- Dressing pour salades
- Épices
- Ketchup
- Moutarde
- Oignons à rôtir
- Plats prêts à l'emploi
- Sauces prêtes à l'emploi
- Soupes

Les aliments naturellement sans gluten

Aliments sans gluten : fruits, légumes, légumineuses, noix, laits et produits dérivés, viandes, poissons, volailles, œufs, graisses et huiles, riz, maïs, millet, sarrasin, quinoa, soja, sésame, châtaigne, teff, lupin, amarante.

Boissons sans gluten : eau, thé vert, vin, jus de fruits fraîchement pressés.

Les aliments « sans gluten »

Le pain, les pâtes, les farines, la levure, le levain, etc., contiennent normalement du gluten, c'est pourquoi il existe des produits alternatifs. Il est conseillé d'utiliser une liste de courses avec des produits sans gluten et de vérifier scrupuleusement la liste des composants alimentaires.

Vous trouvez la plupart de ces produits aux rayons bio des supermarchés, dans les pharmacies (partiellement) et dans des magasins diététiques où vous pourrez profiter de conseils. L'achat par Internet devient de plus en plus fréquent.

Le nombre d'aliments sans gluten disponibles dans le commerce ne cesse de croître. Il y a dix ans, il n'y en avait que très peu ; de nos jours, la variété est telle que vous aurez l'embarras du choix. Vous pouvez vous procurer tous les ingrédients de l'alimentation quotidienne sans gluten.

Conseils

Il faut être très vigilant, car les produits responsables des intolérances alimentaires peuvent se cacher dans des aliments complexes et prêts à l'emploi ou servir de base pour la fabrication d'autres produits (comme huiles, graisses, jus de fruits, vinaigres). Souvent, le gluten est utilisé comme protéine de blé naturelle.

Au début, vous allez probablement éprouver des difficultés à abandonner vos achats courants pour des produits sans gluten. Vous pouvez cependant être sûr qu'avec le temps, vous allez acquérir de nouvelles habitudes.

La vie moderne impose souvent de manger au restaurant ou de répondre à des invitations à l'extérieur. Vous essaierez alors de choisir vos plats en tenant compte, dans la mesure du possible, de vos intolérances alimentaires.

La durée d'exclusion d'une intolérance alimentaire est fonction de la réaction de votre organisme.

L'activité physique

Pour perdre du poids et vous sentir bien dans votre corps, il est nécessaire de pratiquer une activité physique régulière. Je vous propose ci-après une série d'exercices mobilisant l'ensemble des groupes musculaires[1], mais, si vous préférez choisir un sport bien particulier (nata tion, jogging, aviron…), faites-vous plaisir !

Conseils généraux

Assurez-vous au préalable que vous ne présentez aucune contre-indication à la pratique d'activités physiques d'entretien et d'amaigrissement.

N'oubliez pas de boire un peu d'eau toutes les 15 min.

Quand effectuer la séance?

Pour un résultat optimal : au lever, avant le petit déjeuner.

Pour un résultat correct : 1 h avant un repas, dans la journée.

Évitez d'effectuer la séance après un repas.

Fréquence hebdomadaire

Pour un résultat optimal : une séance par jour.

Pour un résultat correct : trois séances par semaine.

Avec une séance par semaine, les résultats seront plus longs à obtenir… mais c'est toujours mieux que rien du tout !

---

1. Vous pouvez trouver les illustrations des mouvements à effectuer sur le site www.marcducarre.com

Dosage de l'effort

Commencez chaque séance à faible intensité pour vous échauffer. En pratique, comment procéder ?

Pour le renforcement musculaire

Effectuez une série de dix répétitions de chaque exercice de manière lente. Faites vos étirements, puis refaites chaque exercice de renforcement en augmentant très progressivement la fréquence et l'intensité.

Pour le développement cardio-pulmonaire

Chaque activité doit commencer très faiblement les cinq premières minutes.

Puis l'intensité augmente très progressivement, tout en veillant à ne pas dépasser une fréquence cardiaque de 120 à 140 pulsations/min, après 15 min d'échauffement. Vous devez pouvoir parler normalement, pendant l'échauffement, sans être essoufflé.

Effectuez vos étirements, puis faites votre séance.

Les étirements

Ils doivent être effectués 10 à 15 min après le début de la séance (échauffement).

Chaîne musculaire postérieure

◗ Bas du corps

Position : debout, le pied droit positionné 20 cm en avant de l'autre avec le talon en appui sur le sol ou sur un banc, pointe de pied droit relevée vers le nez, genou droit en extension, le genou gauche légèrement fléchi et le dos plat, buste légèrement penché en avant.

Action : fléchissez légèrement le genou gauche pour sentir les muscles postérieurs de la cuisse droite se tendre.

Durée : 1 min 30.

Intensité : la tension des muscles postérieurs de la cuisse droite doit être ressentie, mais sans douleur.
Puis inversez les jambes et recommencez le même exercice.

◗ Haut du corps

Position : debout, jambes semi-fléchies, bassin en rétroversion (la région lombaire devient plate).

Action : arrondissez le dos, bras tendus en avant au niveau des épaules, buste droit. Repoussez le dos vers l'arrière et les mains vers l'avant. Inspirez profondément, lentement, sans à-coup, plusieurs fois, pour augmenter l'étirement du dos. Expirez lentement.

Durée : 1 min à 1 min 30.

Intensité : la tension musculaire doit être ressentie dans le dos, sans douleur.

Chaîne musculaire latérale

Position : debout, coude droit fléchi au-dessus de la tête, main droite derrière le cou, pied droit en arrière du pied gauche.

Action : inclinez-vous à gauche latéralement, sans à-coup.

Durée : 1 min 30.

Intensité : la tension musculaire doit être ressentie dans la région latérale droite du tronc, du triceps droit, de la cuisse droite, sans douleur lombaire.

Changez ensuite de côté et refaites le même exercice.

Chaîne musculaire antérieure

Position : debout, placez-vous à 50 cm d'un mur, la ligne des épaules étant perpendiculaire à ce mur, l'épaule droite côté mur. La main droite doit être en appui sur le mur au-dessus et en arrière de la tête, bras droit tendu. Le membre inférieur gauche est placé en arrière du corps, tendu, pied gauche posé sur le sol en arrière du pied droit.

Action : avancez très légèrement votre côté droit du bassin et votre épaule droite.

Durée : 1 min 30.

Intensité : la tension musculaire doit être ressentie dans la région du grand pectoral droit, du biceps droit, de la partie antérieure de la cuisse droite, sans douleur lombaire.

Puis changez de côté pour étirer le côté gauche.

Le renforcement musculaire

Niveau 1

Le niveau 1 correspond à une vie sédentaire ponctuée d'activités physiques (marche rapide, course à pied, gymnastique, bêchage...) entraînant un travail musculaire conséquent inférieur à 1 h 30 par semaine.

Muscle grand fessier

Position : à quatre pattes avec un membre inférieur tendu à l'horizontale dans le prolongement du buste, sans jamais être au-dessus de celui-ci.
Action : avec le membre inférieur élevé, effectuez des séries de petits cercles, de ciseaux verticaux, horizontaux, de maintien de position.
Durée : 1 min, et plus ensuite.
Temps de récupération : il s'effectue pendant le travail de l'autre membre inférieur.
Intensité: au début, sans charge additionnelle, ensuite avec des lests souples pour cheville de 0,5 kg, et plus par la suite.

Muscles du petit et moyen fessier

Position : allongé sur un côté du corps, en appui sur le coude, la fesse et le membre inférieur du même côté. Le membre inférieur opposé est élevé à 50 cm du sol.
Action : faites des élévations de jambe, des cercles, des déplacements horizontaux, des maintiens de position.
Durée : 1 min au début, et plus ensuite.
Temps de récupération : il s'effectue pendant le temps de travail de l'autre jambe.
Intensité : au début, sans charge additionnelle, ensuite avec des lests souples pour cheville de 0,5 kg, et plus par la suite.

Muscles abdominaux

Position : allongé sur le sol, les lombaires touchent le tapis de sol, les mains à la nuque, genoux fléchis le plus possible contre la poitrine.
Action : fléchissez le buste sur vos cuisses et touchez vos genoux avec vos coudes. Puis reposez le buste sur le sol.
Durée : pour commencer, 10 s de séries de flexion/extension du buste, puis plusieurs minutes ensuite.
Temps de récupération : égal au temps de travail (de 10 s à plusieurs minutes).
Intensité : au début, lentement, ensuite, un peu plus vite.

Niveau 2

Le niveau 2 est atteint après six mois de pratique du niveau 1, à raison de trois séances de 1 h 30 au minimum, trois fois par semaine.

Chaîne musculaire postérieure

Position : allongé sur le dos, en appui sur les coudes fléchis et les talons, les fesses ne touchent pas le sol.
Action : garder la position du corps dans le même axe pendant 10 s à 1 min.
Durée : de 10 s à 1 min, voire plus.
Répétition : plus le temps de maintien dans la position est court, plus le nombre de répétitions doit être important.

Chaîne musculaire latérale

Position : allongé sur un côté, en appui sur le coude, sur le bord externe du pied du même côté, et sur le bord interne de l'autre pied, la fesse inférieure ne touchant pas le sol.
Action : garder la position du corps dans le même axe pendant 10 s à 1 min.
Durée : de 10 s à 1 min, voire plus.
Répétition : plus le temps de maintien est court, plus le nombre de répétitions doit être important.

Chaîne musculaire antérieure

Position : allongé sur le ventre, en appui sur les coudes et sur les orteils, le bassin ne touche pas le sol.
Action : garder la position du corps dans le même axe pendant 10 s à 1 min.
Durée : de 10 s à 1 min, voire plus.
Répétition : plus le temps de maintien est court, plus le nombre de répétitions doit être important.

Le développement cardio-pulmonaire (aérobie)

À savoir

Pour obtenir votre fréquence cardiaque sur 1 min, il suffit de prendre votre pouls : appliquez l'index et le majeur au niveau de la gorge sous l'angle de la mâchoire inférieure, là où vous sentez le pouls, les battements de l'artère carotide. Avec votre montre, comptez le nombre de battements sur 15 s, puis multipliez ce nombre par 4.

La fréquence cardiaque à ne pas dépasser se calcule simplement. Il suffit de soustraire votre âge à 220.

Par exemple, si vous avez 50 ans, votre fréquence cardiaque maximale est de : 220 – 50 ans = 170. Vous ne devez pas dépasser 170 de fréquence cardiaque.

Prenez votre fréquence cardiaque après effort et, en fonction des résultats, diminuez ou augmentez l'intensité de votre effort.

La marche rapide ou la course à pied

Durée : commencez par 15 min pour augmenter progressivement et arriver à 1 h.

Fréquence : tous les jours au mieux, et au moins trois fois par semaine.

Intensité : la vitesse de marche doit augmenter petit à petit à mesure que vous progressez.

Le vélo

Durée : commencez par 30 min et augmentez progressivement de 5 min à chaque fois pour arriver à 1 h.

Intensité : la vitesse doit augmenter doucement à mesure que vous progressez, au fil des séances. La fréquence cardiaque doit se situer aux alentours de 120 ou 140 pulsations/min au début, et ne pas dépasser votre fréquence cardiaque maximale ensuite.

Fréquence : tous les jours au mieux, et au moins une fois par semaine.

La natation

Pratiquez trois exercices de nage à chaque fois : nage libre, nage avec planche (pour le travail des membres inférieurs), nage avec pull-boy (pour le travail des membres supérieurs).

Durée : commencez par 5 min et augmentez progressivement de 5 min à chaque fois pour arriver à 15 min dans chacun des trois exercices de nage.

Intensité : la vitesse doit augmenter à mesure que vous progressez. La fréquence cardiaque doit se situer aux alentours de 120 ou 140 pulsations/min au début, et ne pas dépasser votre fréquence cardiaque maximale ensuite.

Lorsque vous parviendrez à pratiquer trois séances par semaine, pendant une période de six mois, vous pourrez envisager de changer de mode d'entraînement physique. Posez vos questions sur le site www.marcducarre.com

L'évaluation

L'évaluation concerne le poids, le périmètre abdominal et les symptômes (digestifs et autres).

Elle comprend, pour chaque phase ou séquence :

- une grille d'évaluation du poids et du périmètre abdominal ;
- une grille d'évaluation des symptômes digestifs et autres ;
- un feuillet explicatif pour en tirer les conclusions.

À quoi sert l'évaluation ?

L'évaluation permet de quantifier l'efficacité de vos changements d'habitudes alimentaires et d'activité physique, de vous rendre compte de vos éventuelles erreurs ou de vos résistances à l'amaigrissement, et de mesurer vos progrès. Elle participe à la connaissance de votre organisme.

Les objectifs à atteindre sont propres à chaque individu.

Le rapport suivant vous permet d'interpréter objectivement votre situation pondérale :

(périmètre abdominal [en cm] / hauteur [en cm]) x 100

Interprétation du rapport pour les femmes	
Moins de 35	Très mince à maigre
De 35 à 42	Extrêmement mince
De 42 à 46	Mince et en bonne santé
De 46 à 49	En bonne santé
De 49 à 54	En surpoids
De 54 à 58	En grand surpoids
Supérieur à 58	Obèse

Interprétation du rapport pour les hommes	
Moins de 35	Très mince à maigre
De 35 à 43	Extrêmement mince
De 43 à 46	Mince et en bonne santé
De 46 à 53	En bonne santé
De 53 à 58	En surpoids
De 58 à 63	En grand surpoids
Supérieur à 63	Obèse

Le rapport de bonne santé se situe entre 42 à 49 pour les femmes, et entre 43 à 53 pour les hommes.

C'est à vous de choisir le rapport que vous souhaitez obtenir, il déterminera le périmètre abdominal à atteindre, et donc votre objectif.

Par exemple...

Vous êtes une femme, vous mesurez 1,74 m et êtes « en surpoids ». Vous souhaitez vous situer dans la rubrique « en bonne santé » (42 à 46) et vous fixez votre rapport à atteindre à 42.

Vous calculez le périmètre abdominal à atteindre de la façon suivante :

(rapport à atteindre x hauteur [en cm]) /100

Soit : (42 × 174)/100 = 73 cm

Votre périmètre abdominal à atteindre est donc de 73 cm.

Ne soyez pas trop ambitieux dans votre objectif à atteindre, afin de déclencher une dynamique de succès. L'optimisme raisonnable et maîtrisé doit présider à votre démarche.

Procédez par étapes, que vous pourrez franchir sans avoir un sentiment de contraintes majeures, car vous ne le supporteriez pas longtemps. Ne soyez pas pressé d'y parvenir. À chacun son rythme !

Quand effectuer son évaluation ?

Faites vos prises de mesures le matin au lever, avant le petit déjeuner et la séance d'activité physique, si possible après avoir été à la selle.

Au cours des phases 1 et 2, l'évaluation de votre poids, de votre périmètre abdominal et de vos symptômes (digestifs et autres) devra être effectuée au début et à la fin de chaque phase ou séquence.

Au cours des phases 3 et 4, l'évaluation de votre poids et de votre périmètre abdominal devra être effectuée au début et à la fin de chaque semaine.

Attention !

Pour les personnes qui démarrent la méthode en phase 3, évaluez votre poids et votre périmètre abdominal avant de commencer la phase et déterminez le rapport que vous souhaitez obtenir et le périmètre abdominal à atteindre.

Une fois le programme de rééducation alimentaire terminé, un contrôle mensuel est souhaitable pour vérifier le maintien des résultats.

Comment s'évaluer ?

Le poids

Utilisez toujours la même balance.

Le périmètre abdominal

Tenez-vous debout, bien droit, et expirez normalement. Prenez la mesure le ventre relâché, au niveau des rebords osseux les plus hauts et sur les côtés du bassin ou crêtes iliaques (sous les « poignées d'amour »).

Assurez-vous que le mètre-ruban n'est ni trop lâche ni trop serré et qu'il repose bien à plat. Veillez à faire la mesure à l'horizontale, surtout autour de la partie postérieure du corps. (Si vous n'avez pas de mètre-ruban, vous pouvez utiliser une ficelle en procédant de la même manière. Reportez ensuite la longueur de ficelle correspondante sur un mètre pour connaître votre périmètre.)

Les symptômes digestifs et autres

Les symptômes digestifs doivent être répertoriés dans la grille d'évaluation des symptômes : selles liquides et fréquentes, moins de trois selles par semaine (avec difficultés d'exonération) ou constipation, ventre gonflé après un repas, gaz intestinaux (flatulences), douleurs au ventre.

Les autres symptômes ressentis doivent également être notés :

- Tête : maux de tête, vertiges, insomnies.
- Yeux : larmoyants, qui chatouillent, gonflés, paupières rouges ou collantes, poches ou cernes.
- Oreilles : démangeaisons, chatouillements, douleurs, infections, écoulements, acouphènes (bruits dans les oreilles), diminution de l'audition.
- Nez : nez bouché, problème de sinus, rhume des foins, crises d'éternuements, formation excessive de mucus.
- Bouche et gorge : toux chronique, besoin fréquent de se nettoyer la gorge, maux de gorge, aphtes.
- Peau : acné, plaques qui chatouillent, éruption, peau sèche, perte de cheveux, rougeurs, bouffées de chaleur, transpiration excessive.
- Poumons : sifflements, asthme, bronchite, difficulté à respirer.
- Muscles et articulations : douleurs, arthrite, raideur ou limitation de mouvement, sensation de faiblesse ou de fatigue.
- Poids : envie de manger ou de boire, attirance exacerbée pour certains aliments, poids excessif ou insuffisant, compulsion alimentaire, rétention d'eau.
- Énergie et activité : fatigue, mollesse, lenteur, apathie, léthargie, hyperactivité, agitation, tourments.
- Cerveau : mauvaise mémoire, confusion, mauvaise compréhension, mauvaise concentration, mauvaise coordination physique, difficultés à prendre des décisions, bégaiement ou recherche de mots, difficultés d'élocution, difficultés d'apprentissage.
- Émotion : humeur fluctuante, anxiété, peur, nervosité, colère, irritabilité, agressivité, dépression.
- Autres : maladies fréquentes, mictions urinaires fréquentes et urgences mictionnelles, démangeaisons génitales ou pertes.

Tous ces symptômes seront quantifiés à l'aide d'une échelle de points.

Comment évaluer l'intensité d'une douleur ?

Sur une échelle de 1 à 10 (10 étant la douleur la plus forte ressentie pour le symptôme considéré), une douleur est :

- peu intense : de 1 à 5,
- intense : de 6 à 10.

Comment évaluer la fréquence d'une douleur ?

La fréquence est expliquée avant chaque grille d'évaluation.

La rééducation alimentaire phase par phase

Phase 1

« Je maigris et j'exclus pendant quinze jours le blanc d'œuf, les laits, le gluten et les aliments très sucrés et très gras, pour tester les effets de leur éviction sur ma santé. Les aliments connus qui me sont néfastes sont également à exclure. »

Comment procéder ?

1. Avant de commencer la rééducation alimentaire, j'ai pris connaissance des conseils relatifs à la recherche d'allergènes cachés, à la pratique d'une activité physique et à mon autoévaluation. J'ai notamment fixé mon objectif de périmètre abdominal et l'ai inscrit dans la grille d'évaluation (page 58).
2. Au début de la phase 1, j'effectue un bilan simple de mes mesures et de mes symptômes, puis je note mes résultats dans les grilles d'évaluation (pages 58 à 60).
3. Je respecte le principe de rotation (page 32).
4. Je prévois mes courses en fonction des repas que j'ai choisis pour les deux prochaines semaines et je me sers de la liste vierge d'aliments prévue à cet effet (page 308).
5. Je commence ma rééducation en suivant la journée type de la phase 1 pendant quinze jours (page 61).
6. En fin de phase 1, je note mes résultats dans les grilles d'évaluation (pages 58 à 60).
7. Je tire les enseignements de mon évaluation (page 67).

Grille d'évaluation du poids et du périmètre abdominal (phase 1 – quinze jours)

Mon objectif de périmètre abdominal (voir page 53) est de :

Phase 1	Date	Poids (kg)	Périmètre abdominal (cm)
Début*			
Fin			
Résultats**			

* : correspond à mes mesures avant de commencer la rééducation alimentaire.

** : dans chaque colonne, je fais la différence entre mes mesures en début et en fin de phase. Les résultats permettent d'effectuer mon constat.

Résultats	J'entoure mon constat
Je perds entre 1 et 2 cm ou plus de mon périmètre abdominal et/ou je perds entre 1 et 2 kg ou plus.	BON
Je perds entre 0,5 et 1 cm de mon périmètre abdominal et/ou je perds entre 0,5 et 1 kg.	MOYEN
Je stagne ou je reprends des centimètres et/ou des kilos.	À AMÉLIORER

Par exemple...

Je pèse 70 kg en début de phase 1 et 68 kg en fin de phase 1. En soustrayant, j'obtiens un résultat de 2 kg (70 - 68 = 2).
Résultat : je perds 2 kg, mon constat est « BON ».

Grille d'évaluation des symptômes digestifs et autres (phase 1 – quinze jours)

La cotation des symptômes de début de phase 1 concerne la période des deux derniers mois précédant la rééducation alimentaire.

Je cote mes symptômes à l'aide de l'échelle de points suivante.

Sur la période d'observation des deux derniers mois, la douleur s'est manifestée :

- jamais ou très rarement = 0
- une fois toutes les deux semaines et de façon peu intense = 1
- une à deux fois toutes les deux semaines et intensément = 2
- une à deux fois par semaine à tous les jours et peu intensément = 3
- une à deux fois par semaine à tous les jours et intensément = 4

Les symptômes digestifs

Phase 1	**Date**	**Selles liquides et fréquentes**	**Moins de trois selles par semaine (avec difficultés d'exonération)**	**Ventre gonflé après un repas**	**Gaz intestinaux (flatulences)**	**Douleurs au ventre**	**Total**
Début*							
Fin							**

* : correspond aux cotations de mes symptômes avant de commencer la rééducation alimentaire.

** : pour établir mon constat, je ne tiens compte que du total des résultats de fin de phase 1.

Résultats	**J'entoure mon constat**
Si le total des scores des symptômes digestifs est compris entre 0 et 2.	BON
Si le total des scores des symptômes digestifs est compris entre 2 et 6.	MOYEN
Si le total des scores des symptômes digestifs est supérieur ou égal à 6.	À AMÉLIORER

Par une simple soustraction entre mes totaux de fin et de début de phase, j'obtiens une idée de l'amélioration de mes symptômes digestifs.

Les autres symptômes

→ Si j'ai des symptômes autres que digestifs (page 55) avant de commencer la phase 1 :
- je les note dans le tableau ci-dessous ;
- je les cote à l'aide de l'échelle de points précédente ;
- je conserve mes résultats pour la phase suivante.

Phase 1	Date	Symptôme 1	Symptôme 2	Symptôme 3	Symptôme 4	Symptôme 5
Début*						
Fin						

* : correspond à mes symptômes avant de commencer la rééducation alimentaire.

Grille de suivi pour la rotation des aliments

Semaine :

	Premier jour	Deuxième jour	Troisième jour	Quatrième jour	Cinquième jour
Date					
Petit déjeuner					
Collation					
Déjeuner					
Goûter					
Dîner					

Semaine :

	Premier jour	Deuxième jour	Troisième jour	Quatrième jour	Cinquième jour
Date					
Petit déjeuner					
Collation					
Déjeuner					
Goûter					
Dîner					

La journée type de la phase 1

Conseils

- Poisson gras : 1 à 3 sardines selon la grosseur ; 1 à 3 tranches de saumon***[1] ou de truite fumée*** ; ½ à 1 filet de hareng*** (fumé ou non) ; trois fois par semaine au minimum (idéalement une fois par jour le matin ou le midi).
- Curcuma : 1 c. à c. + 1 petite pincée de poivre noir, une fois par jour.
- Algues : 1/4 de c. à c. rase de kombu breton, une fois par jour.
- Activité physique : dans l'idéal, une séance le matin avant la prise du jus de citron.

Les recettes indiquées ci-après sont des propositions. Vous pouvez en choisir d'autres dans le répertoire ou vous préparer vos propres recettes à partir des listes d'aliments autorisés pour la phase 1 (page 63).

Au lever

- Le jus d'1 citron mélangé au jus d'1/2 orange pressée (se laver les dents ou se rincer la bouche après)

1. Les aliments et les recettes signalées par *** ne doivent pas être consommés plus d'une fois par jour.

Petit déjeuner

> Au choix :

- [1] 4 c. à c. de purée de fruits sans sucre ajouté (page 65).
- poisson gras
- 3 tranches de jambon ou 1 escalope (dinde ou poulet)
- 1 smoothie au « lait » végétal aromatisé (page 215)

> Au choix :

- 2 tranches de pain sans gluten (page 172)
- 6 à 8 tartines craquantes biologiques sans gluten (page 65)
- 1 petit bol de flocons de céréales sans gluten (30 g) avec un « yaourt » de soja et de 10 g de fruits rouges (page 65)

À 10 h, 1 thé vert (nature ou avec une rondelle de citron) sans sucre

Entre 10 h et 11 h, une collation si vous le souhaitez (page 173)

Déjeuner

> Vous êtes pressé :

- salade variée de cœurs d'artichaut, poivrons grillés, tomates et miettes de crabe aux herbes de Provence (page 183) ou autre salade « sur le pouce »
- accompagnée d'une sauce de votre choix (page 184)
- 1 portion de fruit en fin de repas (page 64)

> Vous avez le temps :

- salade frisée aux champignons citronnés (page 175) ou autre entrée
- filets de saumon aux deux citrons et mousseline d'épinards*** (page 185), ou autre plat à base de viande ou poisson et légumes cuits
- 1 portion de fruit en fin de repas (page 64)

Goûter

1 thé vert (nature ou avec une rondelle de citron) sans sucre ou le jus d'1 citron si vous le souhaitez (page 171).

> Au choix :

- 1 petit bol de flocons de céréales sans gluten (10 g) avec un « yaourt » de soja et 10 g de fruits rouges (page 65)
- 1 portion de fruit (page 64)

---

1. Les puces d'énumération noires indiquent les catégories « imposées », et les puces grises, les catégories « au choix ».

- 1 portion de compote pommes-coings au zeste d'orange (page 212) ou autre dessert fruité

Dîner

- Velouté de poivrons et aubergines (page 210) ou autre soupe

> Au choix (suivant votre faim) :

- courgettes au persil et à la ciboulette (page 201) ou autres légumes cuits
- filets de lieu grillés aux graines et bulbes de fenouil (page 187), ou un plat de poisson blanc et légumes cuits
- plateau de fruits de mer (page 63) et courgettes au persil et à la ciboulette (page 201), ou autres légumes cuits
- 1 portion de fruit en fin de repas (page 64)

Les listes d'aliments autorisés

Protéines animales

Poissons gras

- Chinchard
- Hareng frais
- Hareng fumé***
- Maquereau
- Sardines en boîte sans huile
- Sardines fraîches
- Saumon frais***
- Saumon fumé***
- Truite fraîche
- Truite fumée***

Poissons blancs

- Anchois (frais ou à dessaler)
- Bar
- Cabillaud
- Carrelet
- Colin/merlu
- Églefin/haddock
- Flétan
- Lieu
- Limande
- Morue (filets à dessaler)
- Sole

Crustacés

- Tous, mais de préférence : crevettes grises, palourdes, coquilles Saint-Jacques, moules
- 3 huîtres par repas au maximum

Viandes

- Autruche
- Bison
- Canard*** (sans la peau)
- Chevreuil
- Dinde (sans la peau)
- Jambon de dinde
- Jambon de poulet
- Lapin

- Pintade (sans la peau)
- Poulet (sans la peau)

Protéines végétales

- Tofu (nature ou aromatisé aux herbes, au curry, fumé...), soyeux de soja

Légumes

- Ail
- Artichaut
- Asperge
- Aubergine
- Bette
- Brocoli
- Carotte crue
- Céleri en branches
- Champignon de Paris
- Chou, chou-rave
- Chou-fleur
- Concombre
- Courgette
- Cresson
- Échalote
- Endive
- Épinard
- Fenouil
- Haricot vert
- Mâche, mesclun, roquette...
- Navet cru
- Oignon
- Poireau
- Poivron
- Pousses de soja
- Radis
- Salades (chicorée, frisée, laitue, scarole)
- Tomate

Fruits frais

1 portion selon la taille des fruits (environ 150 g)

Par exemple...

Pour les fruits moyens :

pomme = 1 unité

abricots = 3 unités

Pour les baies ou la rhubarbe en compote = 1 petite coupe ou 1 bol chinois

- Abricot frais
- Airelle****[1]
- Brugnon, nectarine
- Cassis
- Citron (jaune et vert)
- Clémentine
- Coing
- Fraise****
- Framboise****
- Goyave
- Grenade
- Groseille****
- Mandarine
- Mûre
- Myrtille****
- Orange
- Pêche
- Poire
- Pomme
- Prune
- Rhubarbe****

1. Si vous le souhaitez, vous pouvez consommer deux portions des fruits signalés par ****.

Céréales (flocons sans sucre) et farines pour les pains sans gluten

- Châtaigne
- Lentilles (farine seulement)
- Lupin (farine seulement)
- Maïs bio garanti 100 % sans gluten
- Millet
- Pois chiches
- Quinoa
- Riz complet
- Sarrasin
- Soja
- Teff

Tartines craquantes sans gluten

Algues (en poudre)

- Kombu breton

Épices

- Anis étoilé/badiane
- Baie de genièvre
- Cannelle +++[2]
- Cardamome
- Carvi
- Cinq baies
- Citronnelle
- Clou de girofle
- Coriandre (en poudre)
- Cumin
- Curcuma +++
- Curry
- Fenouil (en graines)
- Fenugrec

2. Les aliments indiqués +++ sont à consommer régulièrement.

- Fleur d'oranger
- Gingembre
- Harissa
- Noix muscade
- Paprika
- Piment d'Espelette
- Poivre noir, cubèbe
- Quatre-épices
- Ras El Hanout
- Safran
- Sel de potassium
- Sésame (respecter la quantité utilisée dans les recettes)
- Tabasco
- Vanille

Herbes vertes

- Aneth
- Basilic
- Cerfeuil
- Ciboulette
- Coriandre (en feuilles)
- Estragon
- Menthe
- Persil

Herbes séchées

- Herbes de Provence
- Laurier
- Origan
- Romarin+++
- Sauge
- Sarriette
- Thym

Tisanes

- Camomille
- Carvi noir
- Gentiane
- Menthe
- Millefeuille
- Romarin+++
- Sauge

Thé vert

Eaux de source minérales gazeuses à pH basique (à alterner)

- Arvie
- Badoit
- Perrier
- Quézac
- Rozana
- Salvetat

Eaux de source minérales non gazeuses (à alterner)

- Évian
- Thonon
- Vittel
- Volvic

« Laits » végétaux / « yaourt » de soja nature

Dans le cadre de la rééducation alimentaire, il est important de consommer des « laits » végétaux à faible teneur en sucre (voire nulle) et de ne pas présenter d'intolérance à ce produit.

- « Lait » de soja
- « Lait » d'amande

Cacao (100 %) sans sucre en poudre

Huile

Mélange de colza (60 %) et d'olive (40 %).

Vous êtes en fin de phase 1 : vous avez établi votre constat en vous servant des mêmes grilles d'évaluation que celles du début de phase 1.

L'évaluation et ses conséquences pour la phase 1

J'ai de bons résultats...

→ si le constat de mes symptômes digestifs est BON,
et/ou
→ si le constat de mon périmètre abdominal et/ou de ma perte de poids est BON.

Je continue à suivre la méthode et je passe en phase 2 (cas 1), ou bien je fais mes analyses sanguines et je suis la journée type de phase 1 en attendant mes résultats (cas 2).

Deux explications sont possibles :

1. J'ai de fortes chances d'être intolérant à un, deux ou trois de ces aliments, en particulier si mes symptômes digestifs ont disparu (ou presque).

2. Je n'ai pas d'intolérance alimentaire, j'ai perdu du poids et des centimètres de périmètre abdominal grâce à cette alimentation santé.

J'ai des résultats moyens...

→ si le constat de mes symptômes digestifs est MOYEN,
et/ou
→ si le constat de mon périmètre abdominal et/ou de ma perte de poids est MOYEN.

Je continue à suivre la méthode et je passe en phase 2 (cas 1), ou bien je fais mes analyses sanguines et je suis la journée type de phase 1 en attendant mes résultats (cas 2).

J'ai de fortes chances d'être intolérant à un, deux ou trois de ces aliments, en particulier si mes symptômes digestifs se sont améliorés. Un ou plusieurs de ces aliments constituent probablement une résistance à mon amaigrissement. Il est possible que je sois également intolérant de manière modérée à d'autres aliments que ceux exclus.

Comme les résultats ne sont pas assez satisfaisants, je peux essayer de lever les freins éventuels à mes progrès en m'interrogeant sur :

- les libertés alimentaires prises consciemment par rapport aux exclusions,
- la présence d'allergènes cachés dans les aliments que j'ai consommés,
- les écarts alimentaires (par rapport à la méthode) autres que ceux concernés par les exclusions (excès de graisses animales, de sucre, de sel, de quantité...),
- les règles de satiété (page 35),
- la qualité et la quantité de ma dépense physique,
- des circonstances physiologiques particulières (menstruations, stress...).

Si je ne trouve pas de réponse appropriée, je peux poser mes questions sur le site www.marcducarre.com

◗ J'ai des résultats mitigés...

Par exemple,

→ si le constat de mes symptômes digestifs est BON,
et/ou
→ si le constat de mon périmètre abdominal et/ou de ma perte de poids est MOYEN.
Je tiens compte du constat le moins satisfaisant.

Pour cet exemple, j'adopterais la conduite à tenir de niveau MOYEN : je continue la méthode et je passe en phase 2 (cas 1), ou bien je fais mes analyses sanguines et je suis la journée type de phase 1 en attendant mes résultats (cas 2).

◗ Je rencontre des résistances...

→ si le constat de mes symptômes digestifs est À AMÉLIORER,
et/ou
→ si le constat de mon périmètre abdominal et/ou de ma perte de poids est À AMÉLIORER.
Comme les résultats ne sont pas satisfaisants, je peux essayer de lever les freins éventuels à mes progrès en m'interrogeant sur :

- les libertés alimentaires prises consciemment par rapport aux exclusions,
- la présence d'allergènes cachés dans les aliments que j'ai consommés,
- les écarts alimentaires (par rapport à la méthode) autres que ceux concernés par les exclusions (excès de graisses animales, de sucre, de sel, de quantité...),
- les règles de satiété (page 35),
- la qualité et la quantité de ma dépense physique,
- des circonstances physiologiques particulières (menstruations, stress...).

Si j'identifie des erreurs, je recommence la période de quinze jours de phase 1 en les corrigeant. Si aucun progrès n'est constaté, il est possible que d'autres intolérances alimentaires ou d'autres causes me freinent dans mes progrès. Le mieux est de les identifier en m'orientant vers un médecin formé dans ce domaine. Je peux poser mes questions sur le site www.marcducarre.com

Phase 2

« Toujours en maigrissant, je réintroduis par séquence le blanc d'œuf, le lait de vache, le gluten, afin de tester leurs effets sur ma santé. »

Séquence 2-1 : test de réintroduction du blanc d'œuf

Comment procéder ?

1. Je commence ma séquence 2-1 en suivant la journée type pendant quinze jours au maximum (page 74).
   Je consomme du blanc d'œuf une fois par jour. La quantité de blanc d'œuf testé le premier jour de l'introduction est plus importante que lors des autres jours.

> **Attention !**
>
> Si une douleur apparaît dès les premiers repas avec du blanc d'œuf, reportez-vous immédiatement page 71 pour la conduite à tenir.

2. Le deuxième jour, je remplis la grille d'évaluation des symptômes des deux premiers jours de l'introduction du blanc d'œuf (page 71).
3. Pour les personnes qui sont autorisées à continuer la séquence 2-1 :
   En début et en fin de phase, je remplis la grille d'évaluation des symptômes pour les treize jours consécutifs à l'introduction du blanc d'œuf (page 73).
   Le quinzième jour, je remplis la grille d'évaluation du poids et du périmètre abdominal de la séquence 2-1 (page 71).
   Le quinzième jour, je tire les enseignements de mes évaluations (page 76).

Grille d'évaluation du poids et du périmètre abdominal (phase 2, séquence 2-1, introduction du blanc d'œuf – quinze jours au maximum)

Séquence 2-1	Date	Poids (kg)	Périmètre abdominal (cm)
Début*			
Fin			
Résultats**			

* : correspond au report de mesures de fin de phase 1.

** : dans chaque colonne, je fais la différence entre mes mesures en début et en fin de phase. Les résultats permettent d'effectuer votre constat.

Résultats	J'entoure mon constat
Je perds entre 1 et 2 cm ou plus de mon périmètre abdominal et/ou je perds entre 1 et 2 kg ou plus.	BON
Je perds entre 0,5 et 1 cm de mon périmètre abdominal et/ou je perds entre 0,5 et 1 kg.	MOYEN
Je stagne ou je reprends des centimètres et/ou des kilos.	À AMÉLIORER

Grille d'évaluation des symptômes des deux premiers jours de l'introduction du blanc d'œuf (phase 2, séquence 2-1)

Le symptôme d'intolérance le plus caractéristique lors de l'introduction d'un aliment est **la douleur.**

→ Si une douleur (en particulier au ventre) réapparaît avec une forte intensité :

- je supprime le blanc d'œuf immédiatement – je suis intolérant au blanc d'œuf,
- j'effectue une période de quatre jours de phase 1 pour retrouver une sérénité digestive,
- ma séquence 2-1 est terminée ; je prends mes mesures de poids et de périmètre abdominal et je les reporte au début de la grille de séquence 2-2 (page 78),
- je passe en séquence 2-2.

Comment s'évaluer quand la douleur est moins forte ?

Dans les tableaux suivants, je coche :

- les symptômes présents avant de commencer ma rééducation alimentaire (page 59),

• la réapparition de tous les symptômes (digestifs ou autres) durant les deux premiers jours de l'introduction du blanc d'œuf, quelle qu'en soit l'intensité.

Les symptômes digestifs

Séquence 2-1	**Date**	**Selles liquides et fréquentes**	**Constipation**	**Ventre gonflé après un repas**	**Gaz intestinaux (flatulences)**	**Douleurs au ventre**	**Total**
Avant la rééducation alimentaire							
Les deux premiers jours							

Les autres symptômes

Séquence 2-1	**Date**	**Symptôme 1** --------------	**Symptôme 2** --------------	**Symptôme 3** --------------	**Symptôme 4** --------------	**Symptôme 5** --------------
Avant la rééducation alimentaire						
Les deux premiers jours						

Si un ou plusieurs symptômes présents avant de commencer la rééducation alimentaire réapparaissent durant les deux premiers jours de l'introduction du blanc d'œuf, quelle qu'en soit l'intensité, alors :

• je supprime le blanc d'œuf immédiatement – je suis intolérant au blanc d'œuf,
• j'effectue une période de quatre jours de phase 1 pour retrouver une sérénité digestive,
• ma séquence 2-1 est terminée ; je prends mes mesures de poids et de périmètre abdominal et je les reporte au début de la grille de séquence 2-2 (page 78),
• je passe en séquence 2-2.

Dans les autres cas, je continue la séquence 2-1.

Grille d'évaluation des symptômes pour les treize jours consécutifs à l'introduction du blanc d'œuf (phase 2, séquence 2-1)

Je cote mes symptômes à l'aide de l'échelle de points suivante.

Sur la période d'observation des deux semaines, la douleur s'est manifestée :

- jamais ou très rarement = 0
- une fois et de façon peu intense = 1
- une à deux fois et intensément = 2
- une à deux fois par semaine à tous les jours et peu intensément = 3
- une à deux fois par semaine à tous les jours et intensément = 4

Les symptômes digestifs

Séquence 2-1	Date	Selles liquides et fréquentes	Moins de trois selles par semaine (avec difficultés d'exonération)	Ventre gonflé après un repas	Gaz intestinaux (flatulences)	Douleurs au ventre	Total
Début*							
Fin							**

* : correspond aux cotations de symptômes de fin de phase 1.

** : Pour établir mon constat, je ne tiens compte que du total des résultats de fin de séquence 2-1.

Les autres symptômes

Séquence 2-1	Date	Symptôme 1 ------------	Symptôme 2 ------------	Symptôme 3 ------------	Symptôme 4 ------------	Symptôme 5 ------------	Total
Début*							
Fin							**

* : correspond aux cotations de symptômes de fin de phase 1.

** : Pour établir mon constat, je ne tiens compte que du total des résultats de fin de séquence 2-1.

Résultats	J'entoure mon constat
Si le total des scores des symptômes digestifs OU des autres symptômes est compris entre 0 et 2.	BON
Si le total des scores des symptômes digestifs OU des autres symptômes est compris entre 2 et 6.	MOYEN

La journée type de la séquence 2-1 : test de réintroduction du blanc d'œuf

Blanc d'œuf : à tester une fois par jour, le matin de préférence, sous forme d'omelette blanche aromatisée.

Pour les personnes qui ne peuvent pas tester le blanc d'œuf le matin, prenez-le à midi.

Conseils

- Poisson gras : 1 à 3 sardines selon la grosseur ; 1 à 3 tranches de saumon*** ou de truite fumée*** ; ½ à 1 filet de hareng*** (fumé ou non) ; trois fois par semaine au minimum (idéalement une fois par jour le matin ou le midi).
- Curcuma : 1 c. à c. + 1 petite pincée de poivre noir, une fois par jour.
- Algues : 1/4 de c. à c. rase de kombu breton, une fois par jour.
- Activité physique : dans l'idéal, une séance le matin avant la prise du jus de citron.

Les recettes indiquées ci-après sont des propositions. Vous pouvez en choisir d'autres dans le répertoire ou vous préparer vos propres recettes à partir des listes d'aliments autorisés pour la phase 1 (page 63).

Au lever

- Le jus d'1 citron mélangé au jus d'1/2 orange pressée (se laver les dents ou se rincer la bouche après).

Petit déjeuner

> Au choix :

- 4 c. à c. de purée de fruits sans sucre ajouté (page 65)
- 1 omelette blanche, tous les matins si possible (page 216)
- poisson gras si pas d'omelette blanche
- 3 tranches de jambon ou 1 escalope (dinde ou poulet) si pas d'omelette blanche
- 1 smoothie au « lait » végétal aromatisé (page 215) si pas d'omelette blanche

> Au choix :

- 2 tranches de pain sans gluten (page 172)
- 6 à 8 tartines craquantes biologiques sans gluten (page 65)
- 1 petit bol de flocons de céréales sans gluten (30 g) avec un « yaourt » de soja et 10 g de fruits rouges (page 65)

À 10 h, 1 thé vert (nature ou avec une rondelle de citron) sans sucre

Entre 10 h et 11 h, une collation si vous le souhaitez (page 173)

Déjeuner

- Émincé de chou blanc au piment d'Espelette (page 175) ou autre entrée

Pour les personnes qui ont pris du blanc d'œuf le matin : moussaka (page 198), ou autre plat à base de poisson ou viande et légumes cuits

Pour les personnes qui n'ont pas pris de blanc d'œuf le matin :

- 1 omelette blanche (page 216)
- poivrons rouges, verts et jaunes au basilic (page 201), ou autre plat de légumes cuits
- 1 portion de fruit en fin de repas (page 64)

Goûter

- 1 thé vert (nature ou avec une rondelle de citron) sans sucre ou le jus d'1 citron si vous le souhaitez (page 171).

> Au choix :

- 1 petit bol de flocons de céréales sans gluten (10 g) avec un « yaourt » de soja et 10 g de fruits rouges (page 65)
- 1 portion de fruit (page 64)
- 1 portion de pomme au four aux quatre-épices (page 214) ou autre dessert fruité

Dîner

- Velouté de brocolis au curcuma (page 209) ou autre soupe

> Au choix (suivant votre faim) :

- asperges à la vapeur sauce citron (page 206) ou autres légumes cuits
- filets de sole grillée au romarin et gratin de courgettes (page 196), ou un plat à base de poisson blanc et légumes cuits
- plateau de fruits de mer (page 63) et asperges à la vapeur, sauce citron (page 206), ou autres légumes cuits
- 1 portion de fruit en fin de repas (page 64)

Vous êtes en fin de séquence 2-1 : vous avez établi votre constat en vous servant des mêmes grilles d'évaluation que celles du début de séquence 2-1.

L'évaluation et ses conséquences pour la séquence 2-1 (introduction du blanc d'œuf)

J'ai de bons résultats, je peux consommer du blanc d'œuf...

→ si le constat de mes symptômes digestifs ou de mes autres symptômes est BON,
et/ou
→ si le constat de mon périmètre abdominal et/ou de ma perte de poids est BON.
Cet aliment n'est pas en cause, je pourrai continuer à le consommer lors des phases 3 et 4.

Je passe en séquence 2-2.

Dans les autres cas, j'exclus temporairement le blanc d'œuf.
Voici les cas dans lesquels vous pouvez vous retrouver.

1) J'ai des résultats moyens :

→ si le constat de mes symptômes digestifs ou de mes autres symptômes est MOYEN,
et/ou
→ si le constat de mon périmètre abdominal et/ou de ma perte de poids est MOYEN.
Cet aliment est peut-être un allergène potentiel de faible intensité ; je l'exclus lors des phases 3 et 4.

J'effectue une période de quatre jours de phase 1 pour retrouver une sérénité digestive, puis je passe en séquence 2-2.

2) J'ai des résultats mitigés :

Par exemple,

→ si le constat de mes symptômes digestifs ou de mes autres symptômes est BON,
et/ou
→ si le constat de mon périmètre abdominal et/ou de ma perte de poids est MOYEN.
Je tiens compte du constat le moins satisfaisant.

Pour cet exemple, j'adopterais la conduite à tenir de niveau MOYEN : cet aliment est peut-être un allergène potentiel de faible intensité ; je l'exclus lors des phases 3 et 4. J'effectue une période de quatre jours de phase 1 pour retrouver une sérénité digestive et je passe en séquence 2.2.

3) Je rencontre des résistances :

→ si le constat de mon périmètre abdominal et/ou de ma perte de poids est À AMÉLIORER.
Je passe à la séquence 2-2 en sachant que j'exclurai cet aliment lors des phases 3 et 4. Toutefois, je peux essayer de lever les freins éventuels à mes progrès en m'interrogeant sur :

- les écarts alimentaires (par rapport à la méthode) autres que ceux concernés par les exclusions (excès de graisses animales, de sucre, de sel, de quantité...),
- les règles de satiété (page 35),

• la qualité et la quantité de ma dépense physique,
• des circonstances physiologiques particulières (menstruations, stress...).

Si je constate des erreurs, je recommence cette même phase en les corrigeant.

Bilan de la séquence 2-1 (j'entoure mon constat) :

BLANC D'ŒUF

❑ Je peux le consommer. ❑ Je ne peux pas le consommer.

Séquence 2-2 : test de réintroduction du lait de vache

Comment procéder ?

1. Je commence ma séquence 2-2 en suivant la journée type pendant quinze jours au maximum (page 81).
Je consomme 200 ml de lait de vache une fois le matin au petit déjeuner.
2. Le deuxième jour, je remplis la grille d'évaluation des symptômes des deux premiers jours de l'introduction du lait de vache (page 78).
3. Pour les personnes qui sont autorisées à continuer la séquence 2-2 :
- en début et en fin de phase, je remplis la grille d'évaluation des symptômes pour les treize jours consécutifs à l'introduction du lait de vache (page 80).
- le quinzième jour, je remplis la grille d'évaluation du poids et du périmètre abdominal de la séquence 2-2 (page 78).
- le quinzième jour, je tire les enseignements de mon évaluation (page 83).

Attention !

Si une douleur apparaît dès les premiers repas avec du lait de vache, reportez-vous immédiatement page 78 pour la conduite à tenir.

Grille d'évaluation du poids et du périmètre abdominal (phase 2, séquence 2-2, introduction du lait de vache – quinze jours au maximum)

Séquence 2-2	Date	Poids (kg)	Périmètre abdominal (cm)
Début*			
Fin			
Résultats**			

* : correspond au report de mesures de fin de séquence 2-1.

** : dans chaque colonne, je fais la différence entre mes mesures en début et en fin de phase. Les résultats permettent d'effectuer mon constat.

Résultats	J'entoure mon constat.
Je perds entre 1 et 2 cm ou plus de mon périmètre abdominal et/ou je perds entre 1 et 2 kg ou plus.	BON
Je perds entre 0,5 et 1 cm de mon périmètre abdominal et/ou je perds entre 0,5 et 1 kg.	MOYEN
Je stagne ou je reprends des centimètres et/ou des kilos.	À AMÉLIORER

Grille d'évaluation des symptômes des deux premiers jours de l'introduction du lait de vache (phase 2, séquence 2-2)

Le symptôme d'intolérance le plus caractéristique lors de l'introduction d'un aliment est **la douleur.**

Si une douleur (en particulier au ventre) réapparaît avec une forte intensité :

- je supprime le lait de vache immédiatement – je suis intolérant au lait de vache,
- j'effectue une période de quatre jours de phase 1 pour retrouver une sérénité digestive,
- ma séquence 2-2 est terminée ; je prends mes mesures de poids et de périmètre abdominal et je les reporte au début de la grille de séquence 2-3 (page 85),
- je passe en séquence 2-3.

Comment s'évaluer quand la douleur est moins forte ?

Dans les tableaux suivants, je coche :

• les symptômes présents avant de commencer ma rééducation alimentaire (page 59),
• la réapparition de tous mes symptômes (digestifs ou autres) durant les deux premiers jours de l'introduction du lait de vache, quelle qu'en soit l'intensité.

Les symptômes digestifs

Séquence 2-2	**Date**	**Selles liquides et fréquentes**	**Constipation**	**Ventre gonflé après un repas**	**Gaz intestinaux (flatulences)**	**Douleurs au ventre**	**Total**
Avant la rééducation alimentaire							
Les deux premiers jours							

Les autres symptômes

Séquence 2-2	**Date**	**Symptôme 1** --------------	**Symptôme 2** --------------	**Symptôme 3** --------------	**Symptôme 4** --------------	**Symptôme 5** --------------
Avant la rééducation alimentaire						
Les deux premiers jours						

→ Si un ou plusieurs symptômes présents avant de commencer la rééducation alimentaire réapparaissent dans les deux premiers jours de l'introduction du lait de vache, quelle qu'en soit l'intensité, alors :
• je supprime le lait de vache immédiatement – je suis intolérant au lait de vache,
• j'effectue une période de quatre jours de phase 1 pour retrouver une sérénité digestive,
• ma séquence 2-2 est terminée ; je prends mes mesures de poids et de périmètre abdominal et je les reporte au début de la grille de séquence 2-3 (page 85),
• je passe en séquence 2-3.

Dans les autres cas, je continue la séquence 2-2.

Grille d'évaluation des symptômes pour les treize jours consécutifs à l'introduction du lait de vache (phase 2, séquence 2-2)

Je cote mes symptômes à l'aide de l'échelle de points suivante.

Sur la période d'observation des deux semaines, la douleur s'est manifestée :

- jamais ou très rarement = 0
- une fois et de façon peu intense = 1
- une à deux fois et intensément = 2
- une à deux fois par semaine à tous les jours et peu intensément = 3
- une à deux fois par semaine à tous les jours et intensément = 4

Les symptômes digestifs

Séquence 2-2	Date	Selles liquides et fréquentes	Moins de trois selles par semaine (avec difficultés d'exonération)	Ventre gonflé après un repas	Gaz intestinaux (flatulences)	Douleurs au ventre	Total
Début*							
Fin							**

* : correspond aux cotations de mes symptômes de fin de phase 1.

** : Pour établir mon constat, je ne tiens compte que du total des résultats de fin de séquence 2-2.

Les autres symptômes

Séquence 2-2	Date	Symptôme 1 --------------	Symptôme 2 --------------	Symptôme 3 --------------	Symptôme 4 --------------	Symptôme 5 --------------	Total
Début*							
Fin							**

* : correspond aux cotations de mes symptômes de fin de phase 1.

** : pour établir mon constat, je ne tiens compte que du total des résultats de fin de séquence 2-2.

Résultats	J'entoure mon constat.
Si le total des scores des symptômes digestifs OU des autres symptômes est compris entre 0 et 2.	BON
Si le total des scores des symptômes digestifs OU des autres symptômes est compris entre 2 et 6.	MOYEN

La journée type de la séquence 2-2 : test de réintroduction du lait de vache

Lait de vache : à tester une fois par jour le matin. Au petit déjeuner, prenez 1 smoothie ou 1 verre de 200 ml de lait de vache à 0 %.

Conseils

- Poisson gras : 1 à 3 sardines selon la grosseur ; 1 à 3 tranches de saumon*** ou de truite fumée*** ; ½ à 1 filet de hareng*** (fumé ou non) ; trois fois par semaine au minimum (idéalement une fois par jour le matin ou le midi).
- Curcuma : 1 c. à c. + 1 petite pincée de poivre noir, une fois par jour.
- Algues : 1/4 de c. à c. rase de kombu breton, une fois par jour.
- Activité physique : dans l'idéal, une séance le matin avant la prise du jus de citron.

Les recettes indiquées ci-après sont des propositions. Vous pouvez en choisir d'autres dans le répertoire ou vous préparer vos propres recettes à partir des listes d'aliments autorisés pour la phase 1 (page 63).

Au lever

- Le jus d'1 citron mélangé au jus d'1/2 orange pressée (se laver les dents ou se rincer la bouche après)

Petit déjeuner

> Au choix :

- 1 smoothie au lait de vache à 0 % aromatisé (page 216)
- 1 verre de lait de vache à 0 %

> Au choix :

- 2 tranches de pain sans gluten (page 172)
- 6 à 8 tartines craquantes biologiques sans gluten (page 65)
- 1 petit bol de flocons de céréales sans gluten (30 g) avec un « yaourt » de soja et 10 g fruits rouges (page 65)

À 10 h, 1 thé vert (nature ou avec une rondelle de citron) sans sucre

Entre 10 h et 11 h, une collation si vous le souhaitez (page 173)

Déjeuner

> Vous êtes pressé :

- salade croquante d'endives, fenouil, concombre et jambon de dinde aux feuilles de coriandre (page 182) ou autre salade « sur le pouce »
- accompagnée d'une sauce de votre choix (page 184)
- 1 portion de fruit en fin de repas (page 64)

> Vous avez le temps :

- salade de radis noir au zeste de citron (page 177)
- mijoté de poulet à l'estragon aux asperges (page 192), ou plats à base de viande ou poisson et légumes cuits
- 1 portion de fruit en fin de repas (page 64)

Goûter

- 1 thé vert (nature ou avec une rondelle de citron) sans sucre ou le jus d'1 citron si vous le souhaitez (page 171).

> Au choix :

- 1 petit bol de flocons de céréales sans gluten (10 g) avec un « yaourt » de soja et 10 g de fruits rouges (page 65)
- 1 portion de fruit (page 64)
- 1 portion de crème de fruits rouges (page 213) ou autre dessert fruité

Dîner

- Velouté de chou-fleur au cumin (page 208) ou autre soupe

> Au choix (suivant votre faim) :

- panaché de courgettes et champignons au cerfeuil (page 204) ou autres légumes cuits
- cabillaud au four et fondue d'endives (page 195), ou un plat de poisson blanc et légumes cuits
- plateau de fruits de mer (page 63) et panaché de courgettes et champignons au cerfeuil (page 204), ou autres légumes cuits
- 1 portion de fruit en fin de repas (page 64)

Vous êtes en fin de séquence 2-2 : vous avez établi votre constat en vous servant des mêmes grilles d'évaluation que celles du début de séquence 2-2.

L'évaluation et ses conséquences pour la séquence 2-2 (introduction du lait de vache)

J'ai de bons résultats, je peux consommer du lait de vache...

→ si le constat de mes symptômes digestifs ou de mes autres symptômes est BON,
et/ou
→ si le constat de mon périmètre abdominal et/ou de ma perte de poids est BON.
Cet aliment n'est pas en cause, je pourrai continuer à le consommer lors des phases 3 et 4.

Je passe en séquence 2-3.

Dans les autres cas, j'exclus temporairement le lait de vache.

Voici les cas dans lesquels vous pouvez vous retrouver :

1) J'ai des résultats moyens :

→ si le constat de mes symptômes digestifs ou de mes autres symptômes est MOYEN,
et/ou
→ si le constat de mon périmètre abdominal et/ou de ma perte de poids est MOYEN.
Cet aliment est peut-être un allergène potentiel de faible intensité ; je l'exclus lors des phases 3 et 4.

J'effectue une période de quatre jours de phase 1 pour retrouver une sérénité digestive, puis je passe en séquence 2-3.

2) J'ai des résultats mitigés :

Par exemple,

→ si le constat de mes symptômes digestifs ou de mes autres symptômes est BON,
et/ou
→ si le constat de mon périmètre abdominal et/ou de ma perte de poids est MOYEN.
Je tiens compte du constat le moins satisfaisant.

Pour cet exemple, j'adopterai la conduite à tenir de niveau MOYEN : cet aliment est peut-être un allergène potentiel de faible intensité ; je l'exclus lors des phases 3 et 4. J'effectue une période de quatre jours de phase 1 pour retrouver une sérénité digestive.

3) Je rencontre des résistances :

→ si le constat de mon périmètre abdominal et/ou de ma perte de poids est À AMÉLIORER.

Je passe à la séquence 2-3 en sachant que j'exclurai cet aliment lors des phases 3 et 4. Toutefois, je peux essayer de lever les freins éventuels à mes progrès en m'interrogeant sur :

- les écarts alimentaires (par rapport à la méthode) autres que ceux concernés par les exclusions (excès de graisses animales, de sucre, de sel, de quantités),

- les règles de satiété (page 35),
- la qualité et la quantité de ma dépense physique,
- des circonstances physiologiques particulières (menstruations, stress...).

Si je constate des erreurs, je recommence la séquence en les corrigeant.

Bilan de la séquence 2-2 (j'entoure mon constat) :

LAIT DE VACHE

❑ Je peux le consommer. ❑ Je ne peux pas le consommer.

Séquence 2-3 : test de réintroduction du gluten

Comment procéder ?

1. Je commence ma séquence 2-3 en suivant la journée type pendant quinze jours au maximum (page 88).

   Je consomme du gluten une fois par jour. La quantité de gluten testé le premier jour de l'introduction est plus importante que pour les autres jours.

> **Attention !**
>
> Si une douleur apparaît dès les premiers repas avec du gluten, reportez-vous immédiatement page 85 pour la conduite à tenir.

2. Le deuxième jour, je remplis la grille d'évaluation des symptômes des deux premiers jours de l'introduction du gluten (page 85).
3. Pour les personnes qui sont autorisées à continuer la séquence 2-3 :

- en début et en fin de phase, je remplis la grille d'évaluation des symptômes pour les treize jours consécutifs à l'introduction du gluten (page 87),

- le quinzième jour, je remplis la grille d'évaluation du poids et du périmètre abdominal de la séquence 2-3 (page 85),

- le quinzième jour, je tire les enseignements de mon évaluation (page 90).

Grille d'évaluation du poids et du périmètre abdominal (phase 2, séquence 2-3, introduction du gluten – quinze jours au maximum)

Séquence 2-3	Date	Poids (kg)	Périmètre abdominal (cm)
Début*			
Fin			
Résultats**			

* : correspond au report de mesures de fin de séquence 2-2.

** : dans chaque colonne, je fais la différence entre mes mesures en début et en fin de phase. Les résultats permettent d'effectuer mon constat.

Résultats	J'entoure mon constat
Je perds entre 1 et 2 cm ou plus de mon périmètre abdominal et/ou je perds entre 1 et 2 kg ou plus.	BON
Je perds entre 0,5 et 1 cm de mon périmètre abdominal et/ou je perds entre 0,5 et 1 kg.	MOYEN
Je stagne ou je reprends des centimètres et/ou des kilos.	À AMÉLIORER

Grille d'évaluation des symptômes des deux premiers jours de l'introduction du gluten (phase 2, séquence 2-3)

Le symptôme d'intolérance le plus caractéristique lors de l'introduction d'un aliment est **la douleur.**

Si une douleur (en particulier au ventre) réapparaît avec une forte intensité :

- je supprime le gluten immédiatement – je suis intolérant au gluten,
- j'effectue une période de quatre jours de phase 1 pour retrouver une sérénité digestive,
- ma séquence 2-3 est terminée, je me reporte au bilan général de phase 2 pour connaître mon profil (page 92) ; je prends mes mesures de poids et de périmètre abdominal et je les reporte au début de la grille de phase 3 (page 95),
- je passe en phase 3.

Comment s'évaluer quand la douleur est moins forte ?

Dans les tableaux suivants, je coche :

- les symptômes présents avant de commencer ma rééducation alimentaire (page 59),
- la réapparition de tous mes symptômes (digestifs ou autres) durant les deux premiers jours de l'introduction du gluten, quelle qu'en soit l'intensité.

Les symptômes digestifs

Séquence 2-3	**Date**	**Selles liquides et fréquentes**	**Constipation**	**Ventre gonflé après un repas**	**Gaz intestinaux (flatulences)**	**Douleurs au ventre**	**Total**
Avant la rééducation alimentaire							
Les deux premiers jours							

Les autres symptômes

Séquence 2-3	**Date**	**Symptôme 1** --------------	**Symptôme 2** --------------	**Symptôme 3** --------------	**Symptôme 4** --------------	**Symptôme 5** --------------
Avant la rééducation alimentaire						
Les deux premiers jours						

Si un ou plusieurs symptômes présents avant de commencer la rééducation alimentaire réapparaissent dans les deux premiers jours de l'introduction du gluten, quelle qu'en soit l'intensité, alors :

- je supprime le gluten immédiatement – je suis intolérant au gluten,
- j'effectue une période de quatre jours de phase 1 pour retrouver une sérénité digestive,

- ma séquence 2-3 est terminée, je me reporte au bilan général de phase 2 pour connaître mon profil (page 92) ; je prends mes mesures de poids et de périmètre abdominal et je les reporte au début de la grille de phase 3 (page 95),
- je passe en phase 3.

Dans les autres cas, je continue la séquence 2-3.

Grille d'évaluation des symptômes pour les treize jours consécutifs à l'introduction du gluten (phase 2, séquence 2-3)

Je cote mes symptômes à l'aide de l'échelle de points suivante.

Sur la période d'observation des deux semaines, la douleur s'est manifestée :

- jamais ou très rarement = 0
- une fois et de façon peu intense = 1
- une à deux fois et intensément = 2
- une à deux fois par semaine à tous les jours et peu intensément = 3
- une à deux fois par semaine à tous les jours et intensément = 4

Les symptômes digestifs

Séquence 2-3	Date	Selles liquides et fréquentes	Moins de trois selles par semaine (avec difficultés d'exonération)	Ventre gonflé après un repas	Gaz intestinaux (flatulences)	Douleurs au ventre	Total
Début*							
Fin							**

* : correspond aux cotations de mes symptômes de fin de phase 1.

** : pour établir mon constat, je ne tiens compte que du total des résultats de fin de séquence 2-3.

Les autres symptômes

Séquence 2-3	Date	Symptôme 1 --------------	Symptôme 2 --------------	Symptôme 3 --------------	Symptôme 4 --------------	Symptôme 5 --------------	Total
Début*							
Fin							**

* : correspond aux cotations de symptômes de fin de phase 1.

** : pour établir mon constat, je ne tiens compte que du total des résultats de fin de séquence 2-3.

Résultats	J'entoure mon constat
Si le total des scores des symptômes digestifs OU des autres symptômes est compris entre 0 et 2.	BON
Si le total des scores des symptômes digestifs OU des autres symptômes est compris entre 2 et 6.	MOYEN

La journée type de la séquence 2-3 : test de réintroduction du gluten

À tester une fois par jour le matin. Le premier jour de test, prenez 4 tranches de pain complet bio ou intégral (avec gluten). Les autres jours, n'en prenez que 2.

Conseils

- Poisson gras : 1 à 3 sardines selon la grosseur ; 1 à 3 tranches de saumon*** ou de truite fumée*** ; ½ à 1 filet de hareng*** (fumé ou non) ; trois fois par semaine au minimum (idéalement une fois par jour le matin ou le midi).
- Curcuma : 1 c. à c. + 1 petite pincée de poivre noir, une fois par jour.
- Algues : 1/4 de c. à c. rase de kombu breton, une fois par jour.
- Activité physique : dans l'idéal, une séance le matin avant la prise du jus de citron.

Les recettes indiquées ci-après sont des propositions. Vous pouvez en choisir d'autres dans le répertoire ou vous préparer vos propres recettes à partir des listes d'aliments autorisés pour la phase 1 (page 63).

Au lever

- Le jus d'1 citron mélangé au jus d'1/2 orange pressée (se laver les dents ou se rincer la bouche après)

Petit déjeuner

> Au choix :

- 4 c. à c. de purée de fruits sans sucre ajouté (page 65)
- poisson gras
- 3 tranches de jambon ou 1 escalope (dinde ou poulet)
- 1 smoothie au « lait » végétal aromatisé (page 215)

et

- 2 tranches de pain complet bio ou intégral avec gluten

À 10 h, 1 thé vert (nature ou avec une rondelle de citron) sans sucre

Entre 10 h et 11 h, une collation si vous le souhaitez (page 173)

Déjeuner

> Vous êtes pressé :

- duo de brocolis, chou-fleur et magrets de canard aux graines de cumin*** (page 181) ou autre salade « sur le pouce »
- accompagnée d'une sauce de votre choix (page 184)
- 1 portion de fruit en fin de repas (page 64)

> Vous avez le temps :

- mesclun, tomates et haricots verts en salade au basilic (page 177) ou autre entrée
- maquereaux grillés et ratatouille aux herbes de Provence (page 186), ou plats à base de viande ou poisson et légumes cuits
- 1 portion de fruit en fin de repas (page 64)

Goûter

- 1 thé vert (nature ou avec une rondelle de citron) sans sucre ou le jus d'1 citron si vous le souhaitez (page 171)

> Au choix :

- 1 petit bol de flocons de céréales sans gluten (10 g) avec un « yaourt » de soja et 10 g de fruits rouges (page 65)
- 1 portion de fruit (page 64)
- 1 portion de compote de pêches à la vanille (page 212) ou autre dessert fruité

Dîner

- Velouté multilégumes (page 210) ou autre soupe

> Au choix (suivant votre faim) :

- compotée d'endives et tomates au paprika (page 200) ou autres légumes cuits
- petites cocottes de flétan (page 185), ou un plat de poisson blanc et légumes cuits

- plateau de fruits de mer (page 63) et compotée d'endives et tomates au paprika (page 200), ou autres légumes cuits
- 1 portion de fruit en fin de repas (page 64)

Vous êtes en fin de séquence 2-3 : vous avez établi votre constat en vous servant des mêmes grilles d'évaluation que celles du début de séquence 2-3.

L'évaluation et ses conséquences pour la séquence 2-3 (introduction du gluten)

J'ai de bons résultats : je peux consommer du gluten…

→ si le constat de mes symptômes digestifs ou de mes autres symptômes est BON,
et/ou
→ si le constat de mon périmètre abdominal et/ou de ma perte de poids est BON.
Cet aliment n'est pas en cause, je pourrai continuer à le consommer lors des phases 3 et 4.

Je me reporte au bilan général de phase 2 (page 92) avant de passer en phase 3.

Dans les autres cas, j'exclus temporairement le gluten.
Voici les cas dans lesquels vous pouvez vous retrouver :

1) J'ai des résultats moyens :
→ si le constat de mes symptômes digestifs ou de mes autres symptômes est MOYEN,
et/ou
→ si le constat de mon périmètre abdominal et/ou de ma perte de poids est MOYEN.
Cet aliment est peut-être un allergène potentiel de faible intensité ; je l'exclus lors des phases 3 et 4.

J'effectue une période de quatre jours de phase 1 pour retrouver une sérénité digestive, puis je me reporte au bilan général de phase 2 (page 92) avant de passer en phase 3.

2) J'ai des résultats mitigés :
Par exemple,

→ si le constat de mes symptômes digestifs ou de mes autres symptômes est BON,
et/ou
→ si le constat de mon périmètre abdominal et/ou de ma perte de poids est MOYEN.
Je tiens compte du constat le moins satisfaisant.

Pour cet exemple, j'adopterai la conduite à tenir de niveau MOYEN : cet aliment est peut-être un allergène potentiel de faible intensité ; je l'exclus lors des phases 3 et 4. J'effectue une période de quatre jours de phase 1 pour retrouver une sérénité digestive, puis je me reporte au bilan général de phase 2 (page 92) avant de passer en phase 3.

3) Je rencontre des résistances :

→ si le constat de mon périmètre abdominal et/ou de ma perte de poids est À AMÉLIORER.

Je me reporte au bilan général de phase 2 (page 92) avant de passer en phase 3, en sachant que j'exclurai cet aliment lors des phases 3 et 4. Toutefois, je peux essayer de lever les freins éventuels à mes progrès en m'interrogeant sur :

→ les écarts alimentaires (par rapport à la méthode) autres que ceux concernés par les exclusions (excès de graisses animales, de sucre, de sel, de quantités…)

→ les règles de satiété (page 35),

→ la qualité et la quantité de ma dépense physique,

→ des circonstances physiologiques particulières (menstruations, stress…).

Si je constate des erreurs, je recommence la séquence en essayant de les corriger.

Bilan de la séquence 2-3 (j'entoure mon constat) :

GLUTEN

❑ Je peux le consommer. ❑ Je ne peux pas le consommer.

Le bilan général de la phase 2 (j'entoure mon constat) :

BLANC D'ŒUF

❑ Je peux le consommer. ❑ Je ne peux pas le consommer.

LAIT DE VACHE

❑ Je peux le consommer. ❑ Je ne peux pas le consommer.

GLUTEN

❑ Je peux le consommer. ❑ Je ne peux pas le consommer.

Ces résultats déterminent mon profil :

Profil 1 (P1)	**sans intolérance**
Profil 2 (P2)	**intolérance à l'œuf**
Profil 3 (P3)	**intolérance aux laits**
Profil 4 (P4)	**intolérance au gluten**
Profil 5 (P5)	**intolérance à l'œuf et aux laits**
Profil 6 (P6)	**intolérance à l'œuf et au gluten**
Profil 7 (P7)	**intolérance au gluten et aux laits**
Profil 8 (P8)	**intolérance à l'œuf, aux laits et au gluten**

Je passe en phase 3.

Phase 3

« Je me nourris conformément à mon profil pour atteindre les objectifs de poids et de périmètre abdominal souhaités. »

Au début de la rééducation alimentaire, vous avez choisi le rapport que vous souhaitiez obtenir (page 53), celui-ci vous indique le périmètre abdominal à atteindre.

Rappel : le rapport de bonne santé va de 42 à 49 pour les femmes et de 43 à 53 pour les hommes.

La phase 3 est terminée :

→ lorsque vous avez atteint les objectifs de poids et de périmètre abdominal souhaités,
→ ou quand vos mesures ne diminuent plus pendant trois semaines consécutives.

C'est une phase où vos douleurs abdominales se sont normalement améliorées ; elles ne doivent pas constituer un critère d'arrêt de la phase. Toutefois, si des gênes digestives apparaissent, cherchez quelles peuvent en être les causes.

Comment procéder ?

Cas 1 : pour les personnes qui suivent la méthode depuis la phase 1.

J'ai perdu du poids et, à l'issue de la phase 2, je me situe dans l'un des huit profils.

1. Je continue à respecter le principe de rotation (page 32). Il n'est pas impératif pour le profil 1, mais il est conseillé.
2. Je suis la journée type de mon profil :

Profil 1 (P1) : sans intolérance (page 97)

Profil 2 (P2) : intolérance à l'œuf (page 99)

Profil 3 (P3) : intolérance aux laits (page 101)

Profil 4 (P4) : intolérance au gluten (page 103)

Profil 5 (P5) : intolérance à l'œuf et aux laits (page 105)

Profil 6 (P6) : intolérance à l'œuf et au gluten (page 107)

Profil 7 (P7) : intolérance au gluten et aux laits (page 109)

Profil 8 (P8) : intolérance à l'œuf, aux laits et au gluten (page 111)

3. Je remplis chaque semaine la grille d'évaluation du poids et du périmètre abdominal pour effectuer un suivi régulier et atteindre les objectifs que je me suis fixés (page 95).
4. Je tire les enseignements de mon évaluation (page 114).

Cas 2 et 3 : pour les personnes qui ont fait des analyses sanguines de diagnostic d'intolérances alimentaires (ou autres tests diagnostics).

Si mes analyses révèlent d'autres aliments auxquels je suis intolérant, je dois les éliminer temporairement en fonction du niveau de réactivité du test. Cette troisième phase est l'application au quotidien du résultat de mes analyses sanguines.

1. Avant de commencer la rééducation alimentaire, j'ai pris connaissance des conseils relatifs à la recherche d'allergènes cachés, à l'autoévaluation et à la pratique d'une activité physique (pages 29 à 56). Je choisis le rapport de bonne santé que je souhaite obtenir et le périmètre abdominal à atteindre (page 53). C'est mon objectif.
2. Au début de la phase 3, je prends mes mesures de poids et de périmètre abdominal, puis je note mes résultats dans la grille d'évaluation (page 95).
3. Je respecte le principe de rotation : je consomme les aliments tolérés de façon variée, selon un cycle de cinq jours (si je consomme aujourd'hui une certaine sélection d'aliments, il faudra les éviter pendant les quatre prochains jours). Pour plus d'explications sur le principe de rotation, voir page 32.
4. Je prévois mes courses en fonction des repas que j'ai choisis pour les deux prochaines semaines et je me sers des listes vierges d'aliments prévues à cet effet (page 308).
5. Je suis la journée type de mon profil :

Profil 1 (P1) : sans intolérance (page 97)

Profil 2 (P2) : intolérance à l'œuf (page 99)

Profil 3 (P3) : intolérance aux laits (page 101)

Profil 4 (P4) : intolérance au gluten (page 103)

Profil 5 (P5) : intolérance à l'œuf et aux laits (page 105)

Profil 6 (P6) : intolérance à l'œuf et au gluten (page 107)

Profil 7 (P7) : intolérance au gluten et aux laits (page 109)

Profil 8 (P8) : intolérance à l'œuf, aux laits et au gluten (page 111)

6. J'effectue un suivi régulier, en me mesurant chaque semaine pour atteindre les objectifs que je me suis fixés (page 95).
7. Je tire les enseignements de mon évaluation (page 114).

Grille d'évaluation du poids et du périmètre abdominal (phase 3)

Mon objectif de périmètre abdominal est de :

	Date	**Poids (kg)**	**Périmètre abdominal (cm)**
Début de phase 3*			
semaine 1			
semaine 2			
semaine 3			
semaine 4			
semaine 5			
semaine 6			
semaine 7			
semaine 8			
semaine 9			
semaine 10			
semaine 11			
semaine 12			
semaine 13			
semaine 14			
semaine 15			
semaine 16			
semaine 17			
semaine 18			
semaine 19			
semaine 20			
etc.			

*Début de phase 3 :

Cas 1 : pour les personnes qui suivent la méthode depuis le début, les mesures de début de phase 3 sont celles de fin de séquence 2-3.

Cas 2 : pour les personnes qui ont fait les analyses sanguines après la phase 1, les mesures de début de phase 3 sont celles de fin de phase 1.

Cas 3 : pour les personnes qui rejoignent la méthode à partir de la phase 3, les mesures de début de phase 3 sont celles prises avant de commencer la méthode. Ces données constituent les références de départ, par conséquent, elles sont très importantes.

Les journées types de phase 3 par profil

Profil 1 : sans intolérance

J'ai perdu du poids, et aucun symptôme digestif ou autre n'est apparu au cours de la phase 2. Le blanc d'œuf, les laits et le gluten peuvent être utilisés dans mon alimentation.

Conseils

- Œufs entiers ou recettes à base d'œufs : 2 maximum par semaine (évitez le soir).
- Poisson gras : 1 à 3 sardines selon la grosseur ; 1 à 3 tranches de saumon*** ou de truite fumée*** ; ½ à 1 filet de hareng*** (fumé ou non) ; trois fois par semaine au minimum (idéalement une fois par jour le matin ou le midi).
- Curcuma : 1 c. à c. + 1 petite pincée de poivre noir, une fois par jour.
- Algues : 1/4 de c. à c. rase de kombu breton, une fois par jour.
- Activité physique : dans l'idéal, une séance le matin avant la prise du jus de citron.

Les recettes indiquées ci-après sont des propositions. Vous pouvez en choisir d'autres dans le répertoire ou vous préparer vos propres recettes à partir des listes d'aliments autorisés pour la phase 1 (page 63) et la phase 3 (page 113).

Au lever

- Le jus d'1 citron mélangé au jus d'1/2 orange pressée (se laver les dents ou se rincer la bouche après)

Petit déjeuner

> Au choix :

- 4 c. à c. de purée de fruits sans sucre ajouté (page 65)
- 50 g de fromage mou (page 113)
- poisson gras
- 3 tranches de jambon ou 1 escalope (dinde ou poulet)
- 1 smoothie au « lait » végétal aromatisé (page 215)
- 1 smoothie au lait de vache à 0 % aromatisé (page 222)
- 1 œuf

> Au choix :

- 2 tranches de pain complet bio (page 113)
- 6 à 8 tartines craquantes biologiques (page 113)
- 1 petit bol de flocons de céréales (30 g) avec un yaourt nature à 0 % et 10 g de fruits rouges (page 65)

À 10 h, 1 thé vert (nature ou avec une rondelle de citron) sans sucre
Entre 10 h et 11 h, une collation si vous le souhaitez (page 222)

Déjeuner

> Vous êtes pressé :

- salade d'artichauts, tomates cerises et dés de poulet à la sauce curry-citron (page 179) ou autre salade « sur le pouce » spécifique à votre profil
- 1 portion de fruit en fin de repas (page 64)

> Vous avez le temps :

- salade de carottes râpées à la ciboulette (page 174), ou autre entrée
- brochettes de poulet aux petits légumes (page 193), plat à base de viande ou poisson et légumes cuits, ou un flan de bettes (page 226), ou un plat spécifique à votre profil
- 1 portion de fruit en fin de repas (page 64)

Goûter

- 1 thé vert (nature ou avec une rondelle de citron) sans sucre ou le jus d'1 citron si vous le souhaitez (page 171)

> Au choix :

- 1 petit bol de flocons de céréales (10 g) avec un yaourt nature à 0 % et 10 g de fruits rouges (page 65)
- 1 portion de fruit (page 64)
- 1 portion de salade de pêches et brugnons anisée (page 213) ou autre dessert fruité

Dîner

- Velouté de champignons (page 208) ou autre soupe

> Au choix (suivant votre faim) :

- feuilles d'épinards au poivre cubèbe (page 199) ou autres légumes cuits
- filets de hareng aux deux épices et mix d'endives-tomates (page 186), ou un plat de poisson blanc et légumes cuits
- plateau de fruits de mer (page 63) et feuilles d'épinards au poivre cubèbe (page 199), ou autres légumes cuits
- 1 portion de fruit en fin de repas (page 64)

Profil 2 : intolérance à l'œuf

Le blanc d'œuf a été identifié au cours de la phase 2 comme responsable probable à ma résistance à une perte de poids, à mes troubles digestifs ou autres. Les laits et le gluten peuvent être utilisés dans mon alimentation.

Conseils

- Poisson gras : 1 à 3 sardines selon la grosseur ; 1 à 3 tranches de saumon*** ou de truite fumée*** ; ½ à 1 filet de hareng*** (fumé ou non) ; trois fois par semaine au minimum (idéalement une fois par jour le matin ou le midi).
- Curcuma : 1 c. à c. + 1 petite pincée de poivre noir, une fois par jour.
- Algues : 1/4 de c. à c. rase de kombu breton, une fois par jour.
- Activité physique : dans l'idéal, une séance le matin avant la prise du jus de citron.

Les recettes indiquées ci-après sont des propositions. Vous pouvez en choisir d'autres dans le répertoire ou vous préparer vos propres recettes à partir des listes d'aliments autorisés pour la phase 1 (page 63) et la phase 3 (page 113).

Au lever

- Le jus d'1 citron mélangé au jus d'1/2 orange pressée (se laver les dents ou se rincer la bouche après).

Petit déjeuner

> Au choix :

- 4 c. à c. de purée de fruits sans sucre ajouté (page 65)
- 50 g de fromage mou (page 113)
- poisson gras
- 3 tranches de jambon ou 1 escalope (dinde ou poulet)
- 1 smoothie au « lait » végétal aromatisé (page 215)
- 1 smoothie au lait de vache à 0 % aromatisé (page 222)

> Au choix :

- 2 tranches de pain complet bio (page 113)
- 6 à 8 tartines craquantes biologiques (page 113)
- 1 petit bol de flocons de céréales (30 g) avec un yaourt nature à 0 % et 10 g de fruits rouges (page 65)

À 10 h, 1 thé vert (nature ou avec une rondelle de citron) sans sucre
Entre 10 h et 11 h, une collation si vous le souhaitez (page 222)

Déjeuner

> Vous êtes pressé :

- salade de roquette, chou rouge, champignons, tomates et miettes de cabillaud à la sauce estragon (page 179) ou autre salade « sur le pouce » spécifique à votre profil
- 1 portion de fruit en fin de repas (page 64)

> Vous avez le temps :

- duo de laitue et d'endives au cerfeuil (page 174) ou autre entrée
- poulet rôti au thym et haricots verts à la tomate (page 191), plat à base de viande ou poisson et légumes cuits, ou sauté de chou-fleur et émincé de dinde au Ras El Hanout (page 227), ou un plat spécifique à votre profil
- 1 portion de fruit en fin de repas (page 64)

Goûter

- 1 thé vert (nature ou avec une rondelle de citron) sans sucre ou le jus d'1 citron si vous le souhaitez (page 171)

> Au choix :

- 1 petit bol de flocons de céréales (10 g) avec un yaourt nature à 0 % et 10 g de fruits rouges (page 65)
- 1 portion de fruit (page 64)
- 1 portion de salade de pêches et brugnons anisée (page 213) ou autre dessert fruité

Dîner

- Velouté de cresson au gingembre (page 207) ou autre soupe

> Au choix (suivant votre faim) :

- ratatouille aux herbes de Provence (page 199) ou autres légumes cuits
- filets de lieu grillés aux graines et bulbes de fenouil (page 187), ou un plat de poisson blanc et légumes cuits
- plateau de fruits de mer (page 63) et ratatouille aux herbes de Provence (page 199), ou autres légumes cuits
- 1 portion de fruit en fin de repas (page 64)

Profil 3 : intolérance aux laits

Le lait de vache a été identifié au cours de la phase 2 comme responsable probable à ma résistance à une perte de poids, à mes troubles digestifs ou autres. Le blanc d'œuf et le gluten peuvent être utilisés dans mon alimentation.

Conseils

- Œufs entiers ou recettes à base d'œufs : 2 maximum par semaine (évitez le soir).
- Poisson gras : 1 à 3 sardines selon la grosseur ; 1 à 3 tranches de saumon*** ou de truite fumée*** ; ½ à 1 filet de hareng*** (fumé ou non) ; trois fois par semaine au minimum (idéalement une fois par jour le matin ou le midi).
- Curcuma : 1 c. à c. + 1 petite pincée de poivre noir, une fois par jour.
- Algues : 1/4 de c. à c. rase de kombu breton, une fois par jour.
- Activité physique : dans l'idéal, une séance le matin avant la prise du jus de citron.

Les recettes indiquées ci-après sont des propositions. Vous pouvez en choisir d'autres dans le répertoire ou vous préparer vos propres recettes à partir des listes d'aliments autorisés pour la phase 1 (page 63) et la phase 3 (page 113).

Au lever

- Le jus d'1 citron mélangé au jus d'1/2 orange pressée (se laver les dents ou se rincer la bouche après).

Petit déjeuner

> Au choix :

- 4 c. à c. de purée de fruits sans sucre ajouté (page 65)
- poisson gras
- 3 tranches de jambon ou 1 escalope (dinde ou poulet)
- 1 smoothie au « lait » végétal aromatisé (page 215)
- 1 œuf

> Au choix :

- 2 tranches de pain complet bio (page 113)
- 6 à 8 tartines craquantes biologiques (page 113)
- 1 petit bol de flocons de céréales (30 g) avec un « yaourt » de soja et 10 g de fruits rouges (page 65)

À 10 h, 1 thé vert (nature ou avec une rondelle de citron) sans sucre
Entre 10 h et 11 h, une collation si vous le souhaitez (page 222)

Déjeuner

> Vous êtes pressé :

- saumon fumé et sa julienne de courgettes, radis noir, laitue à la citronnelle*** (page 180) ou autre salade « sur le pouce » spécifique à votre profil
- 1 portion de fruit en fin de repas (page 64)

> Vous avez le temps :

- émincé de chou blanc au piment d'Espelette (page 175) ou autre entrée
- filets de pintade et épinards en branches aux cinq baies (page 188), plat à base de viande ou poisson et légumes cuits, ou gâteau de légumes au basilic (page 228), ou un plat spécifique à votre profil
- 1 portion de fruit en fin de repas (page 64)

Goûter

- 1 thé vert (nature ou avec une rondelle de citron) sans sucre ou le jus d'1 citron si vous le souhaitez (page 171)

> Au choix :

- 1 petit bol de flocons de céréales (10 g) avec un « yaourt » de soja et 10 g de fruits rouges (page 65)
- 1 portion de fruit (page 64)
- 1 portion de salade de pêches et brugnons anisée (page 213) ou autre dessert fruité

Dîner

- Velouté de chou-fleur au cumin (page 208) ou autre soupe

> Au choix (suivant votre faim) :

- compotée d'endives et tomates au paprika (page 200) ou autres légumes cuits
- dos de cabillaud vapeur aux poivrons rouges, verts et jaunes poêlés (page 187), ou un plat de poisson blanc et légumes cuits
- plateau de fruits de mer (page 63) et compotée d'endives et tomates au paprika (page 200), ou autres légumes cuits
- 1 portion de fruit en fin de repas (page 64)

Profil 4 : intolérance au gluten

Au cours de la phase 2, le gluten a été identifié comme responsable probable à ma résistance à une perte de poids, à mes troubles digestifs ou autres. Le blanc d'œuf et les laits peuvent être utilisés dans mon alimentation.

Conseils

- Œufs entiers ou recettes à base d'œufs : 2 maximum par semaine (évitez le soir).
- Poisson gras : 1 à 3 sardines selon la grosseur ; 1 à 3 tranches de saumon*** ou de truite fumée*** ; ½ à 1 filet de hareng*** (fumé ou non) ; trois fois par semaine au minimum (idéalement une fois par jour le matin ou le midi).
- Curcuma : 1 c. à c. + 1 petite pincée de poivre noir, une fois par jour.
- Algues : 1/4 de c. à c. rase de kombu breton, une fois par jour.
- Activité physique : dans l'idéal, une séance le matin avant la prise du jus de citron.

Les recettes indiquées ci-après sont des propositions. Vous pouvez en choisir d'autres dans le répertoire ou vous préparer vos propres recettes à partir des listes d'aliments autorisés pour la phase 1 (page 63) et la phase 3 (page 113).

Au lever

- Le jus d'1 citron mélangé au jus d'1/2 orange pressée (se laver les dents ou se rincer la bouche après).

Petit déjeuner

> Au choix :

- 4 c. à c. de purée de fruits sans sucre ajouté (page 65)
- 50 g de fromage mou (page 113)
- poisson gras
- 3 tranches de jambon ou 1 escalope (dinde ou poulet)
- 1 smoothie au « lait » végétal aromatisé (page 215)
- 1 smoothie au lait de vache à 0 % aromatisé (page 222)
- 1 œuf

> Au choix :

- 2 tranches de pain sans gluten (page 172)
- 6 à 8 tartines craquantes biologiques sans gluten (page 65)
- 1 petit bol de flocons de céréales sans gluten (30 g) avec un yaourt nature à 0 % et 10 g de fruits rouges (page 65)

À 10 h, 1 thé vert (nature ou avec une rondelle de citron) sans sucre
Entre 10 h et 11 h, une collation si vous le souhaitez (page 222)

Déjeuner

> Vous êtes pressé :

- salade de laitue, tomates, radis blanc et ses lardons de truite fumée à l'aneth*** (page 181) ou autre salade « sur le pouce » spécifique à votre profil
- 1 portion de fruit en fin de repas (page 64)

> Vous avez le temps :

- salade de mâche et fenouil au persil et curcuma (page 176), ou autre entrée
- filets de canard au poivre vert et mousseline d'aubergines (page 196) ou viande ou poisson et légumes cuits, ou timbale de brocolis (page 227) ou un plat spécifique à votre profil
- 1 portion de fruit en fin de repas (page 64)

Goûter

- 1 thé vert (nature ou avec une rondelle de citron) sans sucre ou le jus d'1 citron si vous le souhaitez (page 171)

> Au choix :

- 1 petit bol de flocons de céréales sans gluten (10 g) avec un yaourt nature à 0 % et 10 g de fruits rouges (page 65)
- 1 portion de fruit (page 64)
- 1 portion de salade de pêches et brugnons anisée (page 213) ou autre dessert fruité

Dîner

- Velouté d'asperges et courgettes au basilic (page 207) ou autre soupe

> Au choix :

- curry de bettes (page 203) ou autres légumes cuits
- colin aux courgettes et champignons à la coriandre (page 192), ou un plat de poisson blanc et légumes cuits
- plateau de fruits de mer (page 63) et curry de bettes (page 203), ou autres légumes cuits
- 1 portion de fruit en fin de repas (page 64)

Profil 5 : intolérance à l'œuf et aux laits

Au cours de la phase 2, le blanc d'œuf et le lait de vache ont été identifiés comme responsables probables de ma résistance à une perte de poids, de mes troubles digestifs ou autres. Le gluten peut être utilisé dans mon alimentation.

Conseils

- Poisson gras : 1 à 3 sardines selon la grosseur ; 1 à 3 tranches de saumon*** ou de truite fumée*** ; ½ à 1 filet de hareng*** (fumé ou non) ; trois fois par semaine au minimum (idéalement une fois par jour le matin ou le midi).
- Curcuma : 1 c. à c. + 1 petite pincée de poivre noir, une fois par jour.
- Algues : 1/4 de c. à c. rase de kombu breton, une fois par jour.
- Activité physique : dans l'idéal, une séance le matin avant la prise du jus de citron.

Les recettes indiquées ci-après sont des propositions. Vous pouvez en choisir d'autres dans le répertoire ou vous préparer vos propres recettes à partir des listes d'aliments autorisés pour la phase 1 (page 63) et la phase 3 (page 113).

Au lever

- Le jus d'1 citron mélangé au jus d'1/2 orange pressée (se laver les dents ou se rincer la bouche après).

Petit déjeuner

> Au choix :

- 4 c. à c. de purée de fruits sans sucre ajouté (page 65)
- poisson gras
- 3 tranches de jambon ou 1 escalope (dinde ou poulet)
- 1 smoothie au « lait » végétal aromatisé (page 215)

> Au choix :

- 2 tranches de pain complet bio (page 113)
- 6 à 8 tartines craquantes biologiques (page 113)
- 1 petit bol de flocons de céréales (30 g) avec un « yaourt » de soja et 10 g de fruits rouges (page 65)

À 10 h, 1 thé vert (nature ou avec une rondelle de citron) sans sucre
Entre 10 h et 11 h, une collation si vous le souhaitez (page 222)

Déjeuner

> Vous êtes pressé :

- salade de chou blanc, tomates et filets de hareng, sauce au persil plat (page 182) ou autre salade « sur le pouce » spécifique à votre profil

- 1 portion de fruit en fin de repas (page 64)

> Vous avez le temps :

- salade frisée aux champignons citronnés (page 175) ou autre entrée
- rôti de dindonneau et ses endives braisées (page 190), plat à base de viande ou poisson et légumes cuits, ou galette de saumon au poivron et citronnelle*** (page 232), ou un plat spécifique à votre profil
- 1 portion de fruit en fin de repas (page 64)

Goûter

- 1 thé vert (nature ou avec une rondelle de citron) sans sucre ou le jus d'1 citron si vous le souhaitez (page 171)

> Au choix :

- 1 petit bol de flocons de céréales (10 g) avec un « yaourt » de soja et 10 g de fruits rouges (page 65)
- 1 portion de fruit (page 64)
- 1 portion de salade de pêches et brugnons anisée (page 213) ou autre dessert fruité

Dîner

- Velouté multilégumes (page 210) ou autre soupe

> Au choix (suivant votre faim) :

- fricassée de fenouil (page 200) ou autres légumes cuits
- filets d'églefin aux épices et chou-fleur vapeur (page 191), ou un plat de poisson blanc et légumes cuits
- plateau de fruits de mer (page 63) et fricassée de fenouil (page 200), ou autres légumes cuits
- 1 portion de fruit en fin de repas (page 64)

Profil 6 : intolérance à l'œuf et au gluten

Au cours de la phase 2, le blanc d'œuf et le gluten ont été identifiés comme responsables probables de ma résistance à une perte de poids, à mes troubles digestifs ou autres. Les laits peuvent être utilisés dans mon alimentation.

Conseils

- Poisson gras : 1 à 3 sardines selon la grosseur ; 1 à 3 tranches de saumon*** ou de truite fumée*** ; ½ à 1 filet de hareng*** (fumé ou non) ; trois fois par semaine au minimum (idéalement une fois par jour le matin ou le midi).
- Curcuma : 1 c. à c. + 1 petite pincée de poivre noir, une fois par jour.
- Algues : 1/4 de c. à c. rase de kombu breton, une fois par jour.
- Activité physique : dans l'idéal, une séance le matin avant la prise du jus de citron.

Les recettes indiquées ci-après sont des propositions. Vous pouvez en choisir d'autres dans le répertoire ou vous préparer vos propres recettes à partir des listes d'aliments autorisés pour la phase 1 (page 63) et la phase 3 (page 113).

Au lever

- Le jus d'1 citron mélangé au jus d'1/2 orange pressée (se laver les dents ou se rincer la bouche après).

Petit déjeuner

> Au choix :

- 4 c. à c. de purée de fruits sans sucre ajouté (page 65)
- 50 g de fromage mou (page 113)
- poisson gras
- 3 tranches de jambon ou 1 escalope (dinde ou poulet)
- 1 smoothie au « lait » végétal aromatisé (page 215)
- 1 smoothie au lait de vache à 0 % aromatisé (page 222)

> Au choix :

- 2 tranches de pain sans gluten (page 172)
- 6 à 8 tartines craquantes biologiques sans gluten (page 65)
- 1 petit bol de flocons de céréales sans gluten (30 g) avec un yaourt nature à 0 % et 10 g de fruits rouges (page 65)

À 10 h, 1 thé vert (nature ou avec une rondelle de citron) sans sucre

Entre 10 h et 11 h, une collation si vous le souhaitez (page 222)

Déjeuner

> Vous êtes pressé :

- mix de céleri en branches, carottes, radis rose et églefin fumé au citron vert (page 183) ou autre salade « sur le pouce » spécifique à votre profil
- 1 portion de fruit en fin de repas (page 64)

> Vous avez le temps :

- salade de tomates et concombre à l'aneth (page 176) ou autre entrée
- aiguillettes de canard grillées et brocolis au cumin*** (page 189), plat à base de viande ou poisson et légumes cuits, ou cuisses de lapin en papillotes et champignons poêlés (page 231), ou un plat spécifique à votre profil
- 1 portion de fruit en fin de repas (page 64)

Goûter

- 1 thé vert (nature ou avec une rondelle de citron) sans sucre ou le jus d'1 citron si vous le souhaitez (page 171)

> Au choix :

- 1 petit bol de flocons de céréales sans gluten (10 g) avec un yaourt nature à 0 % et 10 g de fruits rouges (page 65)
- 1 portion de fruit (page 64)
- 1 portion de salade de pêches et brugnons anisée (page 213) ou autre dessert fruité

Dîner

- Velouté de courgettes et artichauts (page 209) ou autre soupe

> Au choix (suivant votre faim) :

- haricots verts persillés (page 202) ou autres légumes cuits
- coquilles de poisson blanc (page 193), ou un plat de poisson blanc et légumes cuits
- plateau de fruits de mer (page 63) et haricots verts persillés (page 202), ou autres légumes cuits
- 1 portion de fruit en fin de repas (page 64)

Profil 7 : intolérance au gluten et aux laits

Au cours de la phase 2, le lait de vache et le gluten ont été identifiés comme responsables probables de ma résistance à une perte de poids, à mes troubles digestifs ou autres. Le blanc d'œuf peut être utilisé dans mon alimentation.

Conseils

- Œufs entiers ou recettes à base d'œufs : 2 maximum par semaine (évitez le soir).
- Poisson gras : 1 à 3 sardines selon la grosseur ; 1 à 3 tranches de saumon*** ou de truite fumée*** ; ½ à 1 filet de hareng*** (fumé ou non) ; trois fois par semaine au minimum (idéalement une fois par jour le matin ou le midi).
- Curcuma : 1 c. à c. + 1 petite pincée de poivre noir, une fois par jour.
- Algues : 1/4 de c. à c. rase de kombu breton, une fois par jour.
- Activité physique : dans l'idéal, une séance le matin avant la prise du jus de citron.

Les recettes indiquées ci-après sont des propositions. Vous pouvez en choisir d'autres dans le répertoire ou vous préparer vos propres recettes à partir des listes d'aliments autorisés pour la phase 1 (page 63) et la phase 3 (page 113).

Au lever

- Le jus d'1 citron mélangé au jus d'1/2 orange pressée (se laver les dents ou se rincer la bouche après)

Petit déjeuner

> Au choix :

- 4 c. à c. de purée de fruits sans sucre ajouté (page 65)
- poisson gras
- 3 tranches de jambon ou 1 escalope (dinde ou poulet)
- 1 smoothie au « lait » végétal aromatisé (page 215)
- 1 œuf

> Au choix :

- 2 tranches de pain sans gluten (page 172)
- 6 à 8 tartines craquantes biologiques sans gluten (page 65)
- 1 petit bol de flocons de céréales sans gluten (30 g) avec un « yaourt » de soja et 10 g de fruits rouges (page 65)

À 10 h, 1 thé vert (nature ou avec une rondelle de citron) sans sucre
Entre 10 h et 11 h, une collation si vous le souhaitez (page 222)

Déjeuner

> Vous êtes pressé :

- râpé de navets dorés, fenouil et filets de saumon frais aux graines de carvi*** (page 180) ou autre salade « sur le pouce » spécifique à votre profil
- 1 portion de fruit en fin de repas (page 64)

> Vous avez le temps :

- mesclun, tomates et haricots verts en salade au basilic (page 177) ou autre entrée
- paupiettes de poulet aux champignons (page 195), plat à base de viande ou poisson et légumes cuits, ou roulé d'omelette aux épinards en branches (page 229), ou un plat spécifique à votre profil
- 1 portion de fruit en fin de repas (page 64)

Goûter

- 1 thé vert (nature ou avec une rondelle de citron) sans sucre ou le jus d'1 citron si vous le souhaitez (page 171)

> Au choix :

- 1 petit bol de flocons de céréales sans gluten (10 g) avec un « yaourt » de soja et 10 g de fruits rouges (page 65)
- 1 portion de fruit (page 64)
- 1 portion de salade de pêches et brugnons anisée (page 213) ou autre dessert fruité

Dîner

- Velouté multilégumes (page 210) ou autre soupe

> Au choix suivant votre faim :

- bouquet de brocolis aux baies de genièvre (page 202) ou autres légumes cuits
- petites cocottes de flétan (page 185), ou un plat de poisson blanc et légumes cuits
- plateau de fruits de mer (page 63) et bouquet de brocolis aux baies de genièvre (page 202), ou autres légumes cuits
- 1 portion de fruit en fin de repas (page 64)

Profil 8 : intolérance à l'œuf, aux laits et au gluten

Au cours de la phase 2, le blanc d'œuf, le lait de vache et le gluten ont été identifiés comme responsables probables de ma résistance à une perte de poids, à mes troubles digestifs ou autres. Ils ne peuvent pas être utilisés dans mon alimentation.

Conseils

- Poisson gras : 1 à 3 sardines selon la grosseur ; 1 à 3 tranches de saumon*** ou de truite fumée*** ; ½ à 1 filet de hareng*** (fumé ou non) ; trois fois par semaine au minimum (idéalement une fois par jour le matin ou le midi).
- Curcuma : 1 c. à c. + 1 petite pincée de poivre noir, une fois par jour.
- Algues : 1/4 de c. à c. rase de kombu breton, une fois par jour.
- Activité physique : dans l'idéal, une séance le matin avant la prise du jus de citron.

Les recettes indiquées ci-après sont des propositions. Vous pouvez en choisir d'autres dans le répertoire ou vous préparer vos propres recettes à partir des listes d'aliments autorisés pour la phase 1 (page 63).

Au lever

- Le jus d'1 citron mélangé au jus d'1/2 orange pressée (se laver les dents ou se rincer la bouche après)

Petit déjeuner

> Au choix :

- 4 c. à c. de purée de fruits sans sucre ajouté (page 65)
- poisson gras
- 3 tranches de jambon ou 1 escalope (dinde ou poulet)
- 1 smoothie au « lait » végétal aromatisé (page 215)

> Au choix :

- 2 tranches de pain sans gluten (page 172)
- 6 à 8 tartines craquantes biologiques sans gluten (page 65)
- 1 petit bol de flocons de céréales sans gluten (30 g) avec un « yaourt » de soja et 10 g de fruits rouges (page 65)

À 10 h, 1 thé vert (nature ou avec une rondelle de citron) sans sucre
Entre 10 h et 11 h, une collation si vous le souhaitez (page 222)

Déjeuner

> Vous êtes pressé :

- salade frisée, pousses de soja et crevettes grises au jus de citron et aux graines de sésame (page 178) ou autre salade « sur le pouce »spécifique à votre profil
- 1 portion de fruit en fin de repas (page 64)

> Vous avez le temps :

- salade de radis noir au zeste de citron (page 177) ou autre entrée
- râbles de lapin à l'origan et haricots verts aillés et persillés (page 189), plat à base de viande ou poisson et légumes cuits, ou filets d'églefin sauce ciboulette (page 230), ou un plat spécifique à votre profil
- 1 portion de fruit en fin de repas (page 64)

Goûter

- 1 thé vert (nature ou avec une rondelle de citron) sans sucre ou le jus d'1 citron si vous le souhaitez (page 171)

> Au choix :

- 1 petit bol de flocons de céréales sans gluten (10 g) avec un « yaourt » de soja et 10 g de fruits rouges (page 65)
- 1 portion de fruit (page 64)
- 1 portion de salade de pêches et brugnons anisée (page 213) ou autre dessert fruité

Dîner

- Velouté de brocolis au curcuma (page 209) ou autre soupe

> Au choix (suivant votre faim) :

- poêlée d'aubergines et tomates à la menthe et à la cannelle (page 204) ou autres légumes cuits
- filets de sole grillés au romarin et gratin de courgettes (page 196), ou un plat de poisson blanc et légumes cuits
- plateau de fruits de mer (page 63) et poêlée d'aubergines et tomates à la menthe et à la cannelle (page 204), ou autres légumes cuits
- 1 portion de fruit en fin de repas (page 64)

Liste des aliments autorisés par profil en phase 3

Céréales[1] complètes contenant du gluten

Pour les profils P1, P2, P3, P5 :

- Avoine
- Blé/kamut
- Épeautre
- Froment
- Orge
- Seigle

Vous pouvez alterner avec les farines/tartines craquantes/flocons de céréales sans sucre et sans gluten de la phase 1.

Laits (produits laitiers de vache, brebis ou chèvre)

Pour les profils P1, P2, P4, P6 :

- Fromage mou type camembert, coulommiers, brie… sauf les tomes
- Fromage blanc à 0 % (ou faible en matières grasses)
- Yaourt nature à 0 % (ou faible en matières grasses)
- Petit-suisse à 0 % (ou faible en matières grasses)
- Lait à 0 % (ou faible en matières grasses)

À savoir

Vous pouvez ne pas consommer de laitages de façon systématique.

Selon vos goûts, vous pouvez changer les laitages proposés dans les recettes et les remplacer par du soja (« lait », « yaourt » nature, « soyeux »).

Œufs

Pour les profils P1, P3, P4, P7 :

2 œufs par semaine au maximum

Vous êtes en fin de phase 3 : vous avez établi votre constat en vous servant de la grille d'évaluation.

1. Farines pour les pains et tartines craquantes (petit déjeuner), flocons de céréales sans sucre (petit déjeuner/collation/goûter)

L'évaluation et ses conséquences pour la phase 3

◗ **J'ai atteint mon objectif en fin de phase 3 si…**

→ j'ai atteint mon objectif de périmètre abdominal :............................ *(objectif personnel)*
et/ou
→ j'ai atteint mon objectif de poids :.. *(objectif personnel)*
Je continue à suivre la méthode et je passe en phase 4A.

◗ **J'ai progressé, et c'est bien, mais je n'ai pas encore atteint…**

→ mon objectif de périmètre abdominal :.. *(objectif personnel)*
et/ou
→ mon objectif de poids :...*(objectif personnel)*
Je continue à suivre la méthode et je reste en phase 3, mais j'essaie de lever les freins éventuels à mes progrès en m'interrogeant sur :

- les libertés alimentaires prises consciemment par rapport aux exclusions (sauf pour le profil 1),
- la présence d'allergènes cachés dans les aliments que j'ai consommés (sauf pour le profil 1) ;
- les écarts alimentaires (par rapport à la méthode) autres que ceux concernés par les exclusions (excès de graisses animales, de sucre, de sel, de quantités…),
- les règles de satiété (page 35),
- la qualité et la quantité de ma dépense physique,
- les circonstances physiologiques particulières (menstruations, stress…).

Si j'ai trouvé des erreurs, j'essaie de recommencer ma phase en les corrigeant.

Pour les personnes rejoignant la méthode après avoir effectué des analyses sanguines mettant en lumière des intolérances alimentaires, il est également possible que d'autres intolérances que celles testées ou d'autres causes vous freinent dans vos progrès.

◗ **Je n'ai pas progressé au bout de trois semaines et je n'ai pas atteint mes objectifs.**

Je dois identifier les causes en me dirigeant vers un médecin formé dans ce domaine, ou consulter le site www.marcducarre.com

Phase 4

Phase 4A

« J'essaie de conserver mes acquis en réintroduisant progressivement les aliments moyennement sucrés (M.S.) tout en respectant mon profil. »

Cette phase s'organise en trois séquences de quatre semaines chacune. Chaque séquence s'achève par une évaluation.

- La séquence 1 correspond à la réintroduction d'un aliment M.S. une fois par semaine.
- La séquence 2 correspond à la réintroduction d'un aliment M.S. deux fois par semaine.
- La séquence 3 correspond à la réintroduction d'un aliment M.S. trois fois par semaine.

En fonction de vos résultats, vous essaierez de comprendre la quantité et la fréquence des repas avec aliments M.S. à ne pas dépasser.

La durée de la phase dépend de la réaction de votre organisme à la réintroduction de ces aliments.

> **À savoir**
>
> Les signes digestifs doivent être améliorés, voire résolus, mais des intolérances peuvent apparaître au fur et à mesure de l'introduction de nouveaux aliments.

Séquence 1 : réintroduction d'un aliment M.S. une fois par semaine

Comment procéder ?

1. Je continue à respecter le principe de rotation, sauf pour les légumes (page 32).
2. Je suis la journée type de phase 4A de mon profil :

- **Profil 1 (P1) : sans intolérance (page 120)**
- **Profil 2 (P2) : intolérance à l'œuf (page 122)**
- **Profil 3 (P3) : intolérance aux laits (page 124)**
- **Profil 4 (P4) : intolérance au gluten (page 126)**
- **Profil 5 (P5) : intolérance à l'œuf et aux laits (page 128)**
- **Profil 6 (P6) : intolérance à l'œuf et au gluten (page 130)**
- **Profil 7 (P7) : intolérance au gluten et aux laits (page 132)**
- **Profil 8 (P8) : intolérance à l'œuf, aux laits et au gluten (page 134)**

3. La réintroduction d'un aliment M.S. s'effectue une fois au déjeuner, en milieu de semaine.

À la fin de chaque semaine, je remplis la grille d'évaluation du poids et du périmètre abdominal de la séquence 1 (ci-dessous) pour voir l'influence de cette réintroduction et vérifier le maintien de mes acquis. En fin de séquence 1, je tire les enseignements de mon évaluation.

Grilles d'évaluation du poids et du périmètre abdominal de la séquence 1 (phase 4A)

Semaine 1	**Date**	**Poids (kg)**	**Périmètre abdominal (cm)**
Début*			
Fin de semaine 1			
Fin de semaine 2			
Fin de semaine 3			
Fin de semaine 4/ fin de séquence			
Résultats**			

* : les mesures de début de semaine 1 sont le report des mesures de fin de phase 3.

** : je fais la différence entre mes mesures de début et de fin de séquence.

Résultats	J'entoure mon constat
Mon poids et mon périmètre abdominal n'ont pas augmenté en fin de séquence (voire ils peuvent diminuer).	BON
Mon poids et/ou mon périmètre abdominal ont augmenté en fin de séquence.	À AMÉLIORER

→ Si mon constat est BON, je passe en séquence 2.

→ Si mon constat est À AMÉLIORER :

- j'effectue une période de quatre jours de phase 1 pour retrouver mon poids de début de phase.
- j'essaie de m'interroger sur :

• les écarts alimentaires par rapport à la méthode (excès de graisses animales, de sucre, de sel, de quantités…),

• les règles de satiété (page 35),

• la qualité et la quantité de ma dépense physique ;

• les circonstances physiologiques particulières (menstruations, stress…).

→ Si j'identifie des erreurs, j'essaie de recommencer la séquence en les corrigeant.

→ S'il n'y a pas d'erreur, je recommence la séquence 1 en diminuant de 25 % ma part d'aliment M.S., tout en restant vigilant à tous ces paramètres. Je peux compenser en augmentant la part de légumes d'accompagnement.

J'ai baissé de 25 % ma quantité d'aliments M.S.

Semaine 1	Date	Poids (kg)	Périmètre abdominal (cm)
Début*			
Fin de semaine 1			
Fin de semaine 2			
Fin de semaine 3			
Fin de semaine 4/ fin de séquence			
Résultats**			

* : les mesures de début de semaine 1 sont le report des mesures de fin de phase 3.

** : je fais la différence entre mes mesures de début et de fin de séquence.

Résultats	J'entoure mon constat
Mon poids et mon périmètre abdominal n'ont pas augmenté en fin de séquence (voire ils peuvent diminuer).	BON
Mon poids et/ou mon périmètre abdominal ont augmenté en fin de séquence.	À AMÉLIORER

→ Si mon constat est BON, je peux consommer cette quantité d'aliments une fois par semaine et je passe en phase 4B.

→ Si mon constat est À AMÉLIORER :

- j'effectue une période de quatre jours de phase 1 pour retrouver mon poids de début de phase.
- j'essaie de m'interroger sur :

• les écarts alimentaires par rapport à la méthode (excès de graisses animales, de sucre, de sel, de quantités…),

• les règles de satiété (page 35),

• la qualité et la quantité de ma dépense physique,

• les circonstances physiologiques particulières (menstruations, stress…).

→ Si j'identifie des erreurs, j'essaie de recommencer la séquence en les corrigeant.

→ S'il n'y a pas d'erreur, je recommence une dernière fois la séquence 1 en diminuant de 50 % ma part d'aliment M.S., tout en restant vigilant à tous ces paramètres. Je peux compenser en augmentant la part de légumes d'accompagnement.

J'ai baissé de 50 % ma quantité d'aliments M.S.

Semaine 1	Date	Poids (kg)	Périmètre abdominal (cm)
Début*			
Fin de semaine 1			
Fin de semaine 2			
Fin de semaine 3			
Fin de semaine 4/ fin de séquence			
Résultats**			

* : les mesures de début de semaine 1 sont le report des mesures de fin de phase 3.

** : je fais la différence entre mes mesures de début et de fin de séquence.

Résultats	J'entoure mon constat
Mon poids et mon périmètre abdominal n'ont pas augmenté en fin de séquence (voire ils peuvent diminuer).	BON
Mon poids et/ou mon périmètre abdominal ont augmenté en fin de séquence.	À AMÉLIORER

→ Si mon constat est BON, je peux consommer cette quantité d'aliments une fois par semaine et je passe en phase 4B.

→ Si mon constat est À AMÉLIORER :

- mon organisme accepte mal ces aliments, il existe un facteur limitant à leur assimilation. Si je le souhaite, je peux poser mes questions sur le site www.marcducarre.com
- j'effectue une période de quatre jours de phase 1 pour retrouver mon poids de début de phase et je passe en phase 4B.

Les journées types de la phase 4A pour les séquences 1-2-3 par profil

Profil 1 : sans intolérance

Conseils

- Œufs entiers ou recettes à base d'œufs : 2 maximum par semaine (évitez le soir).
- Poisson gras : 1 à 3 sardines selon la grosseur ; 1 à 3 tranches de saumon*** ou de truite fumée*** ; ½ à 1 filet de hareng*** (fumé ou non) ; trois fois par semaine au minimum (idéalement une fois par jour le matin ou le midi).
- Curcuma : 1 c. à c. + 1 petite pincée de poivre noir, une fois par jour.
- Algues : 1/4 de c. à c. rase de kombu breton, une fois par jour.
- Activité physique : dans l'idéal, une séance le matin avant la prise du jus de citron.

Les recettes indiquées ci-après sont des propositions. Vous pouvez en choisir d'autres dans le répertoire ou vous préparer vos propres recettes à partir des listes d'aliments autorisés pour la phase 1 (page 63), la phase 3 (page 113) et à partir des listes d'aliments M.S. pour la phase 4A (page 136), en respectant les proportions.

Au lever

- Le jus d'1 citron mélangé au jus d'1/2 orange pressée (se laver les dents ou se rincer la bouche après)

Petit déjeuner

> Au choix :

- 4 c. à c. de purée de fruits sans sucre ajouté (page 65)
- 50 g de fromage mou (page 113)
- poisson gras
- 3 tranches de jambon ou 1 escalope (dinde ou poulet)
- 1 smoothie au « lait » végétal aromatisé (page 215)
- 1 smoothie au lait de vache à 0 % aromatisé (page 222)
- 1 œuf

> Au choix :

- 2 tranches de pain complet bio (page 113)
- 6 à 8 tartines craquantes biologiques (page 113)
- 1 petit bol de flocons de céréales (30 g) avec un yaourt nature à 0 % et 10 g de fruits rouges (page 65)

À 10 h, 1 thé vert (nature ou avec une rondelle de citron) sans sucre
Entre 10 h et 11 h, une collation si vous le souhaitez (page 222)

Suivant les séquences, le (ou les) jour(s) où vous introduisez un aliment M.S., suivez les principes du déjeuner suivant.

Déjeuner

- duo de laitue et d'endives au cerfeuil (page 174) ou autre entrée
- tarte aux épinards (page 244), ou autre recette cuisinée avec des aliments M.S. (page 234)
- 1 portion de fruit en fin de repas (page 64)

Les autres déjeuners de la semaine, vous suivez la journée type de la phase 3 (page 97).

Goûter

- 1 thé vert (nature ou avec une rondelle de citron) sans sucre ou le jus d'1 citron si vous le souhaitez (page 171)

> Au choix :

- 1 petit bol de flocons de céréales (10 g) avec un yaourt nature à 0 % et 10 g de fruits rouges (page 65)
- 1 portion de fruit (page 64)
- 1 portion de fruits rouges à la menthe poivrée (page 213) ou autre dessert fruité
- 1 portion une à deux fois par semaine au maximum de graines et fruits oléagineux (page 136)

Dîner

- Velouté de cresson au gingembre (page 207) ou autre soupe

Au choix (suivant votre faim) :

- haricots verts persillés (page 202) ou autres légumes cuits
- filets de lieu grillés aux graines et bulbes de fenouil (page 187), ou un plat de poisson blanc et légumes cuits
- plateau de fruits de mer (page 63) et haricots verts persillés (page 202), ou autres légumes cuits
- 1 portion de fruit en fin de repas (page 64)

Profil 2 : intolérance à l'œuf

Conseils

- Poisson gras : 1 à 3 sardines selon la grosseur ; 1 à 3 tranches de saumon*** ou de truite fumée*** ; ½ à 1 filet de hareng*** (fumé ou non) ; trois fois par semaine au minimum (idéalement une fois par jour le matin ou le midi).
- Curcuma : 1 c. à c. + 1 petite pincée de poivre noir, une fois par jour.
- Algues : 1/4 de c. à c. rase de kombu breton, une fois par jour.
- Activité physique : dans l'idéal, une séance le matin avant la prise du jus de citron.

Les recettes indiquées ci-après sont des propositions. Vous pouvez en choisir d'autres dans le répertoire ou vous préparer vos propres recettes à partir des listes d'aliments autorisés pour la phase 1 (page 63), la phase 3 (page 113) et à partir des listes d'aliments M.S. pour la phase 4A (page 136), en respectant les proportions.

Au lever

- Le jus d'1 citron mélangé au jus d'1/2 orange pressée (se laver les dents ou se rincer la bouche après)

Petit déjeuner

> Au choix :

- 4 c. à c. de purée de fruits sans sucre ajouté (page 65)
- 50 g de fromage mou (page 113)
- poisson gras
- 3 tranches de jambon ou 1 escalope (dinde ou poulet)
- 1 smoothie au « lait » végétal aromatisé (page 215)
- 1 smoothie au lait de vache à 0 % aromatisé (page 222)

> Au choix :

- 2 tranches de pain complet bio (page 113)
- 6 à 8 tartines craquantes biologiques (page 113)
- 1 petit bol de flocons de céréales (30 g) avec un yaourt nature à 0 % et 10 g de fruits rouges (page 65)

À 10 h, 1 thé vert (nature ou avec une rondelle de citron) sans sucre
Entre 10 h et 11 h, une collation si vous le souhaitez (page 222)

Suivant les séquences, le (ou les) jour(s) où vous introduisez un aliment M.S., suivez les principes du déjeuner suivant.

Déjeuner

- salade de tomates et concombre à l'aneth (page 176) ou autre entrée
- escalopes de pintade et spaghettis à la crème d'asperges (page 244), ou autre recette cuisinée avec des aliments M.S. (page 234)
- 1 portion de fruit en fin de repas (page 64)

Les autres déjeuners de la semaine, vous suivez la journée type de la phase 3 (page 99).

Goûter

- 1 thé vert (nature ou avec une rondelle de citron) sans sucre ou le jus d'1 citron si vous le souhaitez (page 171)

> Au choix :

- 1 petit bol de flocons de céréales (10 g) avec un yaourt nature à 0 % et 10 g de fruits rouges (page 65)
- 1 portion de fruit (page 64)
- 1 portion de fruits rouges à la menthe poivrée (page 213) ou autre dessert fruité
- 1 portion une à deux fois par semaine au maximum de graines et fruits oléagineux (page 136)

Dîner

- Velouté de chou-fleur au cumin (page 208) ou autre soupe

> Au choix (suivant votre faim) :

- compotée d'endives et tomates au paprika (page 200) ou autres légumes cuits
- dos de cabillaud vapeur aux poivrons rouges, verts et jaunes poêlés (page 187), ou un plat de poisson blanc et légumes cuits
- plateau de fruits de mer (page 63) et compotée d'endives et tomates au paprika (page 200), ou autres légumes cuits
- 1 portion de fruit en fin de repas (page 64)

Profil 3 : intolérance aux laits

Conseils

- Œufs entiers ou recettes à base d'œufs : 2 maximum par semaine (évitez le soir).
- Poisson gras : 1 à 3 sardines selon la grosseur ; 1 à 3 tranches de saumon*** ou de truite fumée*** ; ½ à 1 filet de hareng*** (fumé ou non) ; trois fois par semaine au minimum (idéalement une fois par jour le matin ou le midi).
- Curcuma : 1 c. à c. + 1 petite pincée de poivre noir, une fois par jour.
- Algues : 1/4 de c. à c. rase de kombu breton, une fois par jour.
- Activité physique : dans l'idéal, une séance le matin avant la prise du jus de citron.

Les recettes indiquées ci-après sont des propositions. Vous pouvez en choisir d'autres dans le répertoire ou vous préparer vos propres recettes à partir des listes d'aliments autorisés pour la phase 1 (page 63), la phase 3 (page 113) et à partir des listes d'aliments M.S. pour la phase 4A (page 136), en respectant les proportions.

Au lever

- Le jus d'1 citron mélangé au jus d'1/2 orange pressée (se laver les dents ou se rincer la bouche après)

Petit déjeuner

> Au choix :

- 4 c. à c. de purée de fruits sans sucre ajouté (page 65)
- poisson gras
- 3 tranches de jambon ou 1 escalope (dinde ou poulet)
- 1 smoothie au « lait » végétal aromatisé (page 215)
- 1 œuf

> Au choix :

- 2 tranches de pain complet bio (page 113)
- 6 à 8 tartines craquantes biologiques (page 113)
- 1 petit bol de flocons de céréales (30 g) avec un « yaourt » de soja et 10 g de fruits rouges (page 65)

À 10 h, 1 thé vert (nature ou avec une rondelle de citron) sans sucre
Entre 10 h et 11 h, une collation si vous le souhaitez (page 222)

Suivant les séquences, le (ou les) jour(s) où vous introduisez un aliment M.S., suivez les principes du déjeuner suivant.

Déjeuner

- salade de carottes râpées à la ciboulette (page 174) ou autre entrée
- cake au brocoli et au cumin (page 240), ou autre recette cuisinée avec des aliments M.S. (page 235)
- 1 portion de fruit en fin de repas (page 64)

Les autres déjeuners de la semaine, vous suivez la journée type de la phase 3 (page 101).

Goûter

- 1 thé vert (nature ou avec une rondelle de citron) sans sucre ou le jus d'1 citron si vous le souhaitez (page 171)

> Au choix :

- 1 petit bol de flocons de céréales (10 g) avec un « yaourt » de soja et 10 g de fruits rouges (page 64)
- 1 portion de fruit (page 64)
- 1 portion de crème de fruits rouges (page 213) ou autre dessert fruité
- 1 portion une à deux fois par semaine au maximum de graines et fruits oléagineux (page 136)

Dîner

- Velouté de poivrons et aubergines (page 210) ou autre soupe

> Au choix (suivant votre faim) :

- artichaut vapeur (page 206) ou autres légumes cuits
- coquilles de poisson blanc (page 193), ou un plat de poisson blanc et légumes cuits
- plateau de fruits de mer (page 63) et artichaut vapeur (page 206), ou autres légumes cuits
- 1 portion de fruit en fin de repas (page 64)

Profil 4 : intolérance au gluten

Conseils

- Œufs entiers ou recettes à base d'œufs : 2 maximum par semaine (évitez le soir).
- Poisson gras : 1 à 3 sardines selon la grosseur ; 1 à 3 tranches de saumon*** ou de truite fumée*** ; ½ à 1 filet de hareng*** (fumé ou non) ; trois fois par semaine au minimum (idéalement une fois par jour le matin ou le midi).
- Curcuma : 1 c. à c. + 1 petite pincée de poivre noir, une fois par jour.
- Algues : 1/4 de c. à c. rase de kombu breton, une fois par jour.
- Activité physique : dans l'idéal, une séance le matin avant la prise du jus de citron.

Les recettes indiquées ci-après sont des propositions. Vous pouvez en choisir d'autres dans le répertoire ou vous préparer vos propres recettes à partir des listes d'aliments autorisés pour la phase 1 (page 63), la phase 3 (page 113) et à partir des listes d'aliments M.S. pour la phase 4A (page 136), en respectant les proportions.

Au lever

- Le jus d'1 citron mélangé au jus d'1/2 orange pressée (se laver les dents ou se rincer la bouche après)

Petit déjeuner

> Au choix :

- 4 c. à c. de purée de fruits sans sucre ajouté (page 65)
- 50 g de fromage mou (page 113)
- poisson gras
- 3 tranches de jambon ou 1 escalope (dinde ou poulet)
- 1 smoothie au « lait » végétal aromatisé (page 215)
- 1 smoothie au lait de vache à 0 % aromatisé (page 222)
- 1 œuf

>Au choix :

- 2 tranches de pain sans gluten (page 172)
- 6 à 8 tartines craquantes biologiques sans gluten (page 65)
- 1 petit bol de flocons de céréales sans gluten (30 g) avec un yaourt nature à 0 % et 10 g de fruits rouges (page 65)

À 10 h, 1 thé vert (nature ou avec une rondelle de citron) sans sucre
Entre 10 h et 11 h, une collation si vous le souhaitez (page 222)

Suivant les séquences, le (ou les) jour(s) où vous introduisez un aliment M.S., suivez les principes du déjeuner suivant.

Déjeuner

- émincé de chou blanc au piment d'Espelette (page 175) ou autre entrée
- médaillons de dinde aux petits pois et haricots verts (page 251), ou autre recette cuisinée avec des aliments M.S. (page 235)
- 1 portion de fruit en fin de repas (page 64)

Les autres déjeuners de la semaine, vous suivez la journée type de la phase 3 (page 103).

Goûter

- 1 thé vert (nature ou avec une rondelle de citron) sans sucre ou le jus d'1 citron si vous le souhaitez (page 171)

> Au choix :

- 1 petit bol de flocons de céréales sans gluten (10 g) avec un yaourt nature à 0 % et 10 g de fruits rouges (page 65)
- 1 portion de fruit (page 64)
- 1 portion de fruits rouges à la menthe poivrée (page 213) ou autre dessert fruité
- 1 portion une à deux fois par semaine au maximum de graines et fruits oléagineux (page 136)

Dîner

- Velouté de champignons (page 208) ou autre soupe

> Au choix (suivant votre faim) :

- haricots verts persillés (page 202) ou autres légumes cuits
- cabillaud au four et fondue d'endives (page 195), ou un plat de poisson blanc et légumes cuits
- plateau de fruits de mer (page 63) et haricots verts persillés (page 202), ou autres légumes cuits
- 1 portion de fruit en fin de repas (page 64)

Profil 5 : intolérance à l'œuf et aux laits

Conseils

- Poisson gras : 1 à 3 sardines selon la grosseur ; 1 à 3 tranches de saumon*** ou de truite fumée*** ; ½ à 1 filet de hareng*** (fumé ou non) ; trois fois par semaine au minimum (idéalement une fois par jour le matin ou le midi).
- Curcuma : 1 c. à c. + 1 petite pincée de poivre noir, une fois par jour.
- Algues : 1/4 de c. à c. rase de kombu breton, une fois par jour.
- Activité physique : dans l'idéal, une séance le matin avant la prise du jus de citron.

Les recettes indiquées ci-après sont des propositions. Vous pouvez en choisir d'autres dans le répertoire ou vous préparer vos propres recettes à partir des listes d'aliments autorisés pour la phase 1 (page 63), la phase 3 (page 113) et à partir des listes d'aliments M.S. pour la phase 4A (page 136), en respectant les proportions.

Au lever

- Le jus d'1 citron mélangé au jus d'1/2 orange pressée (se laver les dents ou se rincer la bouche après)

Petit déjeuner

> Au choix :

- 4 c. à c. de purée de fruits sans sucre ajouté (page 65)
- poisson gras
- 3 tranches de jambon ou 1 escalope (dinde ou poulet)
- 1 smoothie au « lait » végétal aromatisé (page 215)

> Au choix :

- 2 tranches de pain complet bio (page 113)
- 6 à 8 tartines craquantes biologiques (page 113)
- 1 petit bol de flocons de céréales (30 g) avec un « yaourt » de soja et 10 g de fruits rouges (page 65)

À 10 h, 1 thé vert (nature ou avec une rondelle de citron) sans sucre
Entre 10 h et 11 h, une collation si vous le souhaitez (page 222)

Suivant les séquences, le (ou les) jour(s) où vous introduisez un aliment M.S., suivez les principes du déjeuner suivant.

Déjeuner

- salade de radis noir aux zestes de citron (page 177) ou autre entrée
- crevettes et tomates farcies au riz et à la menthe (page 237), ou autre recette cuisinée avec des aliments M.S. (page 235)
- 1 portion de fruit en fin de repas (page 64)

Les autres déjeuners de la semaine, vous suivez la journée type de la phase 3 (page 105).

Goûter

- 1 thé vert (nature ou avec une rondelle de citron) sans sucre ou le jus d'1 citron si vous le souhaitez (page 171)

> Au choix :

- 1 petit bol de flocons de céréales (10 g) avec un « yaourt » de soja et 10 g de fruits rouges (page 65)
- 1 portion de fruit (page 64)
- 1 portion de crème de fruits rouges (page 213) ou autre dessert fruité
- 1 portion une à deux fois par semaine au maximum de graines et fruits oléagineux (page 136)

Dîner

- Velouté de poivrons et aubergines (page 210) ou autre soupe

> Au choix (suivant votre faim) :

- feuilles d'épinards au poivre cubèbe (page 199) ou autres légumes cuits
- cabillaud au four et fondue d'endives (page 195), ou un plat de poisson blanc et légumes cuits
- plateau de fruits de mer (page 63) et feuilles d'épinards au poivre cubèbe (page 199), ou autres légumes cuits
- 1 portion de fruit en fin de repas (page 64)

Profil 6 : intolérance à l'œuf et au gluten

Conseils

- Poisson gras : 1 à 3 sardines selon la grosseur ; 1 à 3 tranches de saumon*** ou de truite fumée*** ; ½ à 1 filet de hareng*** (fumé ou non) ; trois fois par semaine au minimum (idéalement une fois par jour le matin ou le midi).
- Curcuma : 1 c. à c. + 1 petite pincée de poivre noir, une fois par jour.
- Algues : 1/4 de c. à c. rase de kombu breton, une fois par jour.
- Activité physique : dans l'idéal, une séance le matin avant la prise du jus de citron.

Les recettes indiquées ci-après sont des propositions. Vous pouvez en choisir d'autres dans le répertoire ou vous préparer vos propres recettes à partir des listes d'aliments autorisés pour la phase 1 (page 63), la phase 3 (page 113) et à partir des listes d'aliments M.S. pour la phase 4A (page 136), en respectant les proportions.

Au lever

- Le jus d'1 citron mélangé au jus d'1/2 orange pressée (se laver les dents ou se rincer la bouche après)

Petit déjeuner

> Au choix :

- 4 c. à c. de purée de fruits sans sucre ajouté (page 65)
- 50 g de fromage mou (page 113)
- poisson gras
- 3 tranches de jambon ou 1 escalope (dinde ou poulet)
- 1 smoothie au « lait » végétal aromatisé (page 215)
- 1 smoothie au lait de vache à 0 % aromatisé (page 222)

> Au choix :

- 2 tranches de pain sans gluten (page 172)
- 6 à 8 tartines craquantes biologiques sans gluten (page 65)
- 1 petit bol de flocons de céréales sans gluten (30 g) avec un yaourt nature à 0 % et 10 g de fruits rouges (page 65)

À 10 h, 1 thé vert (nature ou avec une rondelle de citron) sans sucre
Entre 10 h et 11 h, une collation si vous le souhaitez (page 222)

Suivant les séquences, le (ou les) jour(s) où vous introduisez un aliment M.S., suivez les principes du déjeuner suivant.

Déjeuner

- salade frisée aux champignons citronnés (page 175) ou autre entrée
- tarte aux épinards et truite (page 247), ou autre recette cuisinée avec des aliments M.S. (page 236)
- 1 portion de fruit en fin de repas (page 64)

Les autres déjeuners de la semaine, vous suivez la journée type de la phase 3 (page 107).

Goûter

- 1 thé vert (nature ou avec une rondelle de citron) sans sucre ou le jus d'1 citron si vous le souhaitez (page 171)

> Au choix :

- 1 petit bol de flocons de céréales sans gluten (10 g) avec un yaourt nature à 0 % et 10 g de fruits rouges (page 65)
- 1 portion de fruit (page 64)
- 1 portion de salade de fruits rouges à la menthe poivrée (page 213) ou autre dessert fruité
- 1 portion une à deux fois par semaine au maximum de graines et fruits oléagineux (page 136)

Dîner

- Velouté d'asperges et courgettes au basilic (page 207) ou autre soupe

> Au choix (suivant votre faim) :

- poireaux aux fines herbes (page 205) ou autres légumes cuits
- filet d'églefin aux épices et chou-fleur vapeur (page 191), ou un plat de poisson blanc et légumes cuits
- plateau de fruits de mer (page 63) et poireaux aux fines herbes (page 205), ou autres légumes cuits
- 1 portion de fruit en fin de repas (page 64)

Profil 7 : intolérance au gluten et aux laits

Conseils

- Œufs entiers ou recettes à base d'œufs : 2 maximum par semaine (évitez le soir).
- Poisson gras : 1 à 3 sardines selon la grosseur ; 1 à 3 tranches de saumon*** ou de truite fumée*** ; ½ à 1 filet de hareng*** (fumé ou non) ; trois fois par semaine au minimum (idéalement une fois par jour le matin ou le midi).
- Curcuma : 1 c. à c. + 1 petite pincée de poivre noir, une fois par jour.
- Algues : 1/4 de c. à c. rase de kombu breton, une fois par jour.
- Activité physique : dans l'idéal, une séance le matin avant la prise du jus de citron.

Les recettes indiquées ci-après sont des propositions. Vous pouvez en choisir d'autres dans le répertoire ou vous préparer vos propres recettes à partir des listes d'aliments autorisés pour la phase 1 (page 63), la phase 3 (page 113) et à partir des listes d'aliments M.S. pour la phase 4A (page 136), en respectant les proportions.

Au lever

- Le jus d'1 citron mélangé au jus d'1/2 orange pressée (se laver les dents ou se rincer la bouche après)

Petit déjeuner

> Au choix :

- 4 c. à c. de purée de fruits sans sucre ajouté (page 65)
- poisson gras
- 3 tranches de jambon ou 1 escalope (dinde ou poulet)
- 1 smoothie au « lait » végétal aromatisé (page 215)
- 1 œuf

> Au choix :

- 2 tranches de pain sans gluten (page 172)
- 6 à 8 tartines craquantes biologiques sans gluten (page 65)
- 1 petit bol de flocons de céréales sans gluten (30 g) avec un « yaourt » de soja et 10 g de fruits rouges (page 65)

À 10 h, 1 thé vert (nature ou avec une rondelle de citron) sans sucre
Entre 10 h et 11 h, une collation si vous le souhaitez (page 222)

Suivant les séquences, le (ou les) jour(s) où vous introduisez un aliment M.S., suivez les principes du déjeuner suivant.

Déjeuner

- salade de carottes râpées à la ciboulette (page 174) ou autre entrée
- salade de lentilles, tofu aux herbes, carottes et tomates cerises (page 238), ou autre recette cuisinée avec des aliments M.S. (page 236)
- 1 portion de fruit en fin de repas (page 64)

Les autres déjeuners de la semaine, vous suivez la journée type de la phase 3 (page 109).

Goûter

- 1 thé vert (nature ou avec une rondelle de citron) sans sucre ou le jus d'1 citron si vous le souhaitez (page 171)

> Au choix :

- 1 petit bol de flocons de céréales sans gluten (10 g) avec un « yaourt » de soja et 10 g de fruits rouges (page 65)
- 1 portion de fruit (page 64)
- 1 portion de crème de fruits rouges (page 213) ou autre dessert fruité
- 1 portion une à deux fois par semaine au maximum de graines et fruits oléagineux (page 136)

Dîner

- Velouté de chou-fleur au cumin (page 208) ou autre soupe

> Au choix (suivant votre faim) :

- asperges à la vapeur, sauce citron (page 206) ou autres légumes cuits
- dos de cabillaud vapeur aux poivrons rouges, verts et jaunes poêlés (page 187), ou un plat de poisson blanc et légumes cuits
- plateau de fruits de mer (page 63) et asperges à la vapeur, sauce citron (page 206), ou autres légumes cuits
- 1 portion de fruit en fin de repas (page 64)

Profil 8 : intolérance à l'œuf, aux laits et au gluten

Conseils

- Poisson gras : 1 à 3 sardines selon la grosseur ; 1 à 3 tranches de saumon*** ou de truite fumée*** ; ½ à 1 filet de hareng*** (fumé ou non) ; trois fois par semaine au minimum (idéalement une fois par jour le matin ou le midi).
- Curcuma : 1 c. à c. + 1 petite pincée de poivre noir, une fois par jour.
- Algues : 1/4 de c. à c. rase de kombu breton, une fois par jour.
- Activité physique : dans l'idéal, une séance le matin avant la prise du jus de citron.

Les recettes indiquées ci-après sont des propositions. Vous pouvez en choisir d'autres dans le répertoire ou vous préparer vos propres recettes à partir des listes d'aliments autorisés pour la phase 1 (page 63) et des listes d'aliments M.S. pour la phase 4A (page 136), en respectant les proportions.

Au lever

- Le jus d'1 citron mélangé au jus d'1/2 orange pressée (se laver les dents ou se rincer la bouche après)

Petit déjeuner

> Au choix :
- 4 c. à c. de purée de fruits sans sucre ajouté (page 65)
- poisson gras
- 3 tranches de jambon ou 1 escalope (dinde ou poulet)
- 1 smoothie au « lait » végétal aromatisé (page 215)

> Au choix :
- 2 tranches de pain sans gluten (page 172)
- 6 à 8 tartines craquantes biologiques sans gluten (page 65)
- 1 petit bol de flocons de céréales sans gluten (30 g) avec un « yaourt » de soja et 10 g de fruits rouges (page 65)

À 10 h, 1 thé vert (nature ou avec une rondelle de citron) sans sucre
Entre 10 h et 11 h, une collation si vous le souhaitez (page 222)

Suivant les séquences, le (ou les) jour(s) où vous introduisez un aliment M.S., suivez les principes du déjeuner suivant.

Déjeuner

- salade de mâche et fenouil au persil et curcuma (page 176) ou autre entrée
- escalopes de pintade et pâtes au sarrasin à la crème d'asperges (page 249), ou autre recette cuisinée avec des aliments M.S. (page 236)
- 1 portion de fruit en fin de repas (page 64)

Les autres déjeuners de la semaine, vous suivez la journée type de la phase 3 (page 111).

Goûter

- 1 thé vert (nature ou avec une rondelle de citron) sans sucre ou le jus d'1 citron si vous le souhaitez (page 171)

> Au choix :

- 1 petit bol de flocons de céréales sans gluten (10 g) avec un « yaourt » de soja et 10 g de fruits rouges (page 65)
- 1 portion de fruit (page 64)
- 1 portion de crème de fruits rouges (page 213) ou autre dessert fruité
- 1 portion une à deux fois par semaine au maximum de graines et fruits oléagineux (page 136)

Dîner

- Velouté de cresson au gingembre (page 207), ou autre soupe

> Au choix (suivant votre faim) :

- chou vert braisé (page 205) ou autres légumes cuits
- filets de hareng aux deux épices et mix d'endives-tomates (page 186), ou un plat de poisson blanc et légumes cuits
- plateau de fruits de mer (page 63) et chou vert braisé (page 205), ou autres légumes cuits
- 1 portion de fruit en fin de repas (page 64)

La liste des aliments autorisés en phase 4A

Aliments moyennement sucrés (M.S.) ou à indice glycémique moyen

Céréales complètes

- Amarante
- Pâte au sarrasin (100 %)
- Pâte au blé complet (100 %), pour profils P1, P2, P3, P5
- Quinoa
- Riz (complet, sauvage, noir+++, rouge)
- Sarrasin
- Seigle, pour profils P1, P2, P3, P5

Légumineuses

- Fève (crue)
- Flageolet
- Haricot blanc (cannellini)
- Haricot borlotti
- Haricot noir
- Haricot rosé (pinto)
- Haricot rouge (azuki)
- Haricot soja
- Lentille verte, rouge, marron
- Pois cassé
- Pois chiche

Légumes

- Patate douce
- Petit pois
- Salsifis

Crème de soja

Cakes et tartes proposés en phase 4A

Respectez les proportions et types de farine utilisés pour chaque profil.

Pour le goûter

Graines (1 c. à s.)

- Courge
- Sésame
- Soja
- Tournesol

Fruits oléagineux (1 portion)

- 5 à 7 amandes
- 4 à 6 noisettes
- 3 noix
- 8 noix de cajou
- 7 noix de pécan
- 3 noix du Brésil

Séquence 2 : réintroduction d'un aliment M.S. deux fois par semaine

Comment procéder ?

1. Je continue à respecter le principe de rotation, sauf pour les légumes (page 32).
2. Je suis la journée type de phase 4A de mon profil :

Profil 1 (P1) : sans intolérance (page 120)

Profil 2 (P2) : intolérance à l'œuf (page 122)

Profil 3 (P3) : intolérance aux laits (page 124)

Profil 4 (P4) : intolérance au gluten (page 126)

Profil 5 (P5) : intolérance à l'œuf et aux laits (page 128)

Profil 6 (P6) : intolérance à l'œuf et au gluten (page 130)

Profil 7 (P7) : intolérance au gluten et aux laits (page 132)

Profil 8 (P8) : intolérance à l'œuf, aux laits et au gluten (page 134)

3. La réintroduction d'un aliment M.S. s'effectue deux fois par semaine au déjeuner, à deux jours d'intervalle.

À la fin de chaque semaine, je remplis la grille d'évaluation du poids et du périmètre abdominal de la séquence 2 pour voir l'influence de cette réintroduction et vérifier le maintien de mes acquis. En fin de séquence 2, je tire les enseignements de mon évaluation.

Grilles d'évaluation du poids et du périmètre abdominal de la séquence 2 (phase 4A)

Semaine 1	Date	Poids (kg)	Périmètre abdominal (cm)
Début*			
Fin de semaine 1			
Fin de semaine 2			
Fin de semaine 3			
Fin de semaine 4/fin de séquence			
Résultats**			

* : les mesures de début de semaine 1 sont le report des mesures de fin de phase 3.

** : je fais la différence entre mes mesures de début et de fin de séquence.

Résultats	J'entoure mon constat
Mon poids et mon périmètre abdominal n'ont pas augmenté en fin de séquence (voire ils peuvent diminuer).	BON
Mon poids et/ou mon périmètre abdominal ont augmenté en fin de séquence.	À AMÉLIORER

→ Si mon constat est BON, je passe en séquence 3.

→ Si mon constat est À AMÉLIORER :

- j'effectue une période de quatre jours de phase 1 pour retrouver mon poids de début de phase.

- j'essaie de m'interroger sur :

• les écarts alimentaires par rapport à la méthode (excès de graisses animales, de sucre, de sel, de quantité…),

• les règles de satiété (page 35),

• la qualité et la quantité de ma dépense physique,

• les circonstances physiologiques particulières (menstruations, stress...).

S'il n'y a pas d'erreur, je recommence la séquence 2 en diminuant de 25 % ma part d'aliments M.S., tout en restant vigilant à tous ces paramètres. Je peux compenser en augmentant la part de légumes d'accompagnement.

J'ai baissé de 25 % ma quantité d'aliments M.S.

Semaine 1	**Date**	**Poids (kg)**	**Périmètre abdominal (cm)**
Début*			
Fin de semaine 1			
Fin de semaine 2			
Fin de semaine 3			
Fin de semaine 4/ fin de séquence			
Résultats**			

* : les mesures de début de semaine 1 sont le report des mesures de fin de phase 3.

** : je fais la différence entre mes mesures de début et de fin de séquence.

Résultats	**J'entoure mon constat**
Mon poids et mon périmètre abdominal n'ont pas augmenté en fin de séquence (voire ils peuvent diminuer).	BON
Mon poids et/ou mon périmètre abdominal ont augmenté en fin de séquence.	À AMÉLIORER

→ Si mon constat est BON, je peux consommer cette quantité d'aliments deux fois par semaine et je passe en phase 4B.

→ Si mon constat est À AMÉLIORER :

- j'effectue une période de quatre jours de phase 1 pour retrouver mon poids de début de phase.
- j'essaie de m'interroger sur :

• les écarts alimentaires par rapport à la méthode (excès de graisses animales, de sucre, de sel, de quantité...),
• les règles de satiété (page 35),
• la qualité et la quantité de ma dépense physique,
• les circonstances physiologiques particulières (menstruations, stress...).

S'il n'y a pas d'erreur, je recommence une dernière fois la séquence 2 en diminuant de 50 % ma part d'aliment M.S., tout en restant vigilant à tous ces paramètres. Je peux compenser en augmentant la part de légumes d'accompagnement.

J'ai baissé de 50 % ma quantité d'aliments M.S.

Semaine 1	Date	Poids (kg)	Périmètre abdominal (cm)
Début*			
Fin de semaine 1			
Fin de semaine 2			
Fin de semaine 3			
Fin de semaine 4/ fin de séquence			
Résultats**			

* : les mesures de début de semaine 1 sont le report des mesures de fin de phase 3.

** : je fais la différence entre mes mesures de début et de fin de séquence.

Résultats	J'entoure mon constat
Mon poids et mon périmètre abdominal n'ont pas augmenté en fin de séquence (voire ils peuvent diminuer).	BON
Mon poids et/ou mon périmètre abdominal ont augmenté en fin de séquence.	À AMÉLIORER

→ Si mon constat est BON, je peux consommer cette quantité d'aliments deux fois par semaine et je passe en phase 4B.

→ Si mon constat est À AMÉLIORER :

- je ne peux consommer ces aliments qu'une fois par semaine, mon organisme accepte mal ces aliments, il existe un facteur limitant à leur assimilation. Si je le souhaite, je consulte un médecin compétent en la matière ;
- j'effectue une période de quatre jours de phase 1 pour retrouver mon poids de début de phase et je passe en phase 4B.

Séquence 3 : réintroduction d'un aliment M.S. trois fois par semaine

Comment procéder ?

1. Je continue à respecter le principe de rotation, sauf pour les légumes (page 32).
2. Je suis la journée type de phase 4A de mon profil :

Profil 1 (P1) : sans intolérance (page 120)

Profil 2 (P2) : intolérance à l'œuf (page 122)

Profil 3 (P3) : intolérance aux laits (page 124)

Profil 4 (P4) : intolérance au gluten (page 126)

Profil 5 (P5) : intolérance à l'œuf et aux laits (page 128)

Profil 6 (P6) : intolérance à l'œuf et au gluten (page 130)

Profil 7 (P7) : intolérance au gluten et aux laits (page 132)

Profil 8 (P8) : intolérance à l'œuf, aux laits et au gluten (page 134)

3. La réintroduction d'un aliment M.S. s'effectue trois fois par semaine au déjeuner, à deux jours d'intervalle.

À la fin de chaque semaine, je remplis la grille d'évaluation du poids et du périmètre abdominal de la séquence 3 pour voir l'influence de cette réintroduction et vérifier le maintien de mes acquis. En fin de séquence 3, je tire les enseignements de mon évaluation.

En fin de phase 4A, je tire les enseignements de mon évaluation sur l'ensemble de la phase.

Grilles d'évaluation du poids et du périmètre abdominal de la séquence 3 (phase 4A)

Semaine 1	**Date**	**Poids (kg)**	**Périmètre abdominal (cm)**
Début*			
Fin de semaine 1			
Fin de semaine 2			
Fin de semaine 3			
Fin de semaine 4/ fin de séquence			
Résultats**			

* : les mesures de début de semaine 1 sont le report des mesures de fin de phase 3.

** : je fais la différence entre mes mesures de début et de fin de séquence.

Résultats	**J'entoure mon constat**
Mon poids et mon périmètre abdominal n'ont pas augmenté en fin de séquence (voire ils peuvent diminuer).	BON
Mon poids et/ou mon périmètre abdominal ont augmenté en fin de séquence.	À AMÉLIORER

→ Si mon constat est BON, je passe en phase 4B.

→ Si mon constat est À AMÉLIORER :

- j'effectue une période de quatre jours de phase 1 pour retrouver mon poids de début de phase ;
- j'essaie de m'interroger sur :
  • les écarts alimentaires par rapport à la méthode (excès de graisses animales, de sucre, de sel, de quantité…),

- les règles de satiété (page 35),
- la qualité et la quantité de ma dépense physique,
- les circonstances physiologiques particulières (menstruations, stress...).

S'il n'y a pas d'erreur, je recommence la séquence 3 en diminuant de 25 % ma part d'aliments M.S., tout en restant vigilant à tous ces paramètres. Je peux compenser en augmentant la part de légumes d'accompagnement.

J'ai baissé de 25 % ma quantité d'aliments M.S.

Semaine 1	**Date**	**Poids (kg)**	**Périmètre abdominal (cm)**
Début*			
Fin de semaine 1			
Fin de semaine 2			
Fin de semaine 3			
Fin de semaine 4/ fin de séquence			
Résultats**			

* : les mesures de début de semaine 1 sont le report des mesures de fin de phase 3.

** : je fais la différence entre mes mesures de début et de fin de séquence.

Résultats	**J'entoure mon constat.**
Mon poids et mon périmètre abdominal n'ont pas augmenté en fin de séquence (voire ils peuvent diminuer).	BON
Mon poids et/ou mon périmètre abdominal ont augmenté en fin de séquence.	À AMÉLIORER

→ Si mon constat est BON, je peux consommer cette quantité d'aliments trois fois par semaine et je passe en phase 4B.

→ Si mon constat est À AMÉLIORER :

- j'effectue une période de quatre jours de phase 1 pour retrouver mon poids de début de phase ;
- j'essaie de m'interroger sur :
  - les écarts alimentaires par rapport à la méthode (excès de graisses animales, de sucre, de sel, de quantité…),
  - les règles de satiété (page 35),
  - la qualité et la quantité de ma dépense physique,
  - les circonstances physiologiques particulières (menstruations, stress…).

S'il n'y a pas d'erreur, je recommence une dernière fois la séquence 3 en diminuant de 50 % ma part d'aliments M.S., tout en restant vigilant à tous ces paramètres. Je peux compenser en augmentant la part de légumes d'accompagnement.

J'ai baissé de 50 % ma quantité d'aliments M.S.

Semaine 1	Date	Poids (kg)	Périmètre abdominal (cm)
Début*			
Fin de semaine 1			
Fin de semaine 2			
Fin de semaine 3			
Fin de semaine 4/fin de séquence			
Résultats**			

* : les mesures de début de semaine 1 sont le report des mesures de fin de phase 3.

** : je fais la différence entre mes mesures de début et de fin de séquence.

Résultats	J'entoure mon constat
Mon poids et mon périmètre abdominal n'ont pas augmenté en fin de séquence (voire ils peuvent diminuer).	BON
Mon poids et/ou mon périmètre abdominal ont augmenté en fin de séquence.	À AMÉLIORER

→ Si mon constat est BON, je peux consommer cette quantité d'aliments trois fois par semaine et je passe en phase 4B.

→ Si mon constat est À AMÉLIORER :

- je ne peux consommer ces aliments que deux fois par semaine, mon organisme accepte mal ces aliments, il existe un facteur limitant à leur assimilation. Si je le souhaite, je peux poser mes questions sur le site : www.marcducarre.com
- j'effectue une période de quatre jours de phase 1 pour retrouver mon poids de début de phase et je passe en phase 4B.

L'évaluation et ses conséquences pour la phase 4A

▶ **Je maintiens mes résultats de fin de phase 3 si je maintiens mes résultats de périmètre abdominal et de poids de fin de phase 3.**

fin de phase 4A - début de phase 4A = 0

→ J'ai maîtrisé la réintroduction des aliments M.S. Dans mes habitudes alimentaires, j'ai la possibilité de consommer de un à trois déjeuner(s) par semaine avec ces aliments, en respectant la quantité qui me convient.

▶ **Je n'ai pas maintenu mes résultats de fin de phase 3 si je ne maintiens pas mes résultats de périmètre abdominal et de poids de fin de phase 3.**

fin de phase 4A - début de phase 4A > 0

→ Si la réintroduction des aliments M.S. ne me permet pas de conserver mes acquis de fin de phase 3, je n'en consommerai pas.

Il existe probablement un facteur limitant à l'assimilation de ces aliments qu'il faut essayer d'élucider.

Phase 4B

« J'essaie de conserver mes acquis en réintroduisant les viandes autorisées[1] dans cette phase tout en respectant mon profil. »

À savoir

Les signes digestifs doivent être améliorés, voire résolus, mais des intolérances peuvent apparaître au fur et à mesure de l'introduction de nouveaux aliments.

Comment procéder ?

1. Je continue à respecter le principe de rotation, sauf pour les légumes (page 32).
2. Je suis la journée type de phase 4B de mon profil :

Profil 1 (P1) : sans intolérance (page 149)

Profil 2 (P2) : intolérance à l'œuf (page 151)

Profil 3 (P3) : intolérance aux laits (page 153)

Profil 4 (P4) : intolérance au gluten (page 155)

Profil 5 (P5) : intolérance à l'œuf et aux laits (page 157)

Profil 6 (P6) : intolérance à l'œuf et au gluten (page 159)

Profil 7 (P7) : intolérance au gluten et aux laits (page 161)

Profil 8 (P8) : intolérance à l'œuf, aux laits et au gluten (page 163)

3. La réintroduction d'une portion de viande s'effectue une fois par semaine au déjeuner, pendant trois semaines au maximum.

À la fin de chaque semaine, je remplis la grille d'évaluation du poids et du périmètre abdominal pour vérifier le maintien de mes acquis (page 147).
En fonction des résultats, j'essaierai de comprendre si je peux introduire une viande autorisée dans cette phase, une fois par semaine, pas plus.
En fin de phase 4B, je tire les enseignements de mon évaluation (page 165).

---

1. Viandes chargées en acides gras saturés.

Grille d'évaluation du poids et du périmètre abdominal pour chaque semaine de la phase 4B (trois semaines)

(Réintroduction des viandes autorisées dans cette phase)

Semaine 1	**Date**	**Poids (kg)**	**Périmètre abdominal (cm)**
Début*			
Fin			
Résultats**			

* : les mesures de début de semaine 1 sont le report des mesures de fin de phase 3.

** : je fais la différence entre mes mesures de début et de fin de semaine.

Résultats	**J'entoure mon constat**
Mon poids et mon périmètre abdominal n'ont pas augmenté en fin de semaine (voire ils peuvent diminuer).	BON
Mon poids et/ou mon périmètre abdominal ont augmenté en fin de semaine.	À AMÉLIORER

→ Si mon constat est BON, je continue la phase 4B.

→ Si mon constat est À AMÉLIORER :
- j'effectue une période de quatre jours de phase 1 ;
- j'essaie de m'interroger sur :
  - les écarts alimentaires par rapport à la méthode (excès de graisses animales, de sucre, de sel, de quantité…),
  - les règles de satiété (page 35),
  - la qualité et la quantité de ma dépense physique
  - les circonstances physiologiques particulières (menstruations, stress…).

Si j'identifie des erreurs, j'essaie de recommencer la séquence en les corrigeant.

S'il n'y a pas d'erreur, je continue la phase 4B tout en restant vigilant à tous ces paramètres.

Semaine 2	Date	Poids (kg)	Périmètre abdominal (cm)
Début			
Fin			
Résultats**			

** : je fais la différence entre mes mesures de début et de fin de semaine.

Semaine 3	Date	Poids (kg)	Périmètre abdominal (cm)
Début			
Fin			
Résultats**			

** : je fais la différence entre mes mesures de début et de fin de semaine.

Les journées types pour la phase 4B par profil

Profil 1 : sans intolérance

Conseils

- Œufs entiers ou recettes à base d'œufs : 2 maximum par semaine (évitez le soir).
- Poisson gras : 1 à 3 sardines selon la grosseur ; 1 à 3 tranches de saumon*** ou de truite fumée*** ; ½ à 1 filet de hareng*** (fumé ou non) ; trois fois par semaine au minimum (idéalement une fois par jour le matin ou le midi).
- Curcuma : 1 c. à c. + 1 petite pincée de poivre noir, une fois par jour.
- Algues : 1/4 de c. à c. rase de kombu breton, une fois par jour.
- Activité physique : dans l'idéal, une séance le matin avant la prise du jus de citron.

Les recettes indiquées ci-après sont des propositions. Vous pouvez en choisir d'autres dans le répertoire ou vous préparer vos propres recettes à partir des listes d'aliments autorisés pour la phase 1 (page 63), la phase 3 (page 113) et à partir de la liste des viandes autorisées en phase 4B (page 164).

Au lever

- Le jus d'1 citron mélangé au jus d'1/2 orange pressée (se laver les dents ou se rincer la bouche après)

Petit déjeuner

> Au choix :

- 4 c. à c. de purée de fruits sans sucre ajouté (page 65)
- 50 g de fromage mou (page 113)
- poisson gras
- 3 tranches de jambon ou 1 escalope (dinde ou poulet)
- 1 smoothie au « lait » végétal aromatisé (page 215)
- 1 smoothie au lait de vache à 0 % aromatisé (page 222)
- 1 œuf

> Au choix :

- 2 tranches de pain complet bio (page 113)
- 6 à 8 tartines craquantes biologiques (page 113)
- 1 petit bol de flocons de céréales (30 g) avec un yaourt nature à 0 % et 10 g de fruits rouges (page 65)

À 10 h, 1 thé vert (nature ou avec une rondelle de citron) sans sucre
Entre 10 h et 11 h, une collation si vous le souhaitez (page 222)

Le jour où vous introduisez une viande autorisée en phase 4B, suivez les principes du déjeuner suivant.

Déjeuner

- salade de tomates et concombre à l'aneth (page 176), ou autre entrée
- rôti de veau farci au romarin et au thym (page 255), ou autre recette cuisinée avec des viandes autorisées en phase 4B (page 253)
- 1 portion de fruit en fin de repas (page 64)

Les autres déjeuners de la semaine, vous suivez la journée type de la phase 3 (page 97).

Goûter

- 1 thé vert (nature ou avec une rondelle de citron) sans sucre ou le jus d'1 citron si vous le souhaitez (page 171)

> Au choix :

- 1 petit bol de flocons de céréales (10 g) avec un yaourt nature à 0 % et 10 g de fruits rouges (page 65)
- 1 portion de fruit (page 64)
- 1 portion de compote de pomme à la cannelle (page 212) ou autre dessert fruité
- 1 portion une à deux fois par semaine au maximum de graines et fruits oléagineux (page 136)

Dîner

- Velouté d'asperges et courgettes au basilic (page 207) ou autre soupe

> Au choix (suivant votre faim) :

- bouquets de brocolis aux baies de genièvre (page 202) ou autres légumes cuits
- coquilles de poisson blanc (page 193), ou un plat de poisson blanc et légumes cuits
- plateau de fruits de mer (page 63) et bouquets de brocolis aux baies de genièvre (page 202), ou autres légumes cuits
- 1 portion de fruit en fin de repas (page 64)

Profil 2 : intolérance à l'œuf

Conseils

- Poisson gras : 1 à 3 sardines selon la grosseur ; 1 à 3 tranches de saumon*** ou de truite fumée*** ; ½ à 1 filet de hareng*** (fumé ou non) ; trois fois par semaine au minimum (idéalement une fois par jour le matin ou le midi).
- Curcuma : 1 c. à c. + 1 petite pincée de poivre noir, une fois par jour.
- Algues : 1/4 de c. à c. rase de kombu breton, une fois par jour.
- Activité physique : dans l'idéal, une séance le matin avant la prise du jus de citron.

Les recettes indiquées ci-après sont des propositions. Vous pouvez en choisir d'autres dans le répertoire ou vous préparer vos propres recettes à partir des listes d'aliments autorisés pour la phase 1 (page 63), la phase 3 (page 113) et à partir de la liste des viandes autorisées en phase 4B (page 164).

Au lever

- Le jus d'1 citron mélangé au jus d'1/2 orange pressée (se laver les dents ou se rincer la bouche après)

Petit déjeuner

> Au choix :

- 4 c. à c. de purée de fruits sans sucre ajouté (page 65)
- 50 g de fromage mou (page 113)
- poisson gras
- 3 tranches de jambon ou 1 escalope (dinde ou poulet)
- 1 smoothie au « lait » végétal aromatisé (page 215)
- 1 smoothie au lait de vache à 0 % aromatisé (page 222)

> Au choix :

- 2 tranches de pain complet bio (page 113)
- 6 à 8 tartines craquantes biologiques (page 113)
- 1 petit bol de flocons de céréales (30 g) avec un yaourt nature à 0 % et 10 g de fruits rouges (page 65)

À 10 h, 1 thé vert (nature ou avec une rondelle de citron) sans sucre
Entre 10 h et 11 h, une collation si vous le souhaitez (page 222)

Le jour où vous introduisez une viande autorisée en phase 4B, suivez les principes du déjeuner suivant.

Déjeuner

- salade de carottes râpées à la ciboulette (page 174) ou autre entrée
- lasagnes de courgettes (page 256), ou autre recette cuisinée avec des viandes autorisées en phase 4B (page 253)
- 1 portion de fruit en fin de repas (page 64)

Les autres déjeuners de la semaine, vous suivez la journée type de la phase 3 (page 99).

Goûter

- 1 thé vert (nature ou avec une rondelle de citron) sans sucre ou le jus d'1 citron si vous le souhaitez (page 171).

> Au choix :

- 1 petit bol de flocons de céréales (10 g) avec un yaourt nature à 0 % et 10 g de fruits rouges (page 65)
- 1 portion de fruit (page 64)
- 1 portion de compote de pomme à la cannelle (page 212) ou autre dessert fruité
- 1 portion une à deux fois par semaine au maximum de graines et fruits oléagineux (page 136)

Dîner

- Velouté de champignons (page 208) ou autre soupe

> Au choix (suivant votre faim) :

- curry de bettes (page 203) ou autres légumes cuits
- filets d'églefin aux épices et chou-fleur vapeur (page 191), ou un plat de poisson blanc et légumes cuits
- plateau de fruits de mer (page 63) et curry de bettes (page 203), ou autres légumes cuits
- 1 portion de fruit en fin de repas (page 64)

Profil 3 : intolérance aux laits

Conseils

- Œufs entiers ou recettes à base d'œufs : 2 maximum par semaine (évitez le soir).
- Poisson gras : 1 à 3 sardines selon la grosseur ; 1 à 3 tranches de saumon*** ou de truite fumée*** ; ½ à 1 filet de hareng*** (fumé ou non) ; trois fois par semaine au minimum (idéalement une fois par jour le matin ou le midi).
- Curcuma : 1 c. à c. + 1 petite pincée de poivre noir, une fois par jour.
- Algues : 1/4 de c. à c. rase de kombu breton, une fois par jour.
- Activité physique : dans l'idéal, une séance le matin avant la prise du jus de citron.

Les recettes indiquées ci-après sont des propositions. Vous pouvez en choisir d'autres dans le répertoire ou vous préparer vos propres recettes à partir des listes d'aliments autorisés pour la phase 1 (page 63), la phase 3 (page 113) et à partir de la liste des viandes autorisées en phase 4B (page 164).

Au lever

- Le jus d'1 citron mélangé au jus d'1/2 orange pressée (se laver les dents ou se rincer la bouche après)

Petit déjeuner

> Au choix :

- 4 c. à c. de purée de fruits sans sucre ajouté (page 65)
- poisson gras
- 3 tranches de jambon ou 1 escalope (dinde ou poulet)
- 1 smoothie au « lait » végétal aromatisé (page 215)
- 1 œuf

> Au choix :

- 2 tranches de pain complet bio (page 113)
- 6 à 8 tartines craquantes biologiques (page 113)
- 1 petit bol de flocons de céréales (30 g) avec un « yaourt » de soja à et 10 g de fruits rouges (page 65)

À 10 h, 1 thé vert (nature ou avec une rondelle de citron) sans sucre
Entre 10 h et 11 h, une collation si vous le souhaitez (page 222)

Le jour où vous introduisez une viande autorisée en phase 4B, suivez les principes du déjeuner suivant.

Déjeuner

- salade de mâche et fenouil au persil et curcuma (page 176) ou autre entrée
- brochettes d'agneau à la citronnelle (page 258), ou autre recette cuisinée avec des viandes autorisées en phase 4B (page 253)
- 1 portion de fruit en fin de repas (page 64)

Les autres déjeuners de la semaine, vous suivez la journée type de la phase 3 (page 101).

Goûter

- 1 thé vert (nature ou avec une rondelle de citron) sans sucre ou le jus d'1 citron si vous le souhaitez (page 171)

> Au choix :

- 1 petit bol de flocons de céréales (10 g) avec un « yaourt » de soja et 10 g de fruits rouges (page 65)
- 1 portion de fruit (page 64)
- 1 portion de salade d'agrumes à la fleur d'oranger (page 213) ou autre dessert fruité
- 1 portion une à deux fois par semaine au maximum de graines et fruits oléagineux (page 136)

Dîner

- Velouté de cresson au gingembre (page 207) ou autre soupe

> Au choix (suivant votre faim) :

- poêlée d'aubergines-tomates à la menthe et à la cannelle (page 204) ou autres légumes cuits
- colin aux courgettes et champignons à la coriandre (page 192), ou un plat de poisson blanc et légumes cuits
- plateau de fruits de mer (page 63) et poêlée d'aubergines-tomates à la menthe et à la cannelle (page 204), ou autres légumes cuits
- 1 portion de fruit en fin de repas (page 64)

Profil 4 : intolérance au gluten

Conseils

- Œufs entiers ou recettes à base d'œufs : 2 maximum par semaine (évitez le soir).
- Poisson gras : 1 à 3 sardines selon la grosseur ; 1 à 3 tranches de saumon*** ou de truite fumée*** ; ½ à 1 filet de hareng*** (fumé ou non) ; trois fois par semaine au minimum (idéalement une fois par jour le matin ou le midi).
- Curcuma : 1 c. à c. + 1 petite pincée de poivre noir, une fois par jour.
- Algues : 1/4 de c. à c. rase de kombu breton, une fois par jour.
- Activité physique : dans l'idéal, une séance le matin avant la prise du jus de citron.

Les recettes indiquées ci-après sont des propositions. Vous pouvez en choisir d'autres dans le répertoire ou vous préparer vos propres recettes à partir des listes d'aliments autorisés pour la phase 1 (page 63), la phase 3 (page 113) et à partir de la liste des viandes autorisées en phase 4B (page 164).

Au lever

- Le jus d'1 citron mélangé au jus d'1/2 orange pressée (se laver les dents ou se rincer la bouche après)

Petit déjeuner

> Au choix :

- 4 c. à c. de purée de fruits sans sucre ajouté (page 65)
- 50 g de fromage mou (page 113)
- poisson gras
- 3 tranches de jambon ou 1 escalope (dinde ou poulet)
- 1 smoothie au « lait » végétal aromatisé (page 215)
- 1 smoothie au lait de vache à 0 % aromatisé (page 222)
- 1 œuf

> Au choix :

- 2 tranches de pain sans gluten (page 172)
- 6 à 8 tartines craquantes biologiques sans gluten (page 65)
- 1 petit bol de flocons de céréales sans gluten (30 g) avec un yaourt nature à 0 % et 10 g de fruits rouges (page 65)

À 10 h, 1 thé vert (nature ou avec une rondelle de citron) sans sucre
Entre 10 h et 11 h, une collation si vous le souhaitez (page 222)

Le jour où vous introduisez une viande autorisée en phase 4B, suivez les principes du déjeuner suivant.

Déjeuner

- salade de carottes râpées à la ciboulette (page 174) ou autre entrée
- rôti de veau farci au romarin et au thym (page 255), ou autre recette cuisinée avec des viandes autorisées en phase 4B (page 253)
- 1 portion de fruit en fin de repas (page 64)

Les autres déjeuners de la semaine, vous suivez la journée type de la phase 3 (page 103).

Goûter

- 1 thé vert (nature ou avec une rondelle de citron) sans sucre ou le jus d'1 citron si vous le souhaitez (page 171)

> Au choix :

- 1 petit bol de flocons de céréales sans gluten (10 g) avec un yaourt nature à 0 % et 10 g de fruits rouges (page 65)
- 1 portion de fruit (page 64)
- 1 portion de compote de pomme à la cannelle (page 212) ou autre dessert fruité
- 1 portion une à deux fois par semaine au maximum de graines et fruits oléagineux (page 136)

Dîner

- Velouté de cresson au gingembre (page 207), ou autre soupe

> Au choix (suivant votre faim) :

- chou vert braisé (page 205) ou autres légumes cuits
- coquilles de poissons blancs (page 193), ou un plat de poisson blanc et légumes cuits
- plateau de fruits de mer (page 63) et chou vert braisé (page 205), ou autres légumes cuits
- 1 portion de fruit en fin de repas (page 64)

Profil 5 : intolérance à l'œuf et aux laits

Conseils

- Poisson gras : 1 à 3 sardines selon la grosseur ; 1 à 3 tranches de saumon*** ou de truite fumée*** ; ½ à 1 filet de hareng*** (fumé ou non) ; trois fois par semaine au minimum (idéalement une fois par jour le matin ou le midi).
- Curcuma : 1 c. à c. + 1 petite pincée de poivre noir, une fois par jour.
- Algues : 1/4 de c. à c. rase de kombu breton, une fois par jour.
- Activité physique : dans l'idéal, une séance le matin avant la prise du jus de citron.

Les recettes indiquées ci-après sont des propositions. Vous pouvez en choisir d'autres dans le répertoire ou vous préparer vos propres recettes à partir des listes d'aliments autorisés pour la phase 1 (page 63), la phase 3 (page 113) et à partir de la liste des viandes autorisées en phase 4B (page 164).

Au lever

- Le jus d'1 citron mélangé au jus d'1/2 orange pressée (se laver les dents ou se rincer la bouche après).

Petit déjeuner

> Au choix :

- 4 c. à c. de purée de fruits sans sucre ajouté (page 65)
- poisson gras
- 3 tranches de jambon ou 1 escalope (dinde ou poulet)
- 1 smoothie au « lait » végétal aromatisé (page 215)

> Au choix :

- 2 tranches de pain complet bio (page 113)
- 6 à 8 tartines craquantes biologiques (page 113)
- 1 petit bol de flocons de céréales (30 g) avec un « yaourt » de soja et 10 g de fruits rouges (page 65)

À 10 h, 1 thé vert (nature ou avec une rondelle de citron) sans sucre
Entre 10 h et 11 h, une collation si vous le souhaitez (page 222)

Le jour où vous introduisez une viande autorisée en phase 4B, suivez les principes du déjeuner suivant.

Déjeuner

- salade de tomates et concombre à l'aneth (page 176) ou autre entrée,
- brochettes d'agneau à la citronnelle (page 258), ou autre recette cuisinée avec des viandes autorisées en phase 4B (page 254)
- 1 portion de fruit en fin de repas (page 64)

Les autres déjeuners de la semaine, vous suivez la journée type de la phase 3 (page 105).

Goûter

- 1 thé vert (nature ou avec une rondelle de citron) sans sucre ou le jus d'1 citron si vous le souhaitez (page 171).

> Au choix :

- 1 petit bol de flocons de céréales (10 g) avec un « yaourt » de soja et 10 g de fruits rouges (page 65)
- 1 portion de fruit (page 64)
- 1 portion de salade d'agrumes à la fleur d'oranger (page 213) ou autre dessert fruité
- 1 portion une à deux fois par semaine au maximum de graines et fruits oléagineux (page 136)

Dîner

- Velouté de cresson au gingembre (page 207) ou autre soupe

> Au choix (suivant votre faim) :

- ratatouille aux herbes de Provence (page 199) ou autres légumes cuits
- coquilles de poisson blanc (page 193), ou un plat de poisson blanc et légumes cuits
- plateau de fruits de mer (page 63) et ratatouille aux herbes de Provence (page 199), ou autres légumes cuits
- 1 portion de fruit en fin de repas (page 64)

Profil 6 : intolérance à l'œuf et au gluten

Conseils

- Poisson gras : 1 à 3 sardines selon la grosseur ; 1 à 3 tranches de saumon*** ou de truite fumée*** ; ½ à 1 filet de hareng*** (fumé ou non) ; trois fois par semaine au minimum (idéalement une fois par jour le matin ou le midi).
- Curcuma : 1 c. à c. + 1 petite pincée de poivre noir, une fois par jour.
- Algues : 1/4 de c. à c. rase de kombu breton, une fois par jour.
- Activité physique : dans l'idéal, une séance le matin avant la prise du jus de citron.

Les recettes indiquées ci-après sont des propositions. Vous pouvez en choisir d'autres dans le répertoire ou vous préparer vos propres recettes à partir des listes d'aliments autorisés pour la phase 1 (page 63), la phase 3 (page 113) et à partir de la liste des viandes autorisées en phase 4B (page 164).

Au lever

- Le jus d'1 citron mélangé au jus d'1/2 orange pressée (se laver les dents ou se rincer la bouche après)

Petit déjeuner

> Au choix :

- 4 c. à c. de purée de fruits sans sucre ajouté (page 65)
- 50 g de fromage mou (page 113)
- poisson gras
- 3 tranches de jambon ou 1 escalope (dinde ou poulet)
- 1 smoothie au « lait » végétal aromatisé (page 215)
- 1 smoothie au lait de vache à 0 % aromatisé (page 222)

> Au choix :

- 2 tranches de pain sans gluten (page 172)
- 6 à 8 tartines craquantes biologiques sans gluten (page 65)
- 1 petit bol de flocons de céréales sans gluten (30 g) avec un yaourt nature à 0 % et 10 g de fruits rouges (page 65)

À 10 h, 1 thé vert (nature ou avec une rondelle de citron) sans sucre
Entre 10 h et 11 h, une collation si vous le souhaitez (page 222)

Le jour où vous introduisez une viande autorisée en phase 4B, suivez les principes du déjeuner suivant.

Déjeuner

- salade de carottes râpées à la ciboulette (page 174) ou autre entrée
- lasagnes de courgettes (page 257), ou autre recette cuisinée avec des viandes autorisées en phase 4B (page 254)
- 1 portion de fruit en fin de repas (page 64)

Les autres déjeuners de la semaine, vous suivez la journée type de la phase 3 (page 107).

Goûter

- 1 thé vert (nature ou avec une rondelle de citron) sans sucre ou le jus d'1 citron si vous le souhaitez (page 171).

> Au choix :

- 1 petit bol de flocons de céréales sans gluten (10 g) avec un yaourt nature à 0 % et 10 g de fruits rouges (page 65)
- 1 portion de fruit (page 64)
- 1 portion de compote de pomme à la cannelle (page 212) ou autre dessert fruité
- 1 portion une à deux fois par semaine au maximum de graines et fruits oléagineux (page 136)

Dîner

- Velouté de champignons (page 208) ou autre soupe

> Au choix (suivant votre faim) :

- chou-fleur aux épices (page 203) ou autres légumes cuits
- dos de cabillaud vapeur aux poivrons rouges, verts et jaunes poêlés (page 187), ou un plat de poisson blanc et légumes cuits
- plateau de fruits de mer (page 63) et chou-fleur aux épices (page 203), ou autres légumes cuits
- 1 portion de fruit en fin de repas (page 64)

Profil 7 : intolérance au gluten et aux laits

Conseils

- Œufs entiers ou recettes à base d'œufs : 2 maximum par semaine (évitez le soir).
- Poisson gras : 1 à 3 sardines selon la grosseur ; 1 à 3 tranches de saumon*** ou de truite fumée*** ; ½ à 1 filet de hareng*** (fumé ou non) ; trois fois par semaine au minimum (idéalement une fois par jour le matin ou le midi).
- Curcuma : 1 c. à c. + 1 petite pincée de poivre noir, une fois par jour.
- Algues : 1/4 de c. à c. rase de kombu breton, une fois par jour.

Activité physique : dans l'idéal, une séance le matin avant la prise du jus de citron.

Les recettes indiquées ci-après sont des propositions. Vous pouvez en choisir d'autres dans le répertoire ou vous préparer vos propres recettes à partir des listes d'aliments autorisés pour la phase 1 (page 63), la phase 3 (page 113) et à partir de la liste des viandes autorisées en phase 4B (page 164).

Au lever

- Le jus d'1 citron mélangé au jus d'1/2 orange pressée (se laver les dents ou se rincer la bouche après)

Petit déjeuner

> Au choix :

- 4 c. à c. de purée de fruits sans sucre ajouté (page 65)
- poisson gras
- 3 tranches de jambon ou 1 escalope (dinde ou poulet)
- 1 smoothie au « lait » végétal aromatisé (page 215)
- 1 œuf

> Au choix :

- 2 tranches de pain sans gluten (page 172)
- 6 à 8 tartines craquantes biologiques sans gluten (page 65)
- 1 petit bol de flocons de céréales sans gluten (30 g) avec un « yaourt » de soja et 10 g de fruits rouges (page 65)

À 10 h, 1 thé vert (nature ou avec une rondelle de citron) sans sucre
Entre 10 h et 11 h, une collation si vous le souhaitez (page 222)

Le jour où vous introduisez une viande autorisée en phase 4B, suivez les principes du déjeuner suivant.

Déjeuner

- salade de tomates et concombre à l'aneth (page 176), ou autre entrée
- rôti de veau farci au romarin et au thym (page 255), ou autre recette cuisinée avec des viandes autorisées en phase 4B (page 254)
- 1 portion de fruit en fin de repas (page 64)

Les autres déjeuners de la semaine, vous suivez la journée type de la phase 3 (page 109).

Goûter

- 1 thé vert (nature ou avec une rondelle de citron) sans sucre ou le jus d'1 citron si vous le souhaitez (page 171)

> Au choix :

- 1 petit bol de flocons de céréales sans gluten (10 g) avec un « yaourt » de soja et 10 g de fruits rouges (page 65)
- 1 portion de fruit (page 64)
- 1 portion de salade d'agrumes à la fleur d'oranger (page 213) ou autre dessert fruité
- 1 portion une à deux fois par semaine au maximum de graines et fruits oléagineux (page 136)

Dîner

- Velouté de champignons (page 208), ou autre soupe

> Au choix : (suivant votre faim) :

- poêlée d'aubergines et tomates à la menthe et à la cannelle (page 204), ou autres légumes cuits
- colin aux courgettes et champignons à la coriandre (page 192), ou un plat de poisson blanc et légumes cuits
- plateau de fruits de mer (page 63) et poêlée d'aubergines et tomates à la menthe et à la cannelle (page 204), ou autres légumes cuits
- 1 portion de fruit en fin de repas (page 64)

Profil 8 : intolérance à l'œuf, aux laits et au gluten

Conseils

- Poisson gras : 1 à 3 sardines selon la grosseur ; 1 à 3 tranches de saumon*** ou de truite fumée*** ; ½ à 1 filet de hareng*** (fumé ou non) ; trois fois par semaine au minimum (idéalement une fois par jour le matin ou le midi).
- Curcuma : 1 c. à c. + 1 petite pincée de poivre noir, une fois par jour.
- Algues : 1/4 de c. à c. rase de kombu breton, une fois par jour.
- Activité physique : dans l'idéal, une séance le matin avant la prise du jus de citron.

Les recettes indiquées ci-après sont des propositions. Vous pouvez en choisir d'autres dans le répertoire ou vous préparer vos propres recettes à partir des listes d'aliments autorisés pour la phase 1 (page 63) et de la liste des viandes autorisées en phase 4B (page 164).

Au lever

- Le jus d'1 citron mélangé au jus d'1/2 orange pressée (se laver les dents ou se rincer la bouche après)

Petit déjeuner

> Au choix :

- 4 c. à c. de purée de fruits sans sucre ajouté (page 65)
- poisson gras
- 3 tranches de jambon ou 1 escalope (dinde ou poulet)
- 1 smoothie au « lait » végétal aromatisé (page 215)

> Au choix :

- 2 tranches de pain sans gluten (page 172)
- 6 à 8 tartines craquantes biologiques sans gluten (page 65)
- 1 petit bol de flocons de céréales sans gluten (30 g) avec un « yaourt » de soja et 10 g de fruits rouges (page 65)

À 10 h, 1 thé vert (nature ou avec une rondelle de citron) sans sucre
Entre 10 h et 11 h, une collation si vous le souhaitez (page 222)

Le jour où vous introduisez une viande autorisée en phase 4B, suivez les principes du déjeuner suivant.

Déjeuner

- salade de carottes râpées à la ciboulette (page 174) ou autre entrée
- lasagnes de courgettes (page 257), ou autre recette cuisinée avec des viandes autorisées en phase 4B (page 254)
- 1 portion de fruit en fin de repas (page 64)

Les autres déjeuners de la semaine, vous suivez la journée type de la phase 3 (page 111).

Goûter

- 1 thé vert (nature ou avec une rondelle de citron) sans sucre ou le jus d'1 citron si vous le souhaitez (page 171).

> Au choix :

- 1 petit bol de flocons de céréales sans gluten (10 g) avec un « yaourt » de soja et 10 g de fruits rouges (page 65)
- 1 portion de fruit (page 64)
- 1 portion de salade d'agrumes à la fleur d'oranger (page 213) ou autre dessert fruité
- 1 portion une à deux fois par semaine au maximum de graines et fruits oléagineux (page 136)

Dîner

- Velouté de courgettes et artichauts (page 209) ou autre soupe

> Au choix (suivant votre faim) :

- curry de bettes (page 203) ou autres légumes cuits
- dos de cabillaud vapeur aux poivrons rouges, verts et jaunes poêlés (page 187), ou un plat de poisson blanc et légumes cuits
- plateau de fruits de mer (page 63) et curry de bettes (page 203), ou autres légumes cuits
- 1 portion de fruit en fin de repas (page 64)

Liste des viandes autorisées en phase 4B

- Agneau
- Bœuf
- Jambon blanc de Paris
- Veau

Vous êtes en fin de phase 4B : vous avez établi votre constat en vous servant de la grille d'évaluation.

L’évaluation et ses conséquences pour la phase 4B

- **Je maintiens mes résultats de fin de phase 3 si je maintiens mes résultats de périmètre abdominal et de poids de fin de phase 3.**

Début de phase 4B - fin de phase 4B = 0

→ J’ai maîtrisé la réintroduction des viandes autorisées dans cette phase.

- **Je n’ai pas maintenu mes résultats de fin de phase 3 si je ne maintiens pas mes résultats de périmètre abdominal et de poids de fin de phase 3.**

Fin de phase 4B - début de phase 4B > 0

→ Si la réintroduction des viandes autorisées dans cette phase ne me permet pas de conserver mes acquis de fin de phase 3, je dois les supprimer.

Introduction exceptionnelle des aliments très sucrés (à indice glycémique élevé) et repas de fête

Comment procéder ?

Si je n'ai pas rencontré de problèmes lors de la réintroduction des aliments M.S. en phase 4A, je peux consommer exceptionnellement :

- un aliment très sucré (page 167) OU
- une recette avec l'un de ces aliments très sucrés OU
- un repas de fête.

Je consulte le répertoire de mon profil :

Profil 1 (P1) : sans intolérance (page 259)

Profil 2 (P2) : intolérance à l'œuf (page 259)

Profil 3 (P3) : intolérance aux laits (page 260)

Profil 4 (P4) : intolérance au gluten (page 260)

Profil 5 (P5) : intolérance à l'œuf et aux laits (page 261)

Profil 6 (P6) : intolérance à l'œuf et au gluten (page 261)

Profil 7 (P7) : intolérance au gluten et aux laits (page 262)

Profil 8 (P8) : intolérance à l'œuf, aux laits et au gluten (page 262)

Le jour où je souhaite consommer un aliment très sucré ou un repas de fête, je dois l'encadrer de la façon suivante :

- deux jours avant, je suis la journée type de phase 1 ou 3,
- deux jours après, je suis la journée type de phase 1 ou 3.

Je contrôle en fin de semaine mon poids et mon périmètre abdominal pour vérifier le maintien de mes acquis.

Liste des aliments très sucrés (à indice glycémique élevé)

Légumes/légumineuses/féculents

- Betterave rouge
- Carotte (cuite, en conserve ou en jus)
- Céleri-rave
- Courge
- Fève cuite
- Maïs
- Navet cuit
- Panais
- Pomme de terre
- Potiron/potimarron
- Tomate séchée

Fruits frais et en conserve

1 portion selon la taille des fruits (150 g environ)

Par exemple...

Pour les gros fruits : ananas (2 tranches), melon moyen (1/4), mangue moyenne (1/2)...

Pour les fruits moyens : banane (1 unité), abricots au sirop (2 unités)...

Pour les petits fruits : cerises (1 petite coupe ou 1 bol chinois)...

- Abricot au sirop
- Ananas (frais ou au sirop)
- Banane mûre
- Cerise
- Figue
- Fruit de la passion
- Kiwi
- Litchi
- Mangue
- Melon
- Nèfle
- Papaye
- Pastèque
- Pêche au sirop
- Pruneaux (3 à 4)
- Raisin

Jus de fruits sans sucre

Sorbets sans sucre « faits maison »

« Laits » végétaux (de riz, de coco, de noisette...)

Choisissez toujours ces produits avec une faible teneur en sucre.

Conseils pour maintenir vos bons résultats

L'exclusion du (ou des) aliment(s) identifié(s) comme responsable(s) d'une résistance à l'amaigrissement doit être maintenue entre neuf semaines et deux ans, selon l'intensité de l'intolérance alimentaire. Conservez comme base la journée type de votre phase 3, tout en appliquant la meilleure combinaison hebdomadaire relative aux aliments M.S. (phase 4A).

Le pain complet ou sans gluten n'est autorisé que le matin, à raison de deux tranches.

Si vous n'êtes pas intolérant aux laits, préférez une portion de fromage mou en quantité raisonnable à un yaourt ou à du lait.

Cinq fruits et légumes par jour sont recommandés.

Les desserts sont à base de fruits, et les pâtisseries ne sont réservées qu'aux repas de grandes fêtes.

Un verre quotidien de vin rouge de bonne qualité (bio) est généralement autorisé (à condition de ne pas avoir de contre-indication médicale).

À terme (soit entre neuf semaines et deux ans), il est nécessaire de contrôler les effets de la rééducation alimentaire et en particulier de la restauration de la barrière intestinale.

Le traitement d'une hyperperméabilité intestinale nécessite une prise en charge individualisée. La démarche nutritionnelle d'éviction temporaire telle que je vous l'ai proposée représente un grand pas vers l'amélioration de votre poids ou de votre périmètre abdominal et la guérison. Pour pérenniser vos acquis, une connaissance plus approfondie de vos mécanismes de fonctionnement physiologique s'impose, une complémentation alimentaire est souvent nécessaire et un traitement médicamenteux est parfois préconisé. Chacun d'entre nous est particulier et interagit avec son environnement alimentaire de manière spécifique. Pour toute question complémentaire, vous pouvez consulter le site www.marcducarre.com

Les recettes

Les recettes de la phase 1

Le répertoire des recettes de base

Recettes sans œuf, sans laits, sans gluten, avec des aliments peu sucrés

Les recettes

Les boissons santé

1 part au choix :

- 1 jus de citron pressé sans sucre
- 1 jus de citron pressé sans sucre + gingembre râpé
- 1 jus de citron pressé sans sucre + cannelle
- 1 thé vert (nature ou avec une rondelle de citron) sans sucre

4 parts :

1 boisson citron/orange composée de :

- 2 citrons
- ½ verre de jus d'orange
- 1,5 l d'eau

Les apéritifs

Jus de concombre et tomate

1 part
Préparation : 5 min

Ingrédients :

- 100 g de concombre
- 130 g de tomates
- 2 c. à s. de ciboulette
- 1 pincée de sel de potassium
- 1 pincée de poivre

Pelez le concombre, lavez les tomates.

Coupez les légumes en petits morceaux.

Dans un blender, mixez les tomates, le concombre, la ciboulette, le sel, le poivre.

Ajoutez un peu d'eau, puis filtrez si nécessaire.

Servez frais.

Jus de tomate et fenouil

1 part
Préparation : 5 min

Ingrédients :

- 100 g de tomates
- 110 g de fenouil
- ½ c. à c. d'aneth
- 1 pincée de sel de potassium
- 1 pincée de poivre

Lavez les légumes, coupez-les en petits morceaux.

Dans un blender, mixez les légumes, ajoutez l'aneth, le sel, le poivre.

Ajoutez un peu d'eau, puis filtrez si nécessaire.

Servez frais.

Jus de concombre, de radis noir et d'épinard

1 part
Préparation : 5 min

Ingrédients :

- 130 g de concombre
- 70 g de radis noir
- 20 g de pousses d'épinard
- 1 pincée de sel de potassium
- 1 pincée de poivre

Épluchez le concombre et le radis, puis lavez les épinards.

Coupez-les en petits morceaux.

Mixez le tout dans un blender, puis ajoutez le sel et le poivre.

Ajoutez un peu d'eau, et filtrez si nécessaire.

Servez frais.

Les pains sans gluten

Préparation : 15 min
Au four
- pour faire lever la pâte : 30 min (à 40 °C)
- pour la cuisson : 35 min (à 220 °C)

Ingrédients pour un pain de 800 à 900 g environ :

Pain n° 1

- 175 g de farine de quinoa
- 175 g de farine de riz complet
- 150 g de farine de lentilles
- 350 ml d'eau tiède
- 5 c. à s. d'huile d'olive et de colza
- 1 c. à c. de sel de potassium
- 1 sachet de levure instantanée de boulangerie **sans gluten** (8 g)

Pain n° 2

- 250 g de farine de sarrasin
- 125 g de farine de pois chiche
- 125 g de farine de millet
- 400 ml d'eau tiède
- 5 c. à s. d'huile d'olive et de colza
- 1 c. à c. de sel de potassium
- 1 sachet de levure instantanée de boulangerie **sans gluten** (8 g)

Pain n° 3

- 200 g de farine de lupin
- 200 g de farine de maïs
- 100 g de farine de châtaigne
- 400 ml d'eau tiède
- 5 c. à s. d'huile d'olive et de colza
- 1 c. à c. de sel de potassium
- 1 sachet de levure instantanée de boulangerie **sans gluten** (8 g)

La façon de procéder est la même pour les trois pains.

Diluez la levure dans l'eau tiède.

Dans un robot, mélangez les farines, l'huile et le sel, et versez progressivement la levure diluée jusqu'à l'obtention d'une pâte souple mais non liquide (vous pouvez également le faire à la main, dans un saladier). Ajoutez un peu d'eau tiède si nécessaire.

Tapissez un moule à cake avec du papier cuisson, versez-y la pâte, enfournez pendant 30 min à 40°C pour faire lever la pâte.

Une fois la pâte levée, faites cuire le pain pendant 35 min à 220 °C (protégez le dessus du pain dès que la croûte est dorée).

Attendez que le pain soit froid pour le couper.

Les collations

Pour tous les profils

- 100 g de légumes crus : endive, carotte, fenouil, concombre, radis noir, céleri en branches, courgette, chou-rave, poivron en bâtonnets, radis rose, tomate cerise, artichaut poivrade, bouquet de chou-fleur, champignon en lamelles

ou

- 100 g de légumes cuits : brocoli blanchi (5 à 7 min à l'eau bouillante, ou 6 à 8 min au micro-ondes), haricot vert

ou

- 10 g de flocons de céréales sans gluten et sans sucre : châtaigne, maïs, millet, quinoa, riz complet, sarrasin, soja, pois chiche, teff

ou

- 1 smoothie au « lait » végétal aromatisé (page 215)

Les entrées

Duo de laitue et d'endives au cerfeuil

4 parts
Préparation : 10 min

Ingrédients :

- 100 g de laitue
- 300 g d'endives

Sauce :

- 1 c. à s. d'huile d'olive et de colza
- ½ gousse d'ail
- le jus d'1 citron
- 2 c. à s. de cerfeuil
- 1 c. à s. d'eau
- 1 pincée de sel de potassium

Lavez la salade et les endives, et coupez-les en lanières.

Mélangez les légumes, ajoutez-y le jus de citron, l'huile, l'eau, l'ail pilé, la pincée de sel et saupoudrez de cerfeuil haché.

Salade de carottes râpées à la ciboulette

4 parts
Préparation : 10 min

Ingrédients :

- 400 g de carottes

Sauce :

- 1 c. à s. d'huile d'olive et de colza
- le jus d'1 citron
- 1 c. à s. d'eau
- ½ gousse d'ail
- 1 c. à c. de zeste de citron
- 1 c. à c. de ciboulette
- 1 pincée de sel de potassium
- 1 pincée de poivre

Pelez les carottes et râpez-les.

Préparez la sauce avec l'huile, l'eau, la ciboulette, le jus et le zeste de citron, l'ail haché, le sel et le poivre. Puis incorporez-la aux carottes.

Émincé de chou blanc au piment d'Espelette

4 parts
Préparation : 10 min

Ingrédients :

- 400 g de chou blanc

Sauce :

- 1 c. à s. d'huile d'olive et de colza
- le jus de 2 citrons
- 1 c. à s. d'eau
- ¼ d'oignon
- 1 gousse d'ail
- 2 c. à c. de persil
- 2 c. à c. de ciboulette
- 1 pincée de piment d'Espelette
- 1 pincée de sel de potassium

Émincez très finement le chou blanc.

Mélangez-le avec l'huile, le jus de citron, l'eau, le sel, le piment, le persil, la ciboulette, l'ail et l'oignon hachés.

Salade frisée aux champignons citronnés

4 parts
Préparation : 15 min

Ingrédients :

- 300 g de champignons de Paris
- 100 g de salade frisée

Sauce :

- 1 c. à s. d'huile d'olive et de colza
- ½ gousse d'ail
- le jus de 2 citrons
- 1 c. à s. d'eau
- 2 pincées de curry
- 1 pincée de sel de potassium
- 1 pincée de poivre

Lavez la salade et les champignons.

Hachez grossièrement la salade.

Émincez les champignons, puis arrosez-les avec la moitié du jus de citron.

Mélangez l'huile, le reste du jus de citron, l'eau, le curry et l'ail pilé. Salez et poivrez.

Incorporez la sauce aux légumes.

Salade de tomates et concombre à l'aneth

4 parts
Préparation : 40 min (dont 30 min pour faire dégorger le concombre)

Ingrédients :

- 300 g de tomates
- 100 g de concombre

Sauce :

- 1 c. à s. d'huile d'olive et de colza
- le jus d'1 citron
- 1 c. à s. d'eau
- 1 gousse d'ail
- 1 c. à c. d'aneth
- 1 pincée de sel de potassium
- 1 pincée de poivre

Lavez les légumes.

Coupez les tomates en rondelles.

Pelez, épépinez le concombre, coupez-le en rondelles très fines et faites-le dégorger dans un peu de sel pendant 30 min.

Préparez l'assaisonnement en mélangeant l'huile, le jus de citron, l'eau, l'ail haché, l'aneth et le poivre.

Incorporez la sauce aux légumes.

Salade de mâche et fenouil au persil et curcuma

4 parts
Préparation : 10 min

Ingrédients :

- 300 g de fenouil
- 100 g de mâche

Sauce :

- 1 c. à s. d'huile d'olive et de colza
- le jus d'1 citron
- 1 c. à s. d'eau
- 1/4 d'oignon
- 1 c. à s. de persil
- 1 c. à c. de curcuma
- 1 pincée de sel de potassium
- 1 pincée de poivre

Lavez les légumes.

Pelez le fenouil et hachez-le.

Préparez l'assaisonnement en mélangeant l'huile, le jus de citron, l'eau, l'oignon haché, le persil, le curcuma, le sel et le poivre.

Incorporez la sauce aux légumes.

Mesclun, tomates et haricots verts en salade au basilic

4 parts
Préparation : 15 min
Cuisson : 30 min

Ingrédients :

- 200 g de tomates
- 150 g de haricots verts
- 50 g de mesclun

Sauce :

- 1 c. à s. d'huile d'olive et de colza
- le jus d'1 citron
- 1 c. à s. d'eau
- ½ gousse d'ail
- 3 c. à s. de basilic
- 1 pincée de sel de potassium
- 1 pincée de poivre

Lavez les légumes.

Épluchez les haricots verts et mettez-les dans un cuit-vapeur pendant 30 min environ.

Laissez-les refroidir et coupez-les en morceaux.

Coupez les tomates en petits cubes.

Préparez l'assaisonnement avec l'huile, le jus de citron, l'eau, le basilic, l'ail haché, le sel et le poivre.

Incorporez la sauce aux légumes.

Salade de radis noir au zeste de citron

4 parts
Préparation : 10 min

Ingrédients :

- 300 g de radis noir
- 100 g de pousses d'épinard

Sauce :

- ½ c. à c. de zeste de citron vert
- 1 c. à s. d'huile d'olive et de colza
- le jus d'1 citron
- 1 c. à s. d'eau
- 1 pincée de sel de potassium
- 1 pincée de poivre

Épluchez le radis et râpez-le.

Lavez la salade.

Mélangez la salade et le radis râpé.

Assaisonnez avec l'huile, l'eau, le zeste de citron, le jus de citron, le sel et le poivre.

Sur le pouce

Pour vos salades « sur le pouce », vous pouvez choisir une autre sauce au citron ou au « yaourt » de soja aromatisé (voir page 184).

Salade frisée, pousses de soja et crevettes grises au jus de citron et aux graines de sésame

4 parts
Préparation : 20 min

Ingrédients :

- 400 g de crevettes grises décortiquées
- 200 g de chicorée frisée
- 300 g de pousses de soja
- 400 g de tomates

Sauce proposée :

- 1 c. à s. d'huile d'olive et de colza
- 1/2 gousse d'ail
- 1/4 d'oignon
- le jus d'1 citron
- 1 c. à s. d'eau
- 1 c. à c. de graines de sésame
- 1 pincée de sel de potassium

Lavez les pousses de soja, plongez-les dans une casserole d'eau bouillante et laissez-les refroidir.

Lavez les légumes et coupez la salade en lanières.

Coupez les tomates en rondelles.

Mélangez les crevettes aux légumes, ajoutez-y le jus de citron, l'ail et l'oignon hachés, l'eau, l'huile, la pincée de sel, et saupoudrez de graines de sésame.

Salade d'artichauts, tomates cerises et dés de poulet à la sauce curry-citron

4 parts
Préparation : 15 min
Cuisson : 30 min

Ingrédients :

- 500 g de filets de poulet
- 500 g de fonds d'artichaut
- 300 g de tomates cerises
- 200 g de pousses d'épinard

Sauce proposée :

- 1 c. à s. d'huile d'olive et de colza
- le jus d'1 citron
- 1 c. à s. d'eau
- ½ c. à c. de curry
- 1 pincée de sel de potassium

Faites cuire les artichauts à la vapeur pendant 30 min.

Laissez-les refroidir et coupez-les en dés.

Faites cuire les filets de poulet à la vapeur pendant 15 min, laissez-les refroidir, coupez-les en petits dés, badigeonnez-les avec un filet d'huile d'olive, puis saupoudrez-les avec un peu de curry.

Lavez les pousses d'épinard et les tomates cerises.

Mélangez l'huile, le jus de citron et l'eau avec le reste de curry.

Incorporez la sauce aux légumes et aux dés de poulet, puis salez.

Salade de roquette, chou rouge, champignons, tomates et miettes de cabillaud à la sauce estragon

4 parts
Préparation : 20 min
Cuisson : 15 min

Ingrédients :

- 500 g de filets de cabillaud
- 300 g de champignons de Paris
- 250 g de tomates
- 250 g de chou rouge
- 200 g de roquette

Sauce proposée :

- 1 c. à s. d'huile d'olive et de colza
- le jus de 2 citrons
- 1 c. à s. d'eau
- 1 gousse d'ail
- 2 c. à s. d'estragon
- 1 pincée de sel de potassium
- 1 pincée de poivre

Faites cuire le cabillaud à la vapeur pendant 15 min, laissez-le refroidir et émiettez-le.

Épluchez les champignons, puis lavez tous les légumes.

Émincez les champignons et le chou.

Coupez les tomates en petits cubes.

Préparez l'assaisonnement en mélangeant l'huile, le jus des citrons, l'eau, l'ail haché, l'estragon, le sel et le poivre.

Incorporez la sauce aux légumes et au poisson.

Râpé de navets dorés, fenouil et filets de saumon frais aux graines de carvi***

4 parts
Préparation : 20 min
Cuisson : 15 min

Ingrédients :

- 500 g de filets de saumon
- 300 g de navets
- 200 g de tomates
- 300 g de fenouil
- 200 g de salade frisée

Sauce proposée :

- 1 c. à s. d'huile d'olive et de colza
- le jus d'1 citron
- 1 c. à s. d'eau
- ½ gousse d'ail
- 2 c. à c. de carvi
- 1 pincée de sel de potassium
- 1 pincée de poivre

Faites cuire le saumon à la vapeur pendant 15 min et laissez-le refroidir, puis émiettez-le.

Lavez les légumes.

Pelez les navets et le fenouil, puis râpez-les et citronnez-les.

Coupez les feuilles de salade et les tomates en petits morceaux.

Préparez l'assaisonnement en mélangeant l'huile, le citron, l'eau, l'ail haché, le carvi, le sel et le poivre.

Incorporez la sauce aux légumes et au poisson.

Saumon fumé et sa julienne de courgettes, radis noir, laitue à la citronnelle***

4 parts
Préparation : 15 min

Ingrédients :

- 400 g de lardons de saumon fumé
- 400 g de courgettes
- 250 g de radis
- 200 g de laitue

Sauce proposée :

- 1 c. à s. d'huile d'olive et de colza
- le jus d'1 citron
- 1 c. à s. d'eau
- 1 pincée de gingembre
- 1 c. à c. de citronnelle
- 1 pincée de sel de potassium

Épluchez les courgettes et le radis, puis coupez-les en julienne.

Lavez et coupez la laitue en fines lanières.

Préparez l'assaisonnement avec l'huile, le jus de citron, l'eau, le gingembre, la citronnelle et le sel.

Incorporez la sauce aux légumes et aux lardons de saumon.

Duo de brocolis et chou-fleur, magrets de canard aux graines de cumin***

4 parts
Préparation : 20 min
Cuisson : 15 min

Ingrédients :

- 400 g de magrets de canard (sans le gras)
- 350 g de brocolis
- 350 g de chou-fleur
- 150 g de laitue

Sauce proposée :

- 1 c. à s. d'huile d'olive et de colza
- le jus d'1 citron
- 1 c. à s. d'eau
- ¼ d'oignon
- 1 gousse d'ail
- 1 c. à c. de cumin
- 2 pincées de sel de potassium
- 2 pincées de poivre

Faites cuire les magrets de canard dans une poêle antiadhésive légèrement huilée pendant 5 à 10 min (suivant vos goûts) ; salez et poivrez.

Coupez-les en petites lanières très fines.

Lavez, pelez les légumes, puis coupez les choux en très petits bouquets et la salade en lanières.

Faites cuire les choux à la vapeur pendant 10 min pour qu'ils restent croquants.

Laissez-les refroidir.

Préparez l'assaisonnement en mélangeant l'huile, le jus de citron, l'eau, l'oignon et l'ail hachés, le cumin, le sel et le poivre.

Salade de laitue, tomates, radis blanc et ses lardons de truite fumée à l'aneth***

4 parts
Préparation : 15 min

Ingrédients :

- 500 g de truite fumée
- 500 g de tomates
- 200 g de radis blanc
- 200 g de laitue

Sauce proposée :

- 1 c. à s. d'huile d'olive et de colza
- le jus d'1 citron
- 1 c. à s. d'eau
- ½ gousse d'ail
- ¼ d'oignon
- 1 goutte de Tabasco
- 1 c. à s. d'aneth
- 1 pincée de sel de potassium
- 1 pincée de poivre

Lavez les légumes.

Coupez les tomates et le radis en petits dés, et la salade en lanières.

Coupez la truite en petits lardons.

Faites l'assaisonnement en mélangeant le jus des citrons, l'huile, l'eau, l'ail et l'oignon hachés, le Tabasco, l'aneth, le sel et le poivre.

Incorporez la sauce aux légumes et au poisson.

Salade croquante d'endives, fenouil, concombre et jambon de dinde aux feuilles de coriandre

4 parts
Préparation : 15 min

Ingrédients :

- 500 g de jambon de dinde
- 400 g d'endives
- 400 g de fenouil
- 200 g de concombre
- 100 g de roquette

Sauce proposée :

- 1 « yaourt » de soja
- ½ gousse d'ail
- ¼ d'oignon
- 2 c. à s. de feuilles de coriandre
- 1 pincée de sel de potassium
- 1 pincée de poivre

Lavez les légumes, coupez les endives et les fenouils très finement.

Coupez le jambon de dinde et le concombre en petits dés.

Faites l'assaisonnement en mélangeant le « yaourt », l'ail et l'oignon hachés avec les feuilles de coriandre, le sel et le poivre.

Incorporez la sauce aux légumes et aux dés de jambon.

Salade de chou blanc, tomates et filets de hareng, sauce au persil plat

4 parts
Préparation : 20 min
Cuisson : 15 min

Ingrédients :

- 500 g de filets de hareng
- 600 g de chou blanc
- 250 g de tomates
- 150 g de roquette

Sauce proposée :

- 1 c. à s. d'huile d'olive et de colza
- le jus d'1 citron
- 1 c. à s. d'eau
- 1/4 d'oignon haché
- 3 c. à s. de persil plat
- 1 pincée de piment
- 1 pincée de sel de potassium

Faites cuire le poisson à la vapeur pendant 15 min, puis laissez-le refroidir et coupez-le en petits morceaux.

Lavez les légumes.

Émincez le chou blanc ; coupez les tomates en petits morceaux.

Mélangez les ingrédients de la sauce pour faire l'assaisonnement.

Incorporez la sauce aux légumes et au poisson.

Mix de céleri en branches, carottes, radis rose et églefin fumé au citron vert***

4 parts
Préparation : 15 min

Ingrédients :

- 400 g d'églefin fumé
- 500 g de carottes
- 150 g de céleri en branches
- 250 g de radis
- 100 g de laitue

Sauce proposée :

- 1 c. à s. d'huile d'olive et de colza
- 1 goutte de Tabasco
- le jus de 2 citrons verts
- 1 c. à s. d'eau
- 1 pincée de sel de potassium
- 1 pincée de poivre

Lavez les légumes.

Coupez les carottes, le céleri et les radis en petits dés.

Coupez l'églefin et la salade en petites lanières.

Faites l'assaisonnement en mélangeant l'huile, le jus des citrons, l'eau, le Tabasco, le sel et le poivre.

Incorporez la sauce aux légumes et au poisson.

Salade variée de cœurs d'artichaut, poivrons grillés, tomates et miettes de crabe aux herbes de Provence

4 parts
Préparation : 15 min
Cuisson : 30 min

Ingrédients :

- 400 g de miettes de crabe
- 500 g de cœurs d'artichaut
- 100 g de poivrons
- 200 g de tomates
- 200 g d'endives

Sauce proposée :

- 1 c. à s. d'huile d'olive et de colza
- ¼ d'oignon
- 1 c. à s. d'herbes de Provence
- le jus d'1 citron
- 1 c. à s. d'eau
- 1 pincée de sel de potassium
- 1 pincée de poivre

Faites cuire les artichauts à la vapeur pendant 30 min, puis coupez les cœurs en dés.

Lavez les autres légumes.

Faites cuire les poivrons au four pendant 20 min.

Mettez les poivrons dans un sac en plastique pendant 10 min (pour faciliter le retrait de la peau), puis pelez-les et coupez-les en lanières.

Coupez les tomates en petits cubes et les endives en lanières.

Faites l'assaisonnement en mélangeant l'huile, l'oignon haché, le jus de citron, l'eau, les herbes, le sel et le poivre.

Incorporez la sauce aux légumes et aux miettes de crabe.

Les sauces

Au citron

Citron-menthe-cannelle : 1 c. à s. d'huile d'olive et de colza, le jus d'1 à 2 citron(s), 1 c. à s. d'eau, 2 c. à c. de menthe ciselée, 1 pincée de cannelle, 1 pincée de sel de potassium.

Citron-ciboulette-piment : 1 c. à s. d'huile d'olive et de colza, le jus d'1 à 2 citron(s), 1 c. à s. d'eau, 3 c. à c. de ciboulette hachée, 1 pincée de piment, 1 pincée de sel de potassium.

Citron-ail : 1 c. à s. d'huile d'olive et de colza, le jus d'1 à 2 citron(s), 1 c. à s. d'eau, ½ gousse d'ail haché, 1 pincée de sel de potassium.

Citron-coriandre : 1 c. à s. d'huile d'olive et de colza, le jus d'1 à 2 citron(s), 1 c. à s. d'eau, ½ c. à c. de coriandre en poudre ou 1 c. à c. de feuilles de coriandre ciselées, 1 pincée de sel de potassium.

Citron/curry : 1 cs d'huile d'olive et de colza, le jus d'1 à 2 citron(s), 1 c. à s. d'eau, 1/2 c. à c. de curry, 1 pincée de sel de potassium.

Citron/estragon : 1 c. à s. d'huile d'olive et de colza, le jus d'1 à 2 citron(s), 1 c. à s. d'eau, 3 c. à c. d'estragon, 1 pincée de sel de potassium.

Le citron remplace impérativement le vinaigre.

Si la quantité de sauce n'est pas suffisante, ajoutez du jus de citron et des épices à votre convenance : cannelle+, safran+, curcuma+.

Au « yaourt » de soja

Estragon-ail : 1 « yaourt » de soja, 1 c. à c. d'estragon, ½ gousse d'ail pilée, 1 pincée de sel de potassium et de poivre.

Basilic-citron : 1 « yaourt » de soja, 1 c. à s. de basilic haché, ½ c. à c. de zeste de citron, ½ gousse d'ail pilée, 1 pincée de sel de potassium et de poivre.

Curry : 1 « yaourt » de soja, 1 c. à c. de curry, 1 pincée de sel de potassium et de poivre.

Paprika-gingembre : 1 « yaourt » de soja ,1/2 c. à c. de paprika, 1/2 c. à c. de gingembre, 1 pincée de sel de potassium et de poivre.

Coriandre-curcuma : 1 « yaourt » de soja, 1/2 c. à c. de coriandre, 1/2 c. à c. de curcuma, 1 pincée de sel de potassium et de poivre.

Menthe-cannelle : 1 « yaourt » de soja, 2 c. à c. de menthe, 1/4 de c. à c. de cannelle, 1 pincée de sel de potassium et de poivre.

Aneth : 1 « yaourt » de soja, 1 c. à c. d'aneth, 1 pincée de sel de potassium et de poivre.

Ciboulette : 1 « yaourt » de soja, 2 c. à s. de ciboulette, 1 pincée de sel de potassium et de poivre.

Utilisez les épices à votre convenance : cannelle +, safran+, curcuma+.

Les plats

Filets de saumon aux deux citrons et mousseline d'épinards***

4 parts
Préparation : 15 min
Cuisson : 20 min (four à 210 °C)

Ingrédients :

- 600 g de saumon
- 1 kg d'épinards
- 1 c. à s. d'huile d'olive et de colza
- le jus d'½ citron vert
- le jus d'½ citron jaune
- ¼ d'oignon
- 1 gousse d'ail
- 2 c. à c. de persil
- 2 pincées de sel de potassium
- 2 pincées de poivre

Préchauffez le four à 180 °C.

Arrosez les darnes de saumon avec le jus des citrons ; salez et poivrez.

Placez le saumon dans un plat allant au four et enfournez-le pendant 20 min, à 210 °C. En fin de cuisson, saupoudrez de 1 c. à c. de persil haché.

Lavez les épinards, faites-les cuire dans une casserole sans ajouter d'eau, recouvrez et laissez cuire pendant 10 min.

Égouttez et mixez les épinards.

Versez 1 c. à s. d'huile dans une poêle antiadhésive, faites dorer l'oignon haché.

Ajoutez-y la purée d'épinards, l'ail haché, le sel, le poivre et laissez cuire 10 min, puis saupoudrez de 1 c. à c. de persil haché.

Petites cocottes de flétan

4 parts
Préparation : 15 min
Cuisson : 20 min (four à 180 °C)

Ingrédients :

- 600 g de filets de flétan
- 1 c. à s. d'huile d'olive et de colza
- ¼ d'oignon
- 1/2 c. à c. de curry
- 2 c. à c. de feuilles de coriandre
- 1 pincée de sel de potassium

Dans un bol, mélangez l'oignon haché, l'huile, le curry et le sel.

Coupez le flétan en petits morceaux, badigeonnez les morceaux de poisson avec l'huile aromatisée et saupoudrez de coriandre.

Répartissez les morceaux de poisson dans 4 petites cocottes, puis couvrez-les.

Enfournez à 180 °C pendant 20 min.

Accompagnez avec un légume cuit de votre choix dans les recettes de base (page 199).

Maquereaux grillés et ratatouille aux herbes de Provence

4 parts
Préparation : 20 min
Cuisson : 40 min

Ingrédients :

- 600 g de filets de maquereau
- 300 g d'aubergines
- 300 g de courgettes
- 300 g de tomates
- 100 g de poivrons
- 1 c. à s. d'huile d'olive et de colza
- 5 c. à s. d'eau
- ¼ d'oignon
- 1 gousse d'ail
- 1 pincée de piment d'Espelette
- 4 c. à c. d'herbes de Provence
- 2 pincées de sel de potassium
- 1 pincée de poivre

Saupoudrez les filets de maquereau de 2 c. à c. d'herbes de Provence ; salez, poivrez et faites-les cuire au gril 6 min environ de chaque côté (en fonction de leur taille).

Lavez et coupez les légumes en petits cubes.

Dans une poêle antiadhésive, versez l'huile, faites dorer l'oignon haché, ajoutez les légumes, l'ail haché, le reste d'herbes de Provence, la pincée de piment et le sel, puis laissez cuire pendant 25 min.

Filets de hareng aux deux épices et mix d'endives et tomates

4 parts
Préparation : 20 min
Cuisson : 30 min

Ingrédients :

- 600 g de filets de hareng
- 900 g d'endives
- 100 g de tomates
- 2 c. à s. d'huile d'olive et de colza
- ¼ d'oignon
- 1 gousse d'ail
- 1 c. à c. de curcuma
- 1 c. à c. de paprika
- 2 pincées de sel de potassium

Lavez, coupez les endives et les tomates en rondelles.

Dans une poêle antiadhésive, mettez 1 c. à s. d'huile pour faire blondir l'oignon haché, ajoutez les endives, les tomates, l'ail haché, le sel et laissez mijoter en couvrant pendant 20 min.

Badigeonnez les filets de hareng avec 1 c. à s. d'huile, puis saupoudrez le curcuma, le paprika et salez légèrement.

Dans une poêle antiadhésive, faites cuire les filets environ 6 min sur chaque face en fonction de leur taille.

Filets de lieu grillés aux graines et bulbes de fenouil

4 parts
Préparation : 15 min
Cuisson : 25 min

Ingrédients :

- 600 g de filets de lieu
- 900 g de bulbes de fenouil
- 2 c. à s. d'huile d'olive et de colza
- ½ gousse d'ail
- ¼ d'oignon
- 1 pincée de graines de fenouil par filet
- 2 pincées de sel de potassium
- 2 pincées de poivre

Lavez les fenouils, enlevez la partie dure et coupez-les à la verticale en tranches très fines.

Faites-les cuire à la vapeur pendant 15 min.

Dans une poêle antiadhésive, faites blondir l'oignon haché dans 1 c. à s. d'huile, ajoutez-y les tranches de fenouil et l'ail haché. Salez, poivrez, couvrez et laissez cuire pendant 10 min (ajoutez un peu d'eau si nécessaire).

Disposez le poisson dans un plat, huilez-le légèrement, salez, poivrez et saupoudrez-le de graines de fenouil, puis laissez-le dorer sans le retourner.

Dos de cabillaud vapeur aux poivrons rouges, verts et jaunes poêlés

4 parts
Préparation : 20 min
Cuisson : 20 min

Ingrédients :

- 600 g de cabillaud
- 350 g de poivrons verts
- 350 g de poivrons rouges
- 300 g de poivrons jaunes
- 1 c. à s. d'huile d'olive et de colza
- 1/2 oignon
- 1 gousse d'ail
- 4 c. à s. de basilic
- 2 pincées de sel de potassium
- 2 pincées de poivre

Lavez les poivrons et coupez-les en fines lanières.

Faites cuire le cabillaud à la vapeur pendant 15 min ; salez, poivrez, puis, en fin de cuisson, saupoudrez de basilic haché (2 c. à s.).

En même temps, dans une poêle antiadhésive, faites dorer l'oignon émincé dans l'huile, ajoutez le mix de poivrons, salez, poivrez, saupoudrez d'ail et du reste de basilic hachés, puis laissez cuire pendant 20 min (ajoutez un peu d'eau si nécessaire).

Filets de pintade et épinards en branches aux cinq baies

4 parts
Préparation : 15 min
Cuisson : 20 min

Ingrédients :

- 600 g de filets de pintade
- 1 kg d'épinards
- 2 c. à s. d'huile d'olive et de colza
- ½ oignon
- 1 c. à c. de cinq baies moulues
- 1 pincée de sel de potassium
- 1 pincée de poivre

Lavez les épinards et faites-les cuire dans une casserole sans ajouter d'eau. Recouvrez et laissez cuire pendant 10 min.

Badigeonnez les filets de pintade avec 1 c. à s. d'huile, aromatisée de cinq baies.

Égouttez les épinards et faites-les revenir quelques minutes dans une poêle légèrement huilée, avec l'oignon haché. Salez et poivrez.

Dans une poêle antiadhésive, faites dorer les filets, puis laissez-les cuire pendant 10 min.

Courgettes farcies

4 parts
Préparation : 10 min
Cuisson : 35 min (four à 210 °C)

Ingrédients :

- 600 g de filets de poulet
- 1 kg de petites courgettes rondes
- 100 g de tomates
- 2 c. à s. d'huile d'olive et de colza
- 1 gousse d'ail
- ¼ d'oignon
- 2 c. à s. de persil
- 1 pincée de sel de potassium
- 1 pincée de poivre

Préchauffez le four à 180 °C.

Évidez les courgettes et réservez la chair.

Hachez le poulet avec la chair des courgettes, les tomates, l'ail, l'oignon, le persil, 1 c. à s. d'huile, le sel et le poivre.

Garnissez les courgettes avec cette préparation.

Mettez-les dans un plat légèrement huilé et enfournez pendant 35 min à 210 °C.

Aiguillettes de canard grillées et brocolis au cumin***

4 parts
Préparation : 10 min
Cuisson : 20 min (au gril, 15 min)

Ingrédients :

- 600 g d'aiguillettes de canard (sans le gras)
- 900 g de brocolis
- 2 c. à s. d'huile d'olive et de colza
- ¼ d'oignon
- 1 gousse d'ail
- 1 c. à c. de cumin
- 1 pincée de sel de potassium
- 1 pincée de poivre

Lavez les brocolis et coupez-les en petits morceaux, puis faites-les cuire à la vapeur pendant 15 min.

Dans une poêle antiadhésive, versez 1 c. à s. d'huile, faites dorer l'oignon haché, ajoutez les brocolis, l'ail haché, salez, poivrez et faites mijoter pendant 5 min.

Parallèlement, disposez les aiguillettes de canard dans un plat, badigeonnez-les du reste d'huile, saupoudrez-les de cumin, salez, poivrez et faites-les cuire au gril pendant 15 min (ou moins, si vous préférez).

Râbles de lapin à l'origan et haricots verts aillés et persillés

4 parts
Préparation : 15 min
Cuisson : 30 min (four à 210 °C)

Ingrédients :

- 600 g de râbles de lapin
- 800 g de haricots verts
- 2 c. à s. d'huile d'olive et de colza
- 4 c. à s. d'eau
- ¼ d'oignon
- 1 gousse d'ail + 1 c. à c. d'ail haché
- 3 c. à c. de persil
- 2 c. à c. d'origan
- 1 pincée de sel de potassium
- 1 pincée de poivre

Préchauffez le four à 200 °C.

Mélangez 1 c. à s. d'huile avec l'origan.

Frottez les râbles de lapin avec la gousse d'ail et badigeonnez-les légèrement avec l'huile aromatisée.

Mettez les râbles de lapin dans un plat, ajoutez 4 c. à s. d'eau et enfournez-les pendant 30 min à 210 °C.

Parallèlement, épluchez, puis lavez les haricots verts et faites-les cuire à la vapeur pendant 30 min.

Dans une poêle antiadhésive, faites blondir l'oignon haché dans le reste d'huile, ajoutez les haricots verts et laissez-les cuire 5 min.

Saupoudrez d'ail et de persil hachés.

Méli-mélo de poisson au gingembre et bettes confites

4 parts
Préparation : 30 min
Cuisson : 15 min + 25 min (four à 210 °C)

Ingrédients :

- 200 g d'églefin
- 200 g de cabillaud
- 200 g de flétan
- 900 g de bettes
- 1 c. à s. d'huile d'olive et de colza
- 1 « yaourt » de soja
- ¼ d'oignon
- ½ c. à c. de cumin
- ½ c. à c. de gingembre
- 1 pincée de piment doux
- 1 c. à c. de zeste de citron
- 4 c. à s. de persil
- 2 pincées de sel de potassium
- 1 pincée de poivre

Préchauffez le four à 180 °C.

Mélangez le cumin, le gingembre, le piment et le zeste de citron au « yaourt » de soja.

Coupez les poissons en petits morceaux et laissez-les macérer dans la préparation pendant 30 min.

Épluchez les bettes, utilisez les côtes (réservez les feuilles pour en faire un potage) et coupez-les en petits tronçons.

Faites cuire les bettes à la vapeur pendant 15 min et égouttez-les.

Mettez les poissons et la sauce dans un plat, salez et enfournez pendant 20 min à 210 °C.

Dans une poêle antiadhésive, faites blondir l'oignon haché dans l'huile, ajoutez les bettes, salez, poivrez, puis saupoudrez de persil haché et laissez cuire pendant 5 min.

Rôti de dindonneau et endives braisées

4 parts
Préparation : 15 min
Cuisson : 40 min (four à 210 °C)

Ingrédients :

- 700 g de dindonneau
- 1 kg d'endives
- 1 c. à s d'huile d'olive et de colza
- 4 c. à s. d'eau
- ¼ d'oignon
- 2 gousses d'ail
- 3 c. à s. de persil
- 3 c. à s. d'herbes de Provence
- 1 pincée de sel de potassium
- 1 pincée de poivre

Préchauffez le four à 200 °C.

Lavez et ôtez les tronçons des endives, puis coupez-les en deux.

Faites-les cuire à la vapeur pendant 15 min.

Piquez le rôti avec 1 gousse d'ail ; salez, poivrez, puis saupoudrez-le d'herbes de Provence.

Versez 4 c. à s. d'eau dans le fond d'un plat, disposez le rôti et enfournez-le pendant 40 min à 210 °C et arrosez-le avec son jus de temps en temps (ajoutez un peu d'eau si nécessaire).

Dans une cocotte, versez l'huile, faites blondir l'oignon haché, ajoutez les endives, la gousse d'ail hachée ; salez, poivrez et laissez cuire à feu doux pendant 10 min avant de saupoudrer de persil haché.

Poulet rôti au thym et haricots verts à la tomate

4 parts
Préparation : 20 min
Cuisson : 60 min (four à 210 °C) + 40 min

Ingrédients :

- 1 poulet de 1 kg
- 800 g de haricots verts
- 200 g de tomates
- 1 c. à s. d'huile d'olive et de colza
- 5 c. à s. d'eau
- ¼ d'oignon
- 1 gousse d'ail
- 1 pincée de piment d'Espelette
- 2 c. à c. de thym
- 2 pincées de sel de potassium
- 2 pincées de poivre

Préchauffez le four à 200 °C.

Saupoudrez le poulet avec 1 c. à c. de thym et 1 pincée de piment, puis salez et poivrez.

Dans un plat, versez l'eau, disposez le poulet et enfournez-le pendant 60 min à 210 °C en l'arrosant de temps en temps de son jus.

Épluchez, lavez les haricots verts et faites-les cuire à la vapeur pendant 30 min.

Lavez les tomates et coupez-les en petits morceaux.

Dans une poêle antiadhésive, versez l'huile, faites dorer l'oignon haché, ajoutez les tomates, l'ail haché, le reste de thym, le sel, le poivre et laissez cuire pendant 10 min, puis ajoutez-y les haricots verts.

Filets d'églefin aux épices et chou-fleur vapeur

4 parts
Préparation : 10 min
Cuisson : 35 min

Ingrédients :

- 600 g de filets d'églefin
- 1 kg de chou-fleur
- 2 c. à s. d'huile d'olive et de colza
- ¼ d'oignon
- 1 gousse d'ail
- 2 pincées de curcuma
- 1 pincée de piment
- 1 pincée de fenugrec
- 1 pincée de sel de potassium
- 1 pincée de poivre

Lavez et coupez les petits bouquets de chou-fleur et faites-les cuire à la vapeur pendant 20 min.

Pour la sauce de poisson, mélangez le piment, le fenugrec, 1 pincée de curcuma et la moitié de la gousse d'ail haché à 1 c. à s. d'huile.

Salez, poivrez les filets, puis badigeonnez-les avec l'huile aromatisée.

Dans une poêle antiadhésive, mettez à cuire les filets d'églefin pendant 5 min de chaque côté.

Dans une cocotte antiadhésive, faites blondir l'oignon haché, ajoutez-y le chou-fleur, le reste d'ail haché, 1 pincée de curcuma ; salez, poivrez et laissez mijoter pendant 5 min.

Colin aux courgettes et champignons à la coriandre

4 parts
Préparation : 20 min
Cuisson : 30 min

Ingrédients :

- 600 g de colin
- 600 g de courgettes
- 400 g de champignons
- 2 c. à s. d'huile d'olive et de colza
- ¼ d'oignon
- 1 gousse d'ail
- 3 c. à s. de feuilles de coriandre
- 2 pincées de sel de potassium
- 2 pincées de poivre

Émincez les champignons.

Lavez tous les légumes et coupez les courgettes en petits morceaux.

Dans une poêle antiadhésive, faites cuire les champignons pendant 10 min, jusqu'à ce qu'ils perdent leur eau.

Dans une poêle antiadhésive, mettez 1 c. à s. d'huile, l'oignon haché, ajoutez les courgettes, l'ail haché, le sel, le poivre et laissez cuire pendant 10 min.

Ajoutez les champignons aux courgettes, saupoudrez de 2 c. à s. de feuilles de coriandre en feuilles hachées et laissez mijoter 10 min.

Parallèlement, dans une poêle antiadhésive, versez 1 c. à s. d'huile pour faire dorer le poisson ; salez, poivrez, puis saupoudrez du reste de coriandre hachée.

Mijoté de poulet à l'estragon et asperges

4 parts
Préparation : 20 min
Cuisson : 35 min

Ingrédients :

- 600 g de filets de poulet
- 900 g d'asperges
- 1 « yaourt » de soja
- 1 c. à s. d'huile d'olive et de colza
- ¼ d'oignon
- 1 gousse d'ail
- 3 c. à s. d'estragon
- 1 pincée de sel de potassium
- 1 pincée de poivre

Lavez et pelez les asperges ; faites-les cuire à la vapeur pendant 20 min, puis coupez-les en petits tronçons.

Coupez les filets de poulet en petits morceaux et faites-les cuire avec l'oignon pendant 10 min dans une sauteuse légèrement huilée.

Ajoutez le « yaourt », l'ail et l'estragon hachés, les asperges, le sel, le poivre, puis laissez mijoter 5 min.

Coquilles de poisson blanc

4 parts
Préparation : 15 min
Cuisson : 35 min (four à 200 °C)

Ingrédients :

- 300 g de cabillaud
- 300 g de flétan
- 500 g de champignons
- 300 g de tomates
- 1/2 gousse d'ail
- 4 c. à s. de persil
- 1 pincée de sel de potassium
- 1 pincée de poivre

Préchauffez le four à 180 °C.

Faites cuire les poissons à la vapeur pendant 10 min, puis émiettez-les.

Épluchez les champignons, puis lavez-les et coupez-les en fines lamelles.

Dans une poêle antiadhésive, faites revenir l'ail haché, puis les champignons, et laissez cuire pendant 10 min.

Égouttez-les.

Lavez, puis mixez les tomates avec 2 c. à s. de persil.

Faites-les réduire dans une casserole (la sauce ne doit pas être liquide).

Mélangez les poissons avec les champignons, la sauce tomate, le sel et le poivre.

Répartissez la préparation dans des coquilles et mettez le reste dans une petite terrine.

Saupoudrez les coquilles avec le reste de persil et mettez-les au four pendant 15 min à 200 °C.

Brochettes de poulet aux petits légumes

4 parts
Préparation : 20 min
Cuisson : 20 min (four à 210 °C) + 20 min de gril

Ingrédients :

- 600 g de filets de poulet
- 250 g de tomates cerises
- 100 g de poivrons verts
- 700 g de courgettes
- 2 c. à s. d'huile d'olive et de colza
- 1 pincée de curcuma
- 1/4 de c. à c. de paprika
- 1 pincée de sel de potassium
- 1 pincée de poivre

Préchauffez le four à 200 °C.

Mélangez l'huile aux épices.

Lavez les légumes.

Coupez la dinde et le poivron en morceaux et les courgettes dans le sens de la longueur.

Mettez alternativement les morceaux de poulet, le poivron et les tomates cerises sur des pics à brochettes, puis salez-les.

Badigeonnez les brochettes et les tranches de courgettes avec l'huile aromatisée.

Disposez les courgettes dans un plat et enfournez-les pendant 20 min à 210 °C.

Puis faites cuire au gril les brochettes pendant 20 min.

Servez les brochettes avec les courgettes.

Carpaccio de saumon aux baies roses et citron vert***

4 parts
Préparation : 10 min
Marinade : 4 h

Ingrédients :

- 600 g de saumon frais
- le jus de 4 citrons verts
- ¼ d'oignon
- 2 c. à s. de baies roses
- 1 c. à c. de cerfeuil
- 1 pincée de sel de potassium

Faites couper le saumon en carpaccio par votre poissonnier.

Dans un récipient, mélangez le jus des citrons, l'oignon coupé en lanières, les baies et le sel.

Disposez les carpaccios de saumon dans un plat, versez-y la préparation (le saumon doit être recouvert entièrement, sinon, ajoutez du jus de citron).

Laissez mariner 4 h (plus ou moins selon votre goût) et servez frais.

Saupoudrez de cerfeuil haché.

Servez avec un légume cuit de votre choix (page 199).

Darnes de saumon à la crème de poivrons***

4 parts
Préparation : 15 min
Cuisson : 25 min

Ingrédients :

- 600 g de saumon
- 350 g de poivrons verts
- 350 g de poivrons rouges
- 300 g de poivrons jaunes
- le jus d'1 citron
- 4 c. à s. de « yaourt » de soja
- 1 c. à s. d'huile d'olive et de colza
- ¼ d'oignon
- 1/2 gousse d'ail
- 2 c. à s. de persil
- 2 pincées de sel de potassium
- 2 pincées de poivre

Lavez les poivrons, coupez-les en fines lanières et faites-les cuire à la vapeur pendant 10 min.

Versez l'huile dans une poêle antiadhésive, faites dorer l'oignon émincé, ajoutez le mix de poivrons, le sel, le poivre, saupoudrez d'ail et de 1 c. à s. de persil haché, puis laissez cuire pendant 5 min.

Mixez les poivrons et ajoutez le « yaourt ».

Parallèlement, faites cuire les darnes pendant 10 min avec le jus de citron dans une poêle antiadhésive ; salez, poivrez et saupoudrez du reste de persil.

Paupiettes de poulet aux champignons

4 parts
Préparation : 20 min
Cuisson : 40 min

Ingrédients :

- 450 g d'escalopes de poulet (très fines)
- 150 g de filets de poulet
- 1 kg de champignons de Paris
- 100 g de tomates
- 1 c. à s. d'huile d'olive et de colza
- ½ verre de vin blanc sec
- ¼ d'oignon
- 1 gousse d'ail
- 2 c. à c. d'herbes de Provence
- 1 pincée de sel de potassium
- 1 pincée de poivre

Émincez les champignons (réservez-en 100 g pour la farce).

Lavez les légumes.

Mettez les champignons à cuire dans une poêle antiadhésive pendant 15 min.

Réservez 4 c. à s. d'eau de cuisson des champignons.

Hachez au robot les filets de poulet, 1 tomate, les champignons crus, 4 c. à s. d'eau de cuisson et ½ gousse d'ail, puis ajoutez 1 c. à c. d'herbes de Provence.

Fourrez les escalopes avec la farce, façonnez-les en paupiettes et ficelez-les ; salez, poivrez et saupoudrez-les d'herbes de Provence.

Mettez l'huile dans une poêle antiadhésive, faites dorer l'oignon haché et ajoutez-y les paupiettes, le reste d'ail haché, l'autre tomate, puis versez le vin blanc.

Laissez mijoter pendant 25 min.

Servez avec les champignons.

Cabillaud au four et fondue d'endives

4 parts
Préparation : 15 min
Cuisson : 30 min (four à 200 °C)

Ingrédients :

- 600 g de cabillaud en tranches
- 1 kg d'endives
- 10 cl de vin blanc
- 2 c. à s. d'huile d'olive et de colza
- ¼ d'oignon
- 4 c. à s. de persil haché
- 4 branches de thym citronné
- 2 pincées de sel de potassium
- 2 pincées de poivre

Préchauffez le four à 180 °C.

Émiettez le thym citronné.

Disposez les tranches de cabillaud dans un plat, badigeonnez-les avec 1 c. à s. d'huile, saupoudrez-les avec le thym, ajoutez le vin, puis salez et poivrez.

Enfournez pendant 30 min à 200 °C.

Lavez, puis hachez très finement les endives.

Mettez 1 c. à s. d'huile dans une poêle antiadhésive, faites dorer l'oignon émincé, ajoutez-y les endives ; salez, poivrez, couvrez et faites cuire pendant 20 min, jusqu'à ce que les endives soient fondantes.

Ajoutez-y le persil.

Filets de canard au poivre vert et mousseline d'aubergines***

4 parts
Préparation : 10 min
Cuisson : 20 min

Ingrédients :

- 600 g de filets de canard
- 800 g d'aubergines
- ½ « yaourt » de soja
- 2 c. à s. d'huile d'olive et de colza
- ½ verre d'eau
- ¼ d'oignon
- ½ gousse d'ail
- 2 pincées de sel de potassium
- 1 c. à c. de poivre vert

Lavez et coupez les aubergines en petits dés.

Hachez l'oignon et l'ail.

Dans une cocotte, mettez 1 c. à s. d'huile à chauffer avec l'ail et l'oignon, puis ajoutez les aubergines et l'eau ; salez légèrement, couvrez et laissez cuire pendant 20 min.

Incorporez le « yaourt » de soja, puis mixez.

Badigeonnez légèrement les filets de canard avec le reste d'huile, saupoudrez de poivre vert, salez légèrement et faites-les cuire à la poêle pendant 5 min (ou plus, en fonction de votre goût).

Filets de sole grillés au romarin et gratin de courgettes

4 parts
Préparation : 15 min
Cuisson : 25 min (four à 200 °C)

Ingrédients :

- 600 g de filets de sole
- 800 g de courgettes
- 2 c. à s. d'huile d'olive et de colza
- ¼ d'oignon
- 1 gousse d'ail
- 2 c. à c. de romarin
- 2 pincées de sel de potassium
- 2 pincées de poivre

Préchauffez le four à 180 °C.

Lavez et râpez les courgettes.

Mélangez-les avec l'oignon et l'ail hachés, 1 c. à c. de romarin, 1 c. à s. d'huile, puis salez et poivrez légèrement.

Mettez le tout dans un plat et enfournez pendant 25 min, à 200 °C.

Dans une poêle antiadhésive, mettez 1 c. à s. d'huile à chauffer, faites saisir les filets, salez, poivrez légèrement, laissez cuire pendant 4 min de chaque côté et saupoudrez du reste de romarin.

Tomates farcies à la mousse de truite

4 parts
Préparation : 15 min
Cuisson : 15 min

Ingrédients :

- 600 g de filets de truite
- 800 g de tomates
- 1 botte de cresson (100 g)
- 1 c. à s. d'huile d'olive et de colza
- 1 c. à c. de zeste de citron
- 2 c. à c. de curcuma
- 1 pincée de sel de potassium
- 2 pincées de poivre

Faites cuire le poisson à la vapeur pendant 15 min, puis laissez-le refroidir.

Lavez les légumes, évidez les tomates et gardez la chair.

Mixez 100 g de chair de tomates, le poisson, l'huile, le zeste de citron, 1 c. à c. de curcuma, le sel et 1 pincée de poivre.

Farcissez l'intérieur des tomates avec cette préparation.

Servez avec le cresson et une sauce de votre choix.

Moules marinières et cœurs de céleri

4 parts
Préparation : 20 min
Cuisson : 40 min

Ingrédients :

- 2 kg de moules avec coquilles
- 800 g de cœurs de céleri en branches
- 1 c. à s. d'huile d'olive et de colza
- 60 cl d'eau
- 1 verre de vin blanc
- 1/4 d'oignon
- 1 gousse d'ail
- 1 bouquet garni
- 1 feuille de laurier
- 2 c. à s. de persil
- 2 pincées de sel de potassium
- 2 pincées de poivre

Épluchez et lavez les cœurs de céleri (gardez les feuilles pour une salade ou une soupe).

Mettez-les dans l'eau bouillante pendant 10 min.

Versez l'huile dans une cocotte antiadhésive, faites revenir l'oignon et l'ail haché.

Mettez-y les cœurs de céleri, recouvrez-les d'eau, ajoutez le laurier, salez, poivrez légèrement et laissez cuire pendant 30 min environ (l'eau doit être complètement absorbée).

En fin de cuisson, saupoudrez les cœurs avec 1 c. à s. de persil.

Entre-temps, grattez les moules et rincez-les.

Dans une marmite à bords hauts, versez le vin blanc, mettez le bouquet garni, puis salez et poivrez légèrement.

Portez le vin blanc à ébullition, ajoutez-y les moules, couvrez-les et faites-les ouvrir pendant 3 à 4 min.

En fin de cuisson, saupoudrez avec 1 c. à s. de persil.

Moussaka

4 parts
Préparation : 20 min
Cuisson : 30 min (four à 200 °C)

Ingrédients :

- 600 g de filets de dinde
- 500 g d'aubergines
- 500 g de tomates
- 2 c. à s. d'huile d'olive et de colza
- ½ verre de vin blanc
- ¼ d'oignon
- 1 gousse d'ail
- 1 c. à s. de persil
- 1 c. à s. de menthe
- ½ c. à c. de cannelle
- 1 pincée de sel de potassium
- 1 pincée de poivre

Préchauffez le four à 180 °C.

Lavez, coupez les aubergines et les tomates en rondelles.

Hachez les filets de dinde avec le persil, la menthe, la cannelle, puis salez et poivrez.

Mettez 1 c. à s. d'huile dans une poêle antiadhésive, faites dorer la moitié de l'oignon émincé, ajoutez-y les aubergines et la moitié des tomates, salez, poivrez, puis faites-les cuire pendant 15 min.

Parallèlement, dans une autre poêle antiadhésive, faites revenir la viande hachée dans 1 c. à s. d'huile avec le reste de tomates, d'oignon et l'ail haché, puis le vin blanc pendant 10 min.

Dans un plat rectangulaire, alternez une couche d'aubergines et une couche de viande, puis enfournez le plat pendant 15 min à 200 °C.

^

Les légumes cuits

Feuilles d'épinard au poivre cubèbe

4 parts
Préparation : 10 min
Cuisson : 20 min

Ingrédients :

- 1 kg d'épinards
- 1 c. à s. d'huile d'olive et de colza
- ¼ d'oignon
- 2 c. à c. de cerfeuil
- 2 pincées de poivre cubèbe
- 1 pincée de sel de potassium

Lavez les épinards, faites-les cuire pendant 10 min dans une casserole sans ajouter d'eau ; salez, poivrez, couvrez.

Égouttez-les.

Mettez 1 c. à s. d'huile dans une poêle antiadhésive, faites dorer l'oignon haché, ajoutez-y les épinards, le sel, le poivre et laissez cuire 10 min, puis saupoudrez de cerfeuil haché.

Ratatouille aux herbes de Provence

4 parts
Préparation : 15 min
Cuisson : 25 min

Ingrédients :

- 300 g d'aubergines
- 300 g de courgettes
- 300 g de tomates
- 100 g de poivrons
- 1 c. à s. d'huile d'olive et de colza
- ¼ d'oignon
- 1 gousse d'ail
- 1 pincée de piment d'Espelette
- 3 c. à c. d'herbes de Provence
- 1 pincée de sel de potassium

Lavez et coupez les légumes en petits cubes.

Dans une poêle antiadhésive, mettez l'huile, faites dorer l'oignon haché, ajoutez les légumes, l'ail haché, les herbes de Provence, le piment et le sel.

Laissez cuire pendant 25 min.

Compotée d'endives et tomates au paprika

4 parts
Préparation : 10 min
Cuisson : 20 min

Ingrédients :

- 900 g d'endives
- 100 g de tomates
- 1 c. à s. d'huile d'olive et de colza
- 1/4 d'oignon
- 1 gousse d'ail
- 1 c. à c. de curcuma
- 1 c. à c. de paprika
- 1 pincée de sel de potassium
- 1 pincée de poivre

Lavez, coupez les endives et les tomates en lanières.

Dans une poêle antiadhésive, mettez 1 c. à s. d'huile pour faire blondir l'oignon haché, ajoutez les endives, les tomates, l'ail haché, les épices, le sel, le poivre et laissez mijoter pendant 20 min.

Fricassée de fenouil

4 parts
Préparation : 10 min
Cuisson : 30 min

Ingrédients :

- 1 kg de bulbes de fenouil
- 1 c. à s. d'huile d'olive et de colza
- 1/2 verre de vin blanc
- 2 c. à c. de coriandre
- 1/4 d'oignon
- 1 pincée de sel de potassium
- 1 pincée de poivre

Lavez les fenouils, enlevez la partie dure et coupez-le à la verticale en tranches fines.

Faites-le cuire à la vapeur pendant 15 min.

Dans une poêle antiadhésive, faites blondir l'oignon haché dans 1 c. à s. d'huile, ajoutez-y les tranches de fenouil, faites-les dorer, versez le vin blanc, ajoutez la coriandre ; salez, poivrez, couvrez et laissez mijoter pendant 15 min, jusqu'à absorption totale du liquide.

Courgettes au persil et à la ciboulette

4 parts
Préparation : 15 min
Cuisson : 25 min

Ingrédients :

- 1 kg de courgettes
- 1 c. à s. d'huile d'olive et de colza
- ¼ d'oignon
- 1 gousse d'ail
- 2 c. à c. de persil
- 4 c. à s. de ciboulette
- 1 pincée de sel de potassium
- 1 pincée de poivre

Lavez et coupez les courgettes en lanières avec un épluche-légumes.

Mettez l'huile dans une poêle antiadhésive, faites blondir l'oignon haché, ajoutez-y les courgettes, l'ail haché, le persil et la ciboulette ; salez, poivrez et laissez cuire pendant 25 min.

Poivrons rouges, verts et jaunes au basilic

4 parts
Préparation : 15 min
Cuisson : 20 min

Ingrédients :

- 350 g de poivrons verts
- 350 g de poivrons rouges
- 300 g de poivrons jaunes
- 1 c. à s. d'huile d'olive et de colza
- ¼ d'oignon
- 1 gousse d'ail
- 4 c. à s. de basilic
- 1 pincée de sel de potassium
- 1 pincée de poivre

Lavez les poivrons et coupez-les en fines rondelles.

Mettez l'huile dans une poêle antiadhésive, faites dorer l'oignon émincé, ajoutez le mix de poivrons ; salez, poivrez, saupoudrez d'ail et de 2 c. à s. de basilic haché, puis laissez cuire pendant 20 min.

En fin de cuisson, ajoutez le reste de basilic.

Bouquets de brocolis aux baies de genièvre

4 parts
Préparation : 10 min
Cuisson : 25 min

Ingrédients :

- 1 kg de brocolis
- 1 c. à s. d'huile d'olive et de colza
- ¼ d'oignon
- 1 gousse d'ail
- 3 grains de baies de genièvre
- 1 pincée de sel de potassium
- 1 pincée de poivre

Lavez les brocolis et coupez-les en petits morceaux, puis faites-les cuire à la vapeur pendant 20 min.

Dans une poêle antiadhésive, versez l'huile, faites dorer l'oignon haché, ajoutez les brocolis, l'ail haché et les baies ; salez, poivrez et laissez mijoter pendant 5 min.

Haricots verts persillés

4 parts
Préparation : 15 min
Cuisson : 35 min

Ingrédients :

- 1 kg de haricots verts
- ¼ d'oignon
- 1 c. à s. d'huile d'olive et de colza
- 1 gousse d'ail hachée
- 4 c. à c. de persil
- 1 pincée de sel de potassium
- 1 pincée de poivre

Épluchez puis lavez les haricots verts et faites-les cuire à la vapeur pendant 30 min.

Dans une poêle antiadhésive, faites dorer l'oignon haché dans l'huile, laissez cuire 5 min, puis ajoutez les haricots verts, salez et poivrez.

Saupoudrez d'ail et de persil hachés.

Curry de bettes

4 parts
Préparation : 15 min
Cuisson : 20 min

Ingrédients :

- 1 kg de bettes
- 1 « yaourt » de soja
- 1 c. à s. d'huile d'olive et de colza
- 1/4 d'oignon
- 1/2 c. à c. de gingembre
- 1 pincée de piment doux
- 1/2 c. à c. de curry
- 1 pincée de sel de potassium
- 1 pincée de poivre

Lavez et épluchez les bettes, utilisez les côtes (réservez les feuilles pour en faire un potage) et coupez-les en petits tronçons.

Faites-les cuire à la vapeur pendant 15 min et égouttez-les.

Dans une poêle antiadhésive, faites blondir l'oignon haché avec l'huile, ajoutez les bettes, le « yaourt » et les épices. Salez, poivrez et laissez cuire pendant 5 min.

Chou-fleur aux épices

4 parts
Préparation : 10 min
Cuisson : 25 min

Ingrédients :

- 1 kg de chou-fleur
- 2 c. à s. d'huile d'olive et de colza
- 1/2 c. à c. de noix muscade
- 1 c. à c. de graines de sésame
- 1/4 d'oignon
- 1 pincée de sel de potassium
- 1 pincée de poivre

Lavez et coupez les petits bouquets du chou-fleur, puis faites-les cuire à la vapeur pendant 15 min.

Dans une cocotte antiadhésive, faites blondir l'oignon haché dans l'huile, ajoutez-y le chou-fleur et la noix muscade. Salez, poivrez, puis laissez cuire pendant 10 min.

En fin de cuisson, ajoutez les graines de sésame.

Panaché de courgettes et champignons au cerfeuil

4 parts
Préparation : 15 min
Cuisson : 20 min

Ingrédients :

- 600 g de courgettes
- 400 g de champignons
- 1 c. à s. d'huile d'olive et de colza
- 1/4 d'oignon
- 1 gousse d'ail
- 3 c. à s. de cerfeuil
- 1 pincée de sel de potassium
- 1 pincée de poivre

Lavez les légumes, coupez les courgettes en petits morceaux et émincez les champignons.

Dans une poêle antiadhésive, faites cuire les champignons pendant 10 min jusqu'à ce qu'ils perdent leur eau.

Parallèlement, dans une poêle antiadhésive, mettez 1 c. à s. d'huile et l'oignon haché. Ajoutez les courgettes, l'ail haché, le sel, le poivre, et laissez cuire pendant 10 min.

Ajoutez les champignons aux courgettes, saupoudrez de cerfeuil haché et laissez mijoter 10 min.

Poêlée d'aubergines et tomates à la menthe et à la cannelle

4 parts
Préparation : 15 min
Cuisson : 20 min

Ingrédients :

- 500 g d'aubergines
- 500 g de tomates
- 1 c. à s. d'huile d'olive et de colza
- 1/4 d'oignon
- 1 gousse d'ail
- 1 c. à s. de menthe
- 1/2 c. à c. de cannelle
- 1 pincée de sel de potassium
- 1 pincée de poivre

Lavez les légumes.

Coupez les aubergines en rondelles et les tomates en petits morceaux.

Dans une poêle antiadhésive, faites blondir l'oignon et l'ail hachés dans l'huile, ajoutez les légumes et l'aromatisation, le sel et le poivre.

Couvrez et faites cuire les légumes pendant 20 min.

Chou vert braisé

4 parts
Préparation : 10 min
Cuisson : 40 min

Ingrédients :

- 1 kg de chou vert
- ¼ d'oignon
- 1 c. à s. d'huile d'olive et de colza
- 15 cl de vin blanc sec
- ½ c. à c. de baies de genièvre
- 1 pincée de sel de potassium
- 1 pincée de poivre

Lavez les feuilles de chou, coupez-les en lanières, faites-les blanchir pendant 20 min à l'eau bouillante, puis égouttez-les.

Dans une sauteuse antiadhésive légèrement huilée, faites blondir l'oignon, ajoutez-y le chou, le vin blanc, les baies, le sel et le poivre, puis laissez cuire pendant 20 min.

Poireaux aux fines herbes

4 parts
Préparation : 10 min
Cuisson : 20 min

Ingrédients :

- 1 kg de poireaux
- ¼ d'oignon
- 1 gousse d'ail
- 1 c. à s. d'huile d'olive et de colza
- 4 c. à s. de mélange de fines herbes
- 1 pincée de sel de potassium
- 1 pincée de poivre

Épluchez les poireaux, coupez-les en petits tronçons, faites-les cuire à la vapeur pendant 15 min, puis égouttez-les.

Dans une sauteuse antiadhésive légèrement huilée, faites blondir l'oignon et l'ail hachés, ajoutez-y les poireaux, le sel et le poivre. Laissez dorer pendant 5 min, puis saupoudrez de fines herbes.

Artichaut vapeur

1 part
Préparation : 5 min
Cuisson : 20 min

Ingrédients :

- 1 artichaut

Lavez l'artichaut.

Faites-le cuire à la cocotte-minute pendant 20 min.

Accompagnez avec une sauce de votre choix (page 184).

Asperges à la vapeur sauce citron

4 parts
Préparation : 10 min
Cuisson : 25 min

Ingrédients :

- 1 kg d'asperges

Sauce proposée :

- 1 c. à s. d'huile d'olive et de colza
- le jus d'1 citron
- 1 c. à s. d'eau
- ¼ de gousse d'ail
- 2 c. à s. d'estragon
- 1 goutte de Tabasco
- 1 pincée de sel de potassium

Épluchez, puis lavez les asperges et faites-les cuire à la vapeur pendant 25 min.

Les soupes

Velouté d'asperges et courgettes au basilic

4 parts
Préparation : 15 min
Cuisson : 30 min

Ingrédients :

- 800 g d'asperges fraîches
- 200 g de courgettes
- ¼ d'oignon
- 1 c. à c. d'huile olive et de colza
- 4 c. à s. de basilic
- 75 cl d'eau
- 1 pincée de sel de potassium
- 1 pincée de poivre

Lavez les légumes.

Épluchez les asperges, coupez-les en morceaux et faites-les cuire à la vapeur pendant 15 min. Gardez l'eau de cuisson.

Coupez les courgettes en morceaux.

Dans une casserole, faites blondir l'oignon haché dans l'huile, ajoutez les courgettes, le sel, le poivre et laissez cuire pendant 5 min.

Ajoutez-y les asperges, l'eau de cuisson et laissez cuire pendant 15 min, puis mixez et ajoutez le basilic.

Velouté de cresson au gingembre

4 parts
Préparation : 10 min
Cuisson : 15 min

Ingrédients :

- 2 bottes de cresson
- 500 g de poireaux
- 75 cl d'eau
- 1 c. à c. de gingembre
- 1 pincée de sel de potassium
- 1 pincée de poivre

Lavez le cresson et coupez les tiges trop dures, puis hachez-le grossièrement.

Coupez les poireaux en morceaux.

Mettez l'eau à bouillir, ajoutez les poireaux, le sel, le poivre et laissez cuire pendant 15 min.

Ajoutez le cresson et laissez cuire 5 min, puis mixez.

Ajoutez le gingembre.

Velouté de champignons

4 parts
Préparation : 15 min
Cuisson : 20 min

Ingrédients :

- 700 g de champignons
- 300 g d'aubergines
- 1 c. à c. d'huile d'olive et de colza
- 75 cl d'eau
- ¼ d'oignon
- 3 c. à s. de persil
- 1 pincée de sel de potassium
- 1 pincée de poivre

Lavez, triez et coupez les champignons en petits morceaux.

Hachez l'oignon et faites-le blondir dans une casserole légèrement huilée.

Ajoutez les champignons et l'aubergine, le sel, le poivre, puis laissez mijoter pendant 15 min en couvrant.

Ajoutez l'eau, laissez cuire pendant 5 min, mixez puis saupoudrez de persil.

Velouté de chou-fleur au cumin

4 parts
Préparation : 10 min
Cuisson : 25 min

Ingrédients :

- 1 kg de chou-fleur
- ¼ d'oignon
- 75 cl d'eau
- 1 c. à c. de cumin
- 1 pincée de sel de potassium
- 1 pincée de poivre

Lavez, triez et coupez le chou-fleur en petits morceaux.

Mettez l'eau à chauffer dans une casserole, puis ajoutez le chou-fleur, l'oignon haché, le sel et le poivre. Laissez mijoter pendant 25 min à couvert.

Mixez et ajoutez le cumin (ajoutez un peu d'eau si nécessaire).

Velouté de brocolis au curcuma

4 parts
Préparation : 10 min
Cuisson : 25 min

Ingrédients :

- 1 kg de brocolis
- 75 cl d'eau
- ¼ d'oignon
- 1 gousse d'ail
- 1 c. à c. de curcuma
- 1 pincée de sel de potassium
- 1 pincée de poivre

Lavez, triez et coupez les brocolis en petits morceaux.

Mettez l'eau à chauffer dans une casserole, puis ajoutez les brocolis, le sel, le poivre, l'oignon et l'ail hachés, puis laissez mijoter pendant 25 min à couvert.

Mixez et ajoutez le curcuma (ajoutez un peu d'eau si nécessaire).

Velouté de courgettes et artichauts

4 parts
Préparation : 15 min
Cuisson : 40 min

Ingrédients :

- 400 g de fonds d'artichaut frais ou surgelés
- 600 g de courgettes
- 75 cl d'eau
- ¼ d'oignon
- ½ gousse d'ail
- 1 c. à c. de ciboulette
- 1 c. à c. de cerfeuil
- 1 pincée de sel de potassium
- 1 pincée de poivre

Faites décongeler ou épluchez vos artichauts et coupez-les en morceaux.

Faites-les cuire pendant 20 min à la cocotte-minute.

Lavez et épluchez les courgettes, puis coupez-les en petits morceaux.

Dans une casserole légèrement huilée, faites blondir l'oignon haché, puis ajoutez les légumes, le sel, le poivre et l'ail haché, et laissez cuire pendant quelques minutes.

Ajoutez l'eau et laissez mijoter pendant 20 min à couvert.

Mixez et ajoutez les herbes.

Velouté de poivrons et aubergines

4 parts
Préparation : 15 min
Cuisson : 25 min

Ingrédients :

- 400 g de poivrons
- 600 g d'aubergines
- 1 c. à c. d'huile d'olive et de colza
- 75 cl d'eau
- ¼ d'oignon
- ½ gousse d'ail
- 1 c. à c. de basilic
- 1 c. à c. de menthe
- 1 pincée de piment d'Espelette
- 1 pincée de sel de potassium

Lavez les légumes.

Épluchez les poivrons et les aubergines, puis coupez-les en petits morceaux.

Dans une casserole légèrement huilée, faites blondir l'oignon haché, puis ajoutez les légumes, l'ail haché, le sel, le piment et l'eau. Laissez cuire pendant 25 min à couvert.

Mixez et ajoutez les herbes hors du feu (rallongez avec un peu d'eau si nécessaire).

Velouté multilégumes

4 parts
Préparation : 15 min
Cuisson : 35 min

Ingrédients :

- 200 g de chou vert
- 400 g de poireaux
- 400 g de haricots verts
- 75 cl d'eau
- ¼ d'oignon
- 1 gousse d'ail
- 4 c. à s. de persil
- 1 c. à c. d'huile d'olive et de colza
- 1 pincée de sel de potassium
- 1 pincée de poivre

Lavez les légumes.

Coupez le chou en lanières.

Faites-le blanchir dans l'eau bouillante pendant 10 min.

Coupez les poireaux en morceaux.

Épluchez les haricots verts et coupez-les en petits morceaux.

Dans une marmite, faites blondir l'oignon haché dans 1 c. à c. d'huile, ajoutez-y l'ail haché, les poireaux, puis le chou.

Laissez suer les légumes pendant 10 min, recouvrez-les d'eau, portez à ébullition, puis ajoutez-y les haricots verts.

Laissez cuire pendant 15 min.

Mixez et ajoutez le persil haché.

Velouté de tomates

4 parts
Préparation : 10 min
Cuisson : 20 min

Ingrédients :

- 900 g de tomates
- 100 g de céleri en branches
- 75 cl d'eau
- 1/4 d'oignon
- 2 gousses d'ail
- 1 c. à c. d'huile d'olive et de colza
- 1 branche de thym
- 1 feuille de laurier
- 1 pincée de sel de potassium
- 1 pincée de poivre

Lavez les légumes.

Mettez 1 l d'eau dans une casserole, portez à ébullition, plongez-y les tomates 1 min pour pouvoir retirer la peau.

Coupez-les en morceaux, ainsi que les branches de céleri.

Dans une marmite, faites blondir l'oignon haché dans 1 c. à c. d'huile, ajoutez-y les tomates, l'ail haché, le céleri, le sel et le poivre.

Ajoutez l'eau, le thym, le laurier et laissez mijoter 20 min à feu doux et à couvert.

Retirez le thym et le laurier, puis mixez l'ensemble.

Les desserts fruités

Compote pommes-coings au zeste d'orange

4 parts
Préparation : 10 min
Cuisson : 30 min

Ingrédients :

- 350 g de pommes
- 250 g de coings
- 1 c. à c. de zeste d'orange
- 1/2 verre d'eau

Pelez les pommes et les coings, et coupez-les en petits dés.

Dans un premier temps, faites cuire les coings dans une casserole d'eau pendant 20 min.

Conservez l'eau de cuisson.

Ajoutez les pommes et laissez cuire pendant 10 min (ajoutez un peu d'eau de cuisson si nécessaire).

Ajoutez le zeste d'orange.

Mixez et laissez refroidir.

Compote de pommes à la cannelle

4 parts
Préparation : 10 min
Cuisson : 15 min

Ingrédients :

- 600 g de pommes
- 1/4 de verre d'eau
- 1 c. à c. de cannelle en poudre

Pelez les pommes.

Coupez-les en morceaux.

Faites cuire les pommes dans une casserole d'eau pendant 15 min, et ajoutez un peu d'eau si nécessaire.

Saupoudrez la cannelle.

Mixez et laissez refroidir.

Compote de pêches à la vanille

4 parts
Préparation : 5 min
Cuisson : 10 min

Ingrédients :

- 600 g de pêches
- 1 c. à c. d'extrait de vanille

Lavez les fruits et coupez-les en morceaux.

Faites-les cuire dans une casserole pendant 10 min.

Mixez et laissez refroidir.

Ajoutez la vanille.

Salade d'agrumes à la fleur d'oranger

4 parts
Préparation : 10 min

Ingrédients :

- 200 g d'oranges
- 200 g de mandarines
- 200 g de goyaves
- 1 c. à c. de fleur d'oranger

Pelez les fruits.

Coupez-les en morceaux.

Ajoutez la fleur d'oranger.

Laissez macérer.

Salade de fruits rouges à la menthe poivrée

4 parts
Préparation : 5 min

Ingrédients :

- 300 g de fraises
- 200 g de framboises
- 100 g de groseilles
- ½ c. à c. de menthe poivrée

Lavez les fruits.

Coupez les fraises en morceaux.

Mélangez les fruits et ajoutez la menthe poivrée.

Laissez macérer.

Salade de pêches et brugnons anisée

4 parts
Préparation : 5 min

Ingrédients :

- 450 g de pêches
- 150 g de brugnons
- 1 pincée de poudre d'anis

Lavez les fruits.

Coupez-les en morceaux.

Ajoutez l'anis.

Laissez macérer.

Crème de fruits rouges

4 parts
Préparation : 10 min
Cuisson : 10 min

Ingrédients :

- 400 g de myrtilles ou framboises
- 1 « yaourt » de soja
- ½ c. à c. de vanille
- 1 g d'agar-agar

Lavez les fruits et gardez-en quelques-uns pour le dressage.

Mettez-les à cuire à feu doux avec la vanille pendant 10 min.

Mixez-les, ajoutez le « yaourt », l'agar-agar et laissez épaissir.

Répartissez la crème dans des coupelles individuelles.

Garnissez le dessus avec les fruits restants.

Pommes au four aux quatre-épices

4 parts
Préparation : 10 min
Cuisson : 25 min (four à 200 °C)

Ingrédients :

- 4 pommes
- ½ c. à c. de quatre-épices à pain d'épices
- 3 c. à s. d'eau

Préchauffez le four à 180 °C.

Lavez les pommes, puis étêtez-les, évidez-les et réservez leur chair.

Hachez grossièrement la chair avec les épices.

Garnissez les pommes avec cette préparation.

Enfournez le plat, mettez 3 c. à s. d'eau, et laissez cuire pendant 25 min à 200 °C.

Compote de pommes et rhubarbe

4 parts
Préparation : 10 min
Cuisson : 20 min

Ingrédients :

- 200 g de pommes
- 400 g de rhubarbe

Pelez les pommes, la rhubarbe et coupez-les en petits dés.

Faites cuire les fruits pendant 20 min (ajoutez un peu d'eau si nécessaire).

Mixez et laissez refroidir.

Compote de fraises et rhubarbe

4 parts
Préparation : 10 min
Cuisson : 20 min

Ingrédients :

- 200 g de fraises
- 400 g de rhubarbe

Pelez la rhubarbe, lavez les fraises et coupez-les en petits dés.

Faites cuire la rhubarbe pendant 15 min, ajoutez les fraises et laissez cuire pendant 5 min encore.

Mixez et laissez refroidir.

Compote d'abricots au romarin

4 parts
Préparation : 10 min
Cuisson : 15 min

Ingrédients :

- 600 g d'abricots
- ¼ de branche de romarin
- ¼ de gousse de vanille

Lavez les fruits et coupez-les en petits dés.

Faites cuire les fruits pendant 15 min avec le romarin et la vanille.

Retirez la branche de romarin et la gousse de vanille.

Mixez et laissez refroidir.

Les smoothies

Smoothies au « lait » végétal aromatisé

1 part
Préparation : 5 min

Smoothie light

Ingrédients :

- 100 ml de « lait » de soja ou d'amande
- 100 ml d'eau
- 50 g de fruits (voir la liste des fruits autorisés page 65) OU 75 g de légumes (voir la liste des légumes autorisés page 64) OU 50 g de fruits et 25 g de légumes
- 1 glaçon

Smoothie classique

Ingrédients :

- 200 ml de « lait » de soja ou d'amande
- 50 g de fruits (voir la liste des fruits autorisés page 65) OU 75 g de légumes (voir la liste des légumes autorisés page 64) OU 50 g de fruits et 25 g de légumes
- 1 glaçon

Smoothie épais

Ingrédients :

- 100 ml de « lait » de soja ou d'amande
- 1 « yaourt » de soja
- 50 g de fruits (voir la liste des fruits autorisés page 65) OU 75 g de légumes (voir la liste des légumes autorisés page 64) OU 50 g de fruits et 25 g de légumes
- aromates (menthe, vanille, cannelle, fleur d'oranger…)
- 1 glaçon

Lavez les fruits (et/ou les légumes).

Dans un blender, mixez le tout, puis ajoutez le glaçon.

Les recettes de la phase 2

Les omelettes blanches

Elles peuvent être aromatisées aux herbes ou aux épices de votre choix.

1 part
Préparation : 5 min
Cuisson : 6 min

Ingrédients :

- 3 blancs d'œufs pour le premier jour du test de réintroduction
- 1 à 2 blancs d'œufs pour les autres jours de test
- 1 pincée de sel de potassium
- 1 pincée de poivre
- 1 c. à c. d'huile d'olive et de colza
- herbes proposées : basilic, cerfeuil, ciboulette, estragon, persil, romarin…
- épices proposées : anis, cannelle, curry…

Battez le blanc d'œuf au fouet.

Incorporez les herbes ou épices de votre choix, le sel et le poivre.

Faites cuire l'omelette blanche aromatisée dans une poêle antiadhésive légèrement huilée 3 min de chaque côté.

Les smoothies au lait de vache à 0 % aromatisé

1 part
Préparation : 5 min

Ingrédients :

- 200 ml de lait de vache à 0 %
- 50 g de fruits (voir la liste des fruits autorisés page 65) OU 75 g de légumes (voir la liste des légumes autorisés page 64) OU 50 g de fruits et 25 g de légumes
- aromates (menthe, vanille, cannelle, fleur d'oranger…)
- 1 glaçon

Lavez les fruits (et/ou les légumes).

Dans un blender, mixez-le tout et ajoutez le glaçon.

Les recettes de la phase 3

Le répertoire des recettes par profil

Profil 1 : sans intolérance

Profil 2 : intolérance à l'œuf

Profil 3 : intolérance aux laits

Profil 4 : intolérance au gluten

Profil 5 : intolérance à l'œuf et aux laits

Profil 6 : intolérance à l'œuf et au gluten

Profil 7 : intolérance au gluten et aux laits

Profil 8 : intolérance à l'œuf, aux laits et au gluten

Les sauces au yaourt de vache à 0 % aromatisé

Pour les profils P1, P2, P4, P6 :

Estragon et ail

- 1 yaourt à 0 %
- 1 c. à c. d'estragon
- ½ gousse d'ail pilée
- 1 pincée de sel de potassium et de poivre

Basilic et citron

- 1 yaourt à 0 %
- 1 c. à s. de basilic haché
- ½ c. à c. de zeste de citron
- ½ gousse d'ail pilée
- 1 pincée de sel de potassium et de poivre

Curry

- 1 yaourt à 0 %
- 1 c. à c. de curry
- 1 pincée de sel de potassium et de poivre

Paprika et gingembre

- 1 yaourt à 0 %
- 1/2 c. à c. de paprika
- 1/2 c. à c. de gingembre
- 1 pincée de sel de potassium et de poivre

Coriandre et curcuma

- 1 yaourt à 0 %
- 1/2 c. à c. de coriandre
- 1/2 c. à c. de curcuma
- 1 pincée de sel de potassium et de poivre

Menthe et cannelle

- 1 yaourt à 0 %
- 2 c. à c. de menthe
- 1/4 de c. à c. de cannelle
- 1 pincée de sel de potassium et de poivre

Aneth

- 1 yaourt à 0 %
- 1 c. à c. d'aneth
- 1 pincée de sel de potassium et de poivre

Ciboulette

- 1 yaourt à 0 %
- 2 c. à s. de ciboulette
- 1 pincée de sel de potassium et de poivre

Utilisez les épices suivantes à votre convenance :

cannelle +
safran+
curcuma+

Smoothies au lait de vache à 0 % aromatisé

Pour les profils P1, P2, P4, P6 :

1 part
Préparation : 5 min

Smoothie light

Ingrédients :

- 100 ml de lait de vache
- 100 ml d'eau
- 50 g de fruits (voir la liste des fruits autorisés page 65) OU 75 g de légumes (voir la liste des légumes autorisés page 64) OU 50 g de fruits et 25 g de légumes
- 1 glaçon

Smoothie classique

Ingrédients :

- 200 ml de lait de vache à 0 %
- 50 g de fruits (voir la liste des fruits autorisés page 65) OU 75 g de légumes (voir la liste des légumes autorisés page 64) OU 50 g de fruits et 25 g de légumes
- 1 glaçon

Smoothie épais

Ingrédients :

- 100 ml de lait de vache à 0 %
- 1 yaourt de lait de vache à 0 %
- 50 g de fruits (voir la liste des fruits autorisés page 65) OU 75 g de légumes (voir la liste des légumes autorisés page 64) OU 50 g de fruits et 25 g de légumes
- aromates (menthe, vanille, cannelle, fleur d'oranger…)
- 1 glaçon

Lavez les fruits (et/ou les légumes).
Dans un blender, mixez le tout, puis ajoutez le glaçon.

Les collations

Pour tous les profils :

- **100 g de légumes crus :** endive, carotte, fenouil, concombre, radis noir, céleri en branches, courgette, chou-rave, poivron… en bâtonnets ; radis rose, tomate cerise, artichaut poivrade, bouquet de chou-fleur, champignon… en lamelles

ou

- **100 g de légumes cuits :** brocoli blanchi 5 à 7 min à l'eau bouillante ou 6 à 8 min au micro-ondes ; haricot vert

ou

- **10 g de flocons de céréales sans gluten et sans sucre :** châtaigne, maïs, millet, quinoa, riz complet, sarrasin, soja, pois chiches, teff

ou

- 1 smoothie au « lait » végétal aromatisé (page 215)

Pour les profils P1, P2, P3, P5 :

10 g de flocons de céréales sans sucre : avoine, épeautre, orge, blé, seigle…

Pour les profils P1, P2, P4, P6 :

1 smoothie au lait de vache à 0 % aromatisé (page 222)

Sur le pouce

Pour vos salades « sur le pouce », vous pouvez remplacer les sauces proposées dans les recettes.

Pour les profils P1, P2, P4, P6 :

- sauce au yaourt de vache à 0 % aromatisé (page 221)
- sauce au « yaourt » de soja aromatisé (page 184)
- sauce allégée au citron (page 184)

Pour les profils P3, P5, P7, P8 :

- sauce au « yaourt » de soja aromatisé (page 184)
- sauce allégée au citron (page 184)

Lardons de truite fumée et bâtonnets de crudités***

4 parts
Préparation : 20 min

Ingrédients :

- 400 g de truite fumée
- 200 g de concombre
- 150 g de céleri
- 500 g de chou-fleur
- 300 g de tomates cerises

Sauce proposée :

- 1 pincée de zeste de citron
- 2 c. à s. de fines herbes vertes (au choix)
- 1 pincée de sel de potassium
- 1 pincée de poivre
- 2 yaourts de vache à 0 % **pour les profils P1, P2, P4, P6**

ou

- 2 « yaourts » de soja **pour les profils P3, P5, P7, P8**

Lavez les légumes.

Coupez le concombre et les branches de céleri en petits bâtonnets.

Prélevez les bouquets de chou-fleur.

Coupez les tranches de truite en lardons.

Disposez les crudités et les lardons dans un plat.

Préparez la sauce avec les yaourts (de vache ou de soja, selon votre profil), les fines herbes, le sel, le poivre et le zeste de citron.

Servez la sauce séparément.

Panaché de chou blanc, carottes au cerfeuil et dés de jambon de poulet

4 parts
Préparation : 15 min

Ingrédients :

- 600 g de jambon de poulet
- 500 g de chou blanc
- 500 g de carottes

Sauce proposée :

- 1 gousse d'ail hachée
- 3 c. à s. de cerfeuil
- 1 goutte de Tabasco
- 1 pincée de sel de potassium
- 2 yaourts de brebis à 0 % **pour les profils P1, P2, P4, P6**

ou

- 2 « yaourts » de soja **pour les profils P3, P5, P7, P8**

Pelez et râpez les carottes, et émincez le chou blanc.

Coupez le jambon de poulet en petits dés.

Préparez l'assaisonnement en mélangeant l'ail, le cerfeuil, le Tabasco et le sel avec les yaourts (de brebis ou de soja, selon votre profil).

Incorporez la sauce aux crudités et au jambon.

Rillettes aux deux poissons et duo de radis***

4 parts
Préparation : 20 min
Cuisson : 15 min
Réfrigération : 2 h

Ingrédients :

- 400 g de saumon frais
- 200 g de saumon fumé
- 250 g de radis
- 250 g de radis noir
- 500 g d'endives
- le jus d'1 citron
- 1 c. à c. de ciboulette
- 1 pincée de poivre
- 1 pincée de sel de potassium
- 120 g de yaourt de vache à 0 % **pour les profils P1, P2, P4, P6**

ou

- 120 g de « yaourt » de soja **pour les profils P3, P5, P7, P8**

Faites cuire le saumon frais à la vapeur pendant 15 min et laissez-le refroidir.

Lavez et préparez les radis.

Lavez les endives et effeuillez-les.

Hachez les poissons au couteau.

Mélangez le yaourt (de vache ou de soja, selon votre profil), le jus de citron, la ciboulette, le sel et le poivre aux poissons.

Versez la préparation dans une terrine, tassez-la et réservez 2 h au réfrigérateur.

Coupez le radis noir en rondelles.

Servez les rillettes avec les crudités.

Asperges au tzatziki

4 parts
Préparation : 40 min (dont 30 min pour faire dégorger le concombre)
Cuisson : 20 min

Ingrédients :

- 600 g de tranches de jambon de dinde
- 1 kg d'asperges
- 200 g de salade

Sauce proposée :

- 200 g de concombre
- 1 gousse d'ail
- ¼ d'oignon
- 2 c. à c. d'aneth
- 1 pincée de sel de potassium
- 1 pincée de poivre
- 2 yaourts de chèvre à 0 % **pour les profils P1, P2, P4, P6**

ou

- 2 « yaourts » de soja **pour les profils P3, P5, P7, P8**

Lavez les légumes, puis épluchez les asperges et le concombre.

Faites cuire les asperges à la vapeur pendant 20 min.

Râpez le concombre, puis faites-le dégorger avec 1 pincée de sel pendant 30 min et égouttez-le.

Pressez-le pour en extraire le « jus ».

Mettez le concombre râpé dans un saladier, incorporez-y les yaourts (de chèvre ou de soja, selon votre profil), l'aneth, l'ail et l'oignon hachés, le sel et le poivre.

Servez la préparation avec 1 tranche de jambon, les asperges et la salade.

Salade méditerranéenne aux œufs

4 parts
Préparation : 20 min
Cuisson : 10 min

Ingrédients :

- 6 œufs
- 400 g de courgettes
- 100 g de poivrons verts
- 100 g de poivrons jaunes
- 400 g de tomates cerises
- quelques feuilles de salade frisée

Pour les profils P1, P3, P4, P7 :

Sauce proposée :

- 1 c. à s. d'huile d'olive et de colza
- le jus d'1 à 2 citron(s)
- 1 c. à s. d'eau
- ½ gousse d'ail
- 2 c. à c. d'herbes de Provence
- 1 pincée de sel de potassium
- 1 pincée de poivre

Faites cuire les œufs dans l'eau bouillante pendant 10 min, puis laissez-les refroidir.

Lavez les légumes.

Coupez les poivrons et la salade en lanières fines.

Coupez les courgettes en rubans à l'aide d'un épluche-légumes.

Émiettez les œufs à la fourchette et saupoudrez-les sur la salade de légumes.

Préparez l'assaisonnement en mélangeant l'huile, le jus de citron, l'eau, l'ail haché, les herbes de Provence, le sel et le poivre.

Servez la sauce séparément. Vous pouvez ajouter un peu de jus de citron si vous le souhaitez.

Salade méditerranéenne aux sardines

4 parts
Préparation : 20 min

Ingrédients :

- 400 g de sardines au citron et basilic (sans huile)
- 400 g de courgettes
- 100 g de poivrons verts
- 100 g de poivrons jaunes
- 400 g de tomates cerises
- quelques feuilles de salade frisée

pour les profils P2, P5, P6, P8 :

Sauce proposée :

- 1 c. à s. d'huile d'olive et de colza
- le jus d'1 à 2 citron(s)
- 1 c. à s. d'eau
- ½ gousse d'ail
- 2 c. à c. de basilic
- 1 pincée de sel de potassium
- 1 pincée de poivre

Lavez les légumes.

Coupez les poivrons et la salade.

Coupez les courgettes en rubans à l'aide d'un épluche-légumes.

Mélangez les légumes aux sardines.

Préparez l'assaisonnement en mélangeant l'huile, le jus de citron, l'eau, l'ail haché, le basilic, le sel et le poivre.

Servez la sauce séparément. Vous pouvez ajouter un peu de jus de citron si vous le souhaitez.

Les plats

Flan de bettes

4 parts
Préparation : 15 min
Cuisson : 35 min (four à 210 °C)

Ingrédients :

- 800 g de bettes
- 1 salade
- 6 œufs entiers
- 1/2 c. à s. d'huile d'olive et de colza
- ½ c. à c. de noix muscade en poudre
- 1 pincée de sel de potassium
- 1 pincée de poivre
- 50 g de fromage blanc de vache à 0 % **pour les profils P1, P4**

ou

- 50 g de « yaourt » de soja **pour les profils P3, P7**

Préchauffez le four à 200 °C.

Séparez les côtes des feuilles de bettes.

Épluchez les côtes et coupez-les en tronçons.

Lavez tous les légumes.

Faites cuire les côtes à la vapeur pendant 15 min, égouttez et pressez-les de façon à enlever le maximum d'eau.

Ébouillantez les feuilles dans une casserole d'eau pendant 5 min, égouttez et pressez-les, puis hachez-les au couteau.

Battez les œufs, la noix muscade, le sel, le poivre, le fromage blanc ou le « yaourt » de soja (selon votre profil), puis mélangez-les avec les côtes et les feuilles.

Huilez légèrement un plat et versez-y la préparation.

Enfournez et laissez cuire pendant 20 min à 210 °C.

Servez avec une salade légèrement assaisonnée d'un filet d'huile.

Sauté de chou-fleur et émincé de dinde au Ras El Hanout

4 parts
Préparation : 20 min
Cuisson : 20 min

Ingrédients :

- 600 g de filets de dinde
- 1 kg de chou-fleur
- 1 c. à s. d'huile d'olive et de colza
- ¼ d'oignon
- 1/2 gousse d'ail
- 1 c. à c. de Ras El Hanout
- 2 pincées de sel de potassium
- 1 yaourt de vache à 0 % **pour les profils P2, P6**

ou

- 1 « yaourt » de soja **pour les profils P5, P8**

Lavez le chou-fleur, détaillez-le en petits bouquets et faites-le cuire à la vapeur pendant 15 min.

Émincez les filets de dinde.

Dans une poêle antiadhésive, faites revenir l'ail haché dans ½ c. à s. d'huile, ajoutez l'émincé de dinde avec 1 pincée de sel, puis laissez cuire pendant 10 min.

Mélangez 1/2 c. à c. de Ras El Hanout au yaourt (de vache ou de soja, selon votre profil) et versez cette préparation sur l'émincé de dinde.

Laissez cuire à feu doux pendant quelques minutes.

Dans une sauteuse antiadhésive, faites revenir l'oignon haché dans ½ c. à s. d'huile, puis ajoutez le chou-fleur et saupoudrez du reste de Ras El Hanout et d'une pincée de sel.

Laissez cuire pendant 5 min.

Timbales de brocolis

4 parts
Préparation : 15 min
Cuisson : 35 min (four à 210 °C)

Ingrédients :

- 1 kg de brocolis
- 6 œufs entiers
- 1/2 c. à s. d'huile d'olive et de colza
- 1 c. à c. de zeste de citron
- 1 pincée de sel de potassium
- 1 pincée de poivre
- 100 g de fromage de chèvre à 0 % **pour les profils P1, P4**

ou

- 100 g de soyeux de soja **pour les profils P3, P7**

Préchauffez le four à 200 °C.

Triez, lavez les brocolis, séparez-les en petits bouquets, puis faites-les cuire à la vapeur pendant 15 min.

Battez les œufs, le zeste de citron, le sel, le poivre et le fromage blanc ou le soyeux de soja (selon votre profil).

Incorporez cette préparation aux brocolis.

Huilez légèrement et répartissez la préparation dans les timbales.

Enfournez et laissez cuire pendant 20 min à 210 °C.

Filets de hareng et purée de brocolis au paprika

4 parts
Préparation : 10 min
Cuisson : 30 min

Ingrédients :

- 600 g de filets de hareng
- 1 kg de brocolis
- 1 c. à s. d'huile d'olive et de colza
- 1,5 c. à c. de paprika
- 2 pincées de sel de potassium
- 2 pincées de poivre
- 100 g de fromage blanc de chèvre à 0 % **pour les profils P2, P6**

ou

- 100 g de soyeux de soja **pour les profils P5, P8**

Lavez les brocolis, faites-les cuire à la vapeur pendant 20 min, puis mixez-les.

Ajoutez le fromage blanc ou le soyeux de soja (selon votre profil), 1 c. à c. de paprika, 1 pincée de sel et de poivre.

Dans un bol, aromatisez l'huile avec ½ c. à c. de paprika et badigeonnez les filets de hareng avec un pinceau, puis salez et poivrez légèrement.

Dans une poêle antiadhésive, faites cuire les filets pendant 10 min.

Gâteau de légumes au basilic

4 parts
Préparation : 20 min
Cuisson : 40 min (four à 210 °C)

Ingrédients :

- 400 g d'aubergines
- 200 g de champignons de Paris
- 150 g de poivrons
- 300 g de courgettes
- 6 œufs
- ¼ d'oignon
- 3 c. à s. de basilic
- 1 pincée de sel de potassium
- 1 pincée de poivre
- 100 g de petits-suisses à 0 % **pour les profils P1, P4**

ou

- 1 « yaourt » de soja **pour les profils P3, P7**

Préchauffez le four à 200 °C.

Lavez les légumes.

Coupez les champignons finement, puis faites-les revenir dans une poêle antiadhésive pendant 10 min pour qu'ils perdent leur eau et égouttez-les.

Râpez grossièrement les autres légumes.

Dans un saladier, mélangez les œufs préalablement battus avec les petits-suisses ou le « yaourt » de soja (selon votre profil), le basilic, l'oignon haché, le sel et le poivre.

Ajoutez-y les légumes.

Tapissez un moule à gâteau avec du papier cuisson et versez la préparation, enfournez pendant 30 min à 210 °C.

Gratin de légumes et poisson aux deux coriandres

4 parts
Préparation : 20 min
Cuisson : 30 min (four à 210 °C)

Ingrédients :

- 200 g de filets de truite
- 300 g de filets de chinchard
- 400 g d'aubergines
- 200 g de champignons de Paris
- 150 g de poivrons
- 300 g de courgettes
- ¼ d'oignon
- 1 c. à s. d'huile d'olive et de colza
- ½ c. à c. de coriandre moulue
- 2 c. à s. de coriandre en feuilles
- 1 pincée de sel de potassium
- 1 pincée de poivre
- 2 yaourts de vache à 0 % **pour les profils P2, P6**

ou

- 2 « yaourts » de soja **pour les profils P5, P8**

Préchauffez le four à 200 °C.

Lavez les légumes.

Coupez finement les champignons et coupez les autres légumes en julienne.
Faites revenir les champignons dans une poêle antiadhésive pendant 10 min pour qu'ils perdent leur eau et égouttez-les.

Dans une poêle antiadhésive légèrement huilée, faites revenir pendant 10 min les autres légumes avec l'oignon haché.
En fin de cuisson, ajoutez-y les champignons.
Faites cuire les poissons à la vapeur pendant 10 min et émiettez-les.
Huilez légèrement un plat à gratin, disposez l'émiettée de poisson au fond et saupoudrez de coriandre moulue.

Mélangez tous les légumes avec les yaourts (de vache ou de soja, selon votre profil), les feuilles de coriandre finement ciselées, le sel et le poivre.
Versez cette préparation sur l'émiettée de poissons et enfournez le plat 10 min à 210 °C.

Roulé d'omelette aux épinards en branches

4 parts
Préparation : 15 min
Cuisson : 20 min

Ingrédients :

- 800 g d'épinards
- 6 œufs entiers
- 1 c. à s. d'huile d'olive et de colza
- ¼ d'oignon
- 2 c. à s. de persil
- 1 pincée de sel de potassium
- 1 pincée de poivre
- 50 g de yaourt de chèvre à 0 % **pour les profils P1, P4**

ou

- 50 g de soyeux de soja **pour les profils P3, P7**

Triez, lavez, hachez les épinards, puis faites-les cuire dans une casserole pendant 10 min.

Égouttez-les, puis essorez-les.

Dans une poêle antiadhésive, faites dorer l'oignon haché, ajoutez-y les épinards, le yaourt ou le soyeux de soja (selon votre profil) et laissez cuire 5 min.

Pendant ce temps, séparez les blancs des jaunes d'œufs, puis battez les blancs en neige.

Battez les jaunes avec le persil, le sel, le poivre et incorporez-y les blancs montés en neige.

Pour faire cuire l'omelette, répartissez la préparation dans 2 poêles antiadhésives légèrement huilées, pendant environ 3 min de chaque côté. Surveillez la cuisson, car l'omelette doit être souple pour pouvoir la rouler.

Disposez chaque omelette sur un plat et répartissez-y une partie des épinards.

Roulez les omelettes en prenant soin de ne pas les casser et servez avec le reste d'épinards.

Aubergines farcies au tofu et graines de sésame

4 parts
Préparation : 15 min
Cuisson : 30 min (four à 220 °C)

Ingrédients :

- 400 g de tofu
- 4 petites aubergines ou 2 grosses (1 kg)
- 1 c. à s. d'huile olive et de colza
- 1 gousse d'ail
- 1 c. à s. de persil
- 2 c. à s. d'estragon
- 2 c. à s. de graines de sésame
- 1 pincée de sel de potassium
- 1 pincée de poivre
- 4 c. à s. de yaourt de brebis allégé **pour les profils P2, P6**

ou

- 4 c. à s. de « yaourt » de soja allégé **pour les profils P5, P8**

Préchauffez le four à 200 °C.

Lavez les aubergines et coupez-les en 2 dans le sens de la longueur.

Prélevez la chair des aubergines en laissant une épaisseur d'au moins 1 cm.

Hachez le tofu et la chair des aubergines, puis mélangez avec les herbes et l'ail haché.

Ajoutez le yaourt (de brebis ou de soja, selon votre profil) et les graines de sésame, puis salez et poivrez.

Répartissez la farce dans les aubergines et terminez par un léger filet d'huile.

Tapissez un plat avec du papier cuisson et mettez-y les aubergines farcies.

Enfournez et laissez cuire pendant 30 min à 220 °C.

Filets d'églefin sauce ciboulette

4 parts
Préparation : 10 min
Cuisson : 20 min

Ingrédients :

- 600 g de filets d'églefin
- 1 c. à s. d'huile d'olive et de colza
- ½ verre de vin blanc
- ¼ d'oignon
- 5 c. à s. de ciboulette
- 1 pincée de sel de potassium
- 1 pincée de poivre
- 150 g de fromage blanc de vache lissé à 0 % **pour les profils P1, P2, P4, P6**

ou

- 150 g de « yaourt » de soja **pour les profils P3, P5, P7, P8**

Faites cuire les filets à la vapeur pendant 5 min environ.

Pour la sauce, faites suer dans l'huile l'oignon haché très fin, ajoutez-y le vin blanc, laissez réduire pendant 15 min, incorporez le fromage blanc ou le « yaourt » de soja (selon votre profil), puis la ciboulette hachée ; salez et poivrez.

Maintenez au chaud quelques minutes en remuant.

Servez avec un légume cuit choisi dans les recettes de base (page 199).

Cuisses de lapin en papillotes et champignons poêlés

4 parts
Préparation : 15 min
Cuisson : 30 min (four à 220 °C)

Ingrédients :

- 4 cuisses de lapin (environ 600 g)
- 800 g de champignons de Paris
- 1 c. à s. d'huile d'olive et de colza
- 1 échalote
- 2 gousses d'ail
- 2 c. à c. de ciboulette
- 2 c. à c. de persil
- 2 c. à c. de cerfeuil
- 4 petites branches de thym
- 2 pincées de sel de potassium
- 2 pincées de poivre
- 4 c. à s. de yaourt de chèvre allégé **pour les profils P1, P2, P4, P6**

ou

- 4 c. à s. de soyeux de soja **pour les profils P3, P5, P7, P8**

Préchauffez le four à 200 °C.

Découpez 4 rectangles de papier cuisson.

Hachez l'ail et l'échalote.

Disposez les cuisses de lapin sur chaque feuille de papier.

Sur chaque cuisse, mettez une petite pincée d'ail et d'échalote hachés, 1 c. à s. de yaourt ou de soyeux de soja (selon votre profil), puis une petite branche de thym.

Salez et poivrez légèrement.

Repliez chaque feuille en papillote et enfermez chacune d'elle dans une feuille de papier aluminium (pour éviter que le papier cuisson ne brûle).

Disposez les papillotes dans un plat à cuisson et enfournez à 220 °C pendant 30 min.

Triez et lavez les champignons, coupez-les en morceaux et essuyez-les.

Dans une poêle antiadhésive légèrement huilée, mettez les champignons à cuire pendant 10 min avec le reste d'ail ; salez et poivrez légèrement.

En fin de cuisson, ajoutez les fines herbes.

Suprêmes de pintade aux épices et poireaux

4 parts
Préparation : 40 min
Cuisson : 35 min (four à 200 °C)

Ingrédients :

- 600 g de suprêmes de pintade
- 1 kg de poireaux
- 1 c. à s. d'huile d'olive et de colza
- ½ c. à c. de zeste de citron
- ¼ d'oignon
- ½ gousse d'ail
- 1/4 de c. à c. de gingembre
- 1/4 de c. à c. de curcuma
- 1/4 de c. à c. de curry
- 1 pincée de cannelle
- 1 pincée de sel de potassium
- 2 yaourts de brebis allégés **pour les profils P1, P2, P4, P6**

ou

- 2 « yaourts » de soja **pour les profils P3, P5, P7, P8**

Préchauffez le four à 180 °C.

Dans un bol, mélangez les yaourts (de brebis ou de soja, selon votre profil) avec les épices, l'ail et l'oignon haché, puis le zeste de citron et le sel.

Mettez les suprêmes dans un plat et badigeonnez-les avec la moitié de la préparation aux épices.

Couvrez avec un film et laissez macérer au réfrigérateur pendant environ 30 min.

Épluchez les poireaux, lavez-les, coupez-les en petits tronçons, puis faites-les cuire à la vapeur pendant 20 min.

Mettez-les dans un plat et incorporez-y le reste de la sauce aux épices.

Enfournez le plat pendant 10 min à 200 °C.

Dans une poêle antiadhésive légèrement huilée, faites cuire les suprêmes pendant 5 min sur chaque face. En fin de cuisson, ajoutez le reste de la sauce.

Galettes de saumon au poivron et citronnelle***

4 parts
Préparation : 10 min
Cuisson : 10 à 15 min

Ingrédients :

- 500 g de saumon
- 100 g de crevettes décortiquées
- 50 g de poivron vert
- 1 c. à s. d'huile d'olive et de colza
- ¼ d'oignon
- 1 c. à c. de citronnelle
- 1 pincée de sel de potassium
- 1 pincée de poivre
- 50 g de yaourt de vache à 0 % **pour les profils P1, P2, P4, P6**

ou

- 50 g de soyeux de soja **pour les profils P3, P5, P7, P8**

Lavez le poivron et hachez-le finement au couteau.

Hachez le saumon et les crevettes au couteau également.

Mélangez le poisson avec le poivron, l'oignon haché, la citronnelle, le yaourt ou le soyeux de soja (selon votre profil), salez et poivrez.

Formez des petites boules que vous aplatissez en forme de galettes.

Dans une poêle antiadhésive légèrement huilée, faites cuire les galettes de saumon environ 5 min de chaque côté.

Accompagnez d'un légume cuit choisi dans les recettes de base (page 199).

Filets de chinchard à la menthe et au zeste de citron

4 parts
Préparation : 10 min
Cuisson : 25 min (four à 220 °C)

Ingrédients :

- 600 g de filets de chinchard
- 4 artichauts
- 1 c. à s. d'huile d'olive et de colza
- 1 gousse d'ail
- 1 c. à c. de zeste de citron
- 1 c. à c. de menthe ciselée
- 1 pincée de sel de potassium
- 1 pincée de poivre
- 1 yaourt de vache à 0 % **pour les profils P1, P2, P4, P6**

ou

- 1 « yaourt » de soja **pour les profils P3, P5, P7, P8**

Préchauffez le four à 210 °C.

Lavez l'artichaut.

Faites-le cuire à la cocotte-minute pendant 20 min.

Écrasez les gousses d'ail.

Râpez la peau du citron.

Tapissez le fond d'un plat avec du papier cuisson et mettez-y les filets de chinchard.

Mélangez la moitié de l'ail écrasé avec l'huile et badigeonnez les filets de poisson.

Enfournez pendant 20 min à 220 °C.

Dans un bol, mélangez le reste d'ail, la menthe, le zeste de citron avec le yaourt (de vache ou de soja, selon votre profil), puis salez et poivrez légèrement.

Faites chauffer cette sauce à feu doux pendant quelques minutes.

Servez les filets de chinchard et l'artichaut avec la sauce à part.

Les recettes de la phase 4

Phase 4A

Le répertoire des recettes par profil

Profil 1 : sans intolérance

Recettes spécifiques de la phase 3 p. 217
Recettes de base p. 169

Profil 2 : intolérance à l'œuf

Recettes spécifiques de la phase 3 p. 217
Recettes de base p. 169

Profil 3 : intolérance aux laits

Profil 4 : intolérance au gluten

Profil 5 : intolérance à l'œuf et aux laits

Profil 6 : intolérance à l'œuf et au gluten

Profil 7 : intolérance au gluten et aux laits

Profil 8 : intolérance à l'œuf, aux laits et au gluten

Recettes avec des aliments moyennement sucrés (M.S.)

Crevettes et tomates farcies au riz et à la menthe

4 parts
Préparation : 15 min
Cuisson : 30 min

Ingrédients :

- 200 à 240 g de riz complet cru (50 g pour 1 femme et 60 g pour 1 homme)
- 480 g de crevettes
- 600 g de tomates
- quelques feuilles de salade
- 1/4 d'oignon
- 1 gousse d'ail
- 3 c. à s. de menthe
- 1 pincée de sel de potassium
- 2 pincées de poivre

Pour tous les profils :

Décortiquez les crevettes.

Saupoudrez-les de menthe ciselée.

Faites cuire le riz complet *al dente*, dans 1,5 fois son volume d'eau, pendant 10 min à feu doux, puis 5 min hors du feu à couvert. Laissez refroidir.

Pendant ce temps, lavez la salade, puis étêtez et évidez les tomates ; gardez la pulpe.

Hachez grossièrement cette pulpe et incorporez-y l'oignon et l'ail hachés, puis la menthe, le sel et le poivre.

Mélangez la préparation au riz.

Farcissez les tomates.

Autour des tomates, placez la salade assaisonnée, avec le reste de riz et les crevettes.

Vous pouvez choisir une sauce au citron (page 184).

Salade de lentilles, tofu aux herbes et tomates cerises

4 parts
Préparation : 15 min
Cuisson : 25 min

Ingrédients :

- 200 à 240 g de lentilles crues (50 g pour 1 femme et 60 g pour 1 homme)
- 400 g de tofu aux herbes
- 300 g de carottes
- 300 g de tomates cerises
- 50 g de mâche
- 1 oignon
- 1 gousse d'ail
- 1 c. à s. d'huile d'olive et de colza
- le jus d'1 à 2 citron(s)
- 1 c. à s. d'eau
- 1 c. à s. de persil haché
- 2 branches de thym citronné
- 1 pincée de sel de potassium
- 1 pincée de poivre

Pour tous les profils :

Faites cuire les lentilles avec le thym et ½ oignon en suivant les indications du paquet, puis égouttez-les et laissez-les refroidir.

Lavez les légumes, puis épluchez et coupez les carottes et le tofu en petits dés.

Préparez l'assaisonnement en mélangeant l'huile, le jus de citron, l'eau et le persil.

Mélangez les lentilles avec les carottes, le tofu, les tomates cerises, la mâche, le reste d'oignon et l'ail haché, puis ajoutez-y la sauce ; salez et poivrez légèrement.

Servez frais.

Vous pouvez choisir une autre sauce au citron (voir page 184).

Salade de pois chiches au tofu au curry et petits légumes

4 parts
Préparation : 15 min
Cuisson des pois chiches en fonction des indications du paquet

Ingrédients :

- 200 à 240 g de pois chiches crus (50 g pour 1 femme et 60 g pour 1 homme)
- 400 g de tofu au curry
- 150 g de céleri en branches
- 200 g de poivron
- 250 g de concombre
- 100 g de mesclun
- 1 c. à s. d'huile d'olive et de colza
- 1 c. à s. d'eau
- le jus d'1 à 2 citron(s)
- 1 c. à s. de coriandre en feuilles
- 1 oignon rouge
- 1 pincée de sel de potassium

Pour tous les profils :

Faites cuire les pois chiches en suivant les indications du paquet, ou rincez et égouttez les pois chiches en conserve.

Lavez, épluchez les légumes et coupez-les en brunoise (sauf le mesclun).

Coupez également le tofu en petits morceaux.

Préparez l'assaisonnement en mélangeant l'huile, l'eau, le jus de citron, les feuilles de coriandre et la pincée de sel.

Coupez l'oignon en rondelles.

Mélangez tous les ingrédients avec l'assaisonnement, dans un saladier.

Cake aux brocolis et au cumin

Préparation : 15 min
Cuisson : 40 à 45 min (four à 220 °C)
1 part = 2 tranches de 2 cm environ pour une femme, 3 tranches pour un homme

Ingrédients :

- 350 g de brocolis
- 250 g de farine de blé complet
- 1 sachet de levure
- 3 œufs
- 3 c. à s. d'huile d'olive et de colza
- 2 c. à c. de cumin
- 1 pincée de sel de potassium
- 2 pincées de poivre
- 50 ml de lait écrémé de vache **pour le profil P1**

ou

- 50 ml de « lait » d'amande sans sucre **pour le profil P3**

Préchauffez le four à 210 °C.

Lavez, épluchez les brocolis et séparez-les en très petits bouquets.

Mélangez la farine, les œufs, l'huile, la levure, le lait (de vache ou d'amande, selon votre profil), le sel et le poivre, jusqu'à l'obtention d'une pâte souple mais pas liquide.

Mélangez la pâte avec les brocolis et le cumin.

Tapissez un moule à cake avec du papier sulfurisé et versez la préparation. Veillez à bien répartir la pâte.

Faites cuire le cake pendant 40 min environ à 220 °C. Protégez le dessus dès que la croûte est dorée.

Laissez refroidir le cake avant de le couper.

Accompagnement pour 1 part

1 œuf dur avec :

- une salade verte

ou

- une part de légumes cuits de votre choix (page 199).

Cake aux dés de poulet, brocolis et cumin

Préparation : 15 min
Cuisson : 40 à 45 min (four à 220 °C)
1 part = 2 tranches de 2 cm environ pour une femme, 3 tranches pour un homme

Ingrédients

- 150 g de jambon de poulet
- 200 g de brocolis
- 250 g de farine de blé complet
- 1 sachet de levure
- 3 c. à s. d'huile d'olive et de colza
- 2 c. à c. de cumin
- 1 pincée de sel de potassium
- 2 pincées de poivre
- 140 g de yaourt de brebis allégé et 70 ml de lait de vache à 0 % **pour le profil P2**

ou

- 140 g de soyeux de soja égoutté et 70 ml de « lait » d'amande sans sucre **pour le profil P5**

Préchauffez le four à 210 °C.

Lavez, épluchez les brocolis et séparez-le en très petits bouquets.

Coupez le jambon en dés.

À l'aide d'un robot, mélangez la farine, l'huile, la levure, le sel, le poivre et ajoutez soit le yaourt et le lait, soit le soyeux et le « lait » d'amande (selon votre profil). La pâte doit être souple, mais pas liquide. Rajoutez un peu de lait si nécessaire.

Mélangez la pâte avec les brocolis, le jambon de poulet et le cumin.

Tapissez un moule à cake avec du papier sulfurisé et versez-y la préparation. Veillez à bien répartir la pâte.

Faites cuire le cake pendant 40 min environ à 220 °C. Protégez le dessus dès que la croûte est dorée.

Laissez refroidir le cake avant de le couper.

Accompagnement pour 1 part

- 100 g de jambon de poulet avec :
- une salade verte

ou

- une part de légumes cuits de votre choix (page 199).

Cake aux brocolis et au cumin

Préparation : 15 min
Cuisson : 40 à 45 min (four à 220 °C)
1 part = 2 tranches de 2 cm environ pour une femme, 3 tranches pour un homme

Ingrédients :

- 350 g de brocolis
- 80 g de farine de quinoa
- 170 g de farine de riz complet
- 1 sachet de poudre à lever sans gluten (17 g)
- 3 œufs
- 3 c. à s. d'huile d'olive et de colza
- 2 c. à c. de cumin
- 1 pincée de sel de potassium
- 2 pincées de poivre
- 50 ml de lait écrémé de vache **pour le profil P4**

ou

- 50 ml de « lait » d'amande sans sucre **pour le profil P7**

Préchauffez le four à 210 °C.

Lavez, épluchez les brocolis et séparez-les en très petits bouquets.

À l'aide d'un robot, mélangez les farines, les œufs, le sel, l'huile, la poudre à lever et le lait (écrémé de vache ou d'amande, selon votre profil) jusqu'à ce que la pâte soit souple, mais pas liquide.

Incorporez les brocolis à la pâte et ajoutez le cumin.

Tapissez un moule à cake avec du papier sulfurisé et versez la préparation. Veillez à bien répartir la pâte.

Faites cuire le cake pendant 40 min environ à 220 °C. Protégez le dessus dès que la croûte est dorée.

Laissez refroidir le cake avant de le couper.

Accompagnement pour 1 part

1 œuf dur avec :

- une salade verte

ou

- une part de légumes cuits de votre choix (page 199).

Cake aux dés de poulet, brocolis et cumin

Préparation : 15 min
Cuisson des légumes : 5 min
Cuisson du cake : 40 à 45 min (four à 220 °C)
1 part = 2 tranches de 2 cm environ pour une femme, 3 tranches pour un homme

Ingrédients :

- 150 g de jambon de poulet
- 200 g de brocolis
- 110 g de farine de pois chiches
- 140 g de farine de riz complet
- 1 sachet de poudre à lever sans gluten (17 g)
- 3 c. à s. d'huile d'olive et de colza
- 1 échalote
- 2 c. à c. de cumin
- 1 pincée de sel de potassium
- 2 pincées de poivre
- 150 g de yaourt de brebis allégé et 50 ml de lait de vache à 0 % **pour le profil P6**
- ou
- 150 g de soyeux de soja égoutté et 50 ml de « lait » d'amande sans sucre **pour le profil P8**

Lavez, épluchez les brocolis, séparez-les en petits bouquets.

Coupez le jambon en dés.

Dans une poêle antiadhésive légèrement huilée, faites revenir l'échalote hachée et faites-y cuire le jambon et les brocolis pendant 5 min.

À l'aide d'un robot, mélangez les farines, le sel, le poivre, l'huile, la poudre à lever et ajoutez soit le yaourt et le lait, soit le soyeux et le « lait » d'amande (selon votre profil), jusqu'à ce que la pâte soit souple, mais pas liquide.

Mélangez la pâte avec les brocolis, le jambon de poulet et le cumin.

Tapissez un moule à cake avec du papier sulfurisé et versez la préparation. Veillez à bien répartir la pâte.

Faites cuire le cake pendant 40 min environ à 220 °C. Protégez le dessus dès que la croûte est dorée.

Laissez refroidir le cake avant de le couper.

Accompagnement pour 1 part

- 100 g de jambon de poulet avec :
- une salade verte

ou

- une part de légumes cuits de votre choix (page 199).

Tarte aux épinards

Préparation : 20 min
Cuisson : 55 min (four à 220 °C)
1 part = 1/6e de tarte pour une femme, 1/4 pour un homme

Ingrédients :

- 600 g d'épinards
- 230 g de farine de blé complet
- 4 œufs
- 1/4 d'oignon
- 3 c. à s. d'huile d'olive et de colza
- 6 c. à s. d'eau
- 1 c. à c. de coriandre
- 2 pincées de sel de potassium
- 2 pincées de poivre
- 150 g de yaourt de brebis allégé **pour le profil P1**

ou

- 150 g de « yaourt » de soja **pour le profil P3**

Préchauffez le four à 210 °C.

Lavez, hachez les épinards, puis faites-les cuire pendant 10 min directement dans la casserole et laissez-les réduire.

Égouttez-les et pressez-les fortement pour en extraire l'eau.

Dans une poêle antiadhésive légèrement huilée, faites dorer l'oignon haché, puis ajoutez les épinards, la coriandre, 1 pincée de sel et le poivre. Laissez cuire 5 min.

Battez les œufs en omelette et mélangez-les aux épinards.

Mélangez la farine, le yaourt (de brebis ou de soja, selon votre profil), l'huile, l'eau, 1 pincée de sel jusqu'à l'obtention d'une boule souple (ajoutez un peu d'eau si nécessaire).

Tapissez un moule à tarte d'environ 25/27 cm de diamètre avec du papier cuisson, étalez la pâte et versez-y la préparation aux épinards. Enfournez 40 min à 220 °C.

Accompagnement pour 1 part

1 œuf dur avec :

- une salade verte

ou

- une part de légumes cuits de votre choix (page 199).

Tarte aux épinards et à la truite

Préparation : 20 min
Cuisson : 55 min (four à 220 °C)
1 part = 1/6e de tarte pour une femme, 1/4 pour un homme

Ingrédients :

- 150 g de pavés de truite
- 650 g d'épinards
- 230 g de farine de blé complet
- 3 c. à s. d'huile d'olive et de colza
- 6 c. à s. d'eau
- 1/4 d'oignon
- 1 c. à c. de coriandre
- 2 pincées de sel de potassium
- 2 pincées de poivre
- 150 g de yaourt de vache à 0 % et 100 g de fromage blanc de vache à 0 % **pour le profil P2**

ou

- 150 g de « yaourt » de soja et 100 g de soyeux de soja **pour le profil P5**

Préchauffez le four à 210 °C.

Lavez et hachez les épinards, puis faites-les cuire pendant 10 min directement dans la casserole et laissez-les réduire.

Égouttez-les et pressez-les fortement pour en extraire l'eau.

Émiettez la truite.

Dans une poêle antiadhésive légèrement huilée, faites dorer l'oignon haché, puis ajoutez les épinards, la coriandre, 1 pincée de sel, le poivre et laissez cuire 5 min.

Mélangez le fromage blanc ou le soyeux de soja (selon votre profil) à cette préparation.

Pour la pâte à tarte, mélangez la farine, le yaourt (de vache ou de soja, selon votre profil), l'huile, l'eau, 1 pincée de sel, jusqu'à l'obtention d'une boule souple (ajoutez un peu d'eau si nécessaire).

Tapissez un moule à tarte d'environ 25/27cm de diamètre avec du papier cuisson, étalez la pâte.

Répartissez les miettes de truite dans le fond de la tarte, recouvrez-les avec les épinards et enfournez 40 min à 220 °C.

Accompagnement pour 1 part

- **100 g de pavé de truite** cuit au four saupoudré d'une pincée de poivre cubèbe avec :
- une salade verte

ou

- une part de légumes cuits de votre choix (page 199).

Tarte aux épinards

Préparation : 20 min
Cuisson : 55 min (four à 220 °C)
1 part = 1/6e de tarte pour une femme, 1/4 pour un homme

Ingrédients :

- 600 g d'épinards
- 230 g de farine de maïs bio garantie 100% sans gluten
- 130 g de farine de sarrasin
- 4 œufs
- 1/4 d'oignon
- 3 c. à s. d'huile d'olive et de colza
- 1 c. à c. de coriandre
- 2 pincées de sel de potassium
- 2 pincées de poivre
- 150 g de yaourt de brebis allégé **pour le profil P4**

ou

- 150 g de « yaourt » de soja **pour le profil P7**

Préchauffez le four à 210 °C.

Lavez, hachez les épinards, puis faites-les cuire pendant 10 min directement dans la casserole et laissez-les réduire.

Égouttez-les et pressez-les fortement pour en extraire l'eau.

Dans une poêle antiadhésive légèrement huilée, faites dorer l'oignon haché, puis ajoutez les épinards, la coriandre, 1 pincée de sel et le poivre. Laissez cuire 5 min.

Battez les œufs en omelette et mélangez-les aux épinards.

Pour la pâte à tarte, mélangez les farines, le yaourt (de brebis ou de soja, selon votre profil), l'huile et 1 pincée de sel, jusqu'à l'obtention d'une boule souple (ajoutez un peu d'eau si nécessaire).

Disposez la boule de pâte entre 2 feuilles de papier cuisson puis étalez au rouleau.

Enlevez la feuille du dessus et disposez délicatement la feuille du dessous et la pâte dans un moule à tarte d'environ 25/27 cm de diamètre (la pâte est friable).

Versez-y la préparation aux épinards. Enfournez 40 min à 220 °C.

Accompagnement pour 1 part

1 œuf dur avec :

- une salade verte

ou

- une part de légumes cuits de votre choix (page 199).

Tarte aux épinards et à la truite

Préparation : 20 min
Cuisson : 55 min (four à 220 °C)
1 part = 1/6e de tarte pour une femme, 1/4 pour un homme

Ingrédients :

- 150 g de pavés de truite
- 650 g d'épinards
- 230 g de farine de maïs bio garantie 100% sans gluten
- 130 g de farine de sarrasin
- 3 c. à s. d'huile d'olive et de colza
- 1/4 d'oignon
- 1 c. à c. de coriandre
- 2 pincées de sel de potassium
- 2 pincées de poivre
- 150 g de yaourt de vache à 0 % et 100 g de fromage blanc de vache à 0 % **pour le profil P6**

ou

- 150 g de « yaourt » de soja et 100 g de soyeux de soja **pour le profil P8**

Préchauffez le four à 210 °C.

Lavez et hachez les épinards, puis faites-les cuire pendant 10 min directement dans la casserole et laissez-les réduire.

Égouttez-les et pressez-les fortement pour en extraire l'eau.

Émiettez la truite.

Dans une poêle antiadhésive légèrement huilée, faites dorer l'oignon haché, puis ajoutez les épinards, la coriandre, 1 pincée de sel, le poivre et laissez cuire 5 min.

Mélangez le fromage blanc ou le soyeux de soja (selon votre profil) à cette préparation.

Pour la pâte à tarte, mélangez la farine, le yaourt (de vache ou de soja, selon votre profil), l'huile, l'eau, 1 pincée de sel, jusqu'à l'obtention d'une boule souple (ajoutez un peu d'eau si nécessaire).

Disposez la boule de pâte entre 2 feuilles de papier cuisson puis étalez au rouleau.

Enlevez la feuille du dessus et disposez délicatement la feuille du dessous et la pâte dans un moule à tarte d'environ 25/27 cm de diamètre (la pâte est friable).

Répartissez les miettes de truite dans le fond de la tarte, recouvrez-les avec les épinards et enfournez 40 min à 220 °C.

Accompagnement pour 1 part

- **100 g de pavé de truite** cuit au four saupoudré d'une pincée de poivre cubèbe avec :
- une salade verte

ou

- une part de légumes cuits de votre choix (page 199).

Escalopes de pintade et spaghettis à la crème d'asperges

4 parts
Préparation : 15 min
Cuisson : 30 min

Ingrédients :

- 200 à 240 g de spaghettis crus 100 % blé complet (50 g pour 1 femme et 60 g pour 1 homme)
- 480 g d'escalopes de pintade
- 500 g d'asperges vertes
- 1 c. à s. d'huile d'olive et de colza
- 1/4 d'oignon
- 2 c. à s. de farine
- 2 c. à s. de ciboulette
- 1 pincée de sel de potassium
- 1 pincée de poivre
- 250 ml de lait écrémé de vache **pour les profils P1, P2**

ou

- 250 ml de « lait » de soja **pour les profils P3, P5**

Lavez et épluchez les asperges et faites-les cuire à la vapeur pendant 20 min.

Badigeonnez légèrement d'huile une poêle antiadhésive et faites cuire les escalopes de pintade pendant 15 à 20 min.

Gardez les pointes d'asperges et mixez les queues.

Dans la farine, délayez à froid le lait (de vache ou de soja, selon votre profil).

Dans une casserole, faites blondir l'oignon haché dans l'huile, puis versez doucement le lait en remuant, jusqu'à épaississement et obtention d'une texture crémeuse.

Mélangez les asperges mixées à la préparation, puis salez et poivrez.

Faites cuire les pâtes (*al dente*) dans l'eau bouillante le temps indiqué sur le paquet.

Égouttez les spaghettis, mélangez-les à la crème et aux pointes d'asperges, puis saupoudrez de ciboulette hachée.

Escalopes de pintade et pâtes au sarrasin à la crème d'asperges

4 parts
Préparation : 15 min
Cuisson : 30 min

Ingrédients :

- 200 à 240 g de pâtes crues 100 % sarrasin (50 g pour 1 femme et 60 g pour 1 homme)
- 480 g d'escalopes de pintade
- 500 g d'asperges vertes
- 1 c. à s. d'huile d'olive et de colza
- 1/4 d'oignon
- 2 c. à s. de maïzena
- 2 c. à s. de ciboulette
- 1 pincée de sel de potassium
- 1 pincée de poivre
- 250 ml de lait écrémé de vache **pour les profils P4, P6**

ou

- 250 ml de « lait » de soja **pour les profils P7, P8**

Lavez, épluchez les asperges et faites-les cuire à la vapeur pendant 20 min.

Badigeonnez légèrement d'huile une poêle antiadhésive et faites cuire les escalopes de pintade pendant 15 à 20 min.

Gardez les pointes d'asperges et mixez les queues.

Dans la maïzena, délayez à froid le lait (de vache ou de soja, selon votre profil).

Dans une casserole, faites blondir l'oignon haché dans l'huile, puis versez doucement le lait en remuant jusqu'à épaississement et obtention d'une texture crémeuse.

Mélangez les asperges mixées à la préparation, puis salez et poivrez.

Faites cuire les pâtes (*al dente*) dans l'eau bouillante, le temps indiqué sur le paquet.

Égouttez les pâtes, mélangez-les à la crème et aux pointes d'asperges, puis saupoudrez de ciboulette hachée.

Cabillaud, patates douces et aubergines au curcuma

4 parts
Préparation : 20 min
Cuisson : 30 min (four à 220 °C)

Ingrédients :

- 400 à 480 g de patates douces (100 g pour 1 femme et 120 g pour 1 homme)
- 600 g de cabillaud en tranches
- 640 g d'aubergines
- 2 c. à s. d'huile d'olive et de colza
- 1 échalote
- 1 gousse d'ail
- 2 c. à c. de curcuma
- 1 pincée de sel de potassium
- 1 pincée de poivre
- 100 g de yaourt de vache à 0 % **pour les profils P1, P2, P4, P6**

ou

- 100 g de soyeux de soja **pour les profils P3, P5, P7, P8**

Préchauffez le four à 180 °C.

Lavez, épluchez les aubergines et les patates douces.

Coupez les patates douces en petits bâtonnets et les aubergines en tranches dans le sens de la longueur (1 cm d'épaisseur environ).

Tapissez un plat avec du papier cuisson, étalez les bâtonnets dans le plat et badigeonnez-les avec un peu d'huile, puis poivrez légèrement.

Dans un autre plat, mettez une feuille de papier cuisson, disposez les tranches d'aubergines, badigeonnez-les avec un peu d'huile et saupoudrez-les avec 1 c. à c. de curcuma et d'ail haché.

Enfournez en premier, en haut du four, les patates douces à 220 °C pendant 15 min.

Retournez les bâtonnets sur l'autre face, puis enfournez le plat d'aubergines pendant environ 15 min (surveillez la cuisson des bâtonnets).

Faites cuire le poisson à la vapeur pendant 20 min.

Pendant ce temps, dans un bol, mélangez l'échalote hachée, le reste de curcuma, la pincée de sel avec le yaourt ou le soyeux de soja (selon votre profil).

Servez la tranche de poisson avec un peu de sauce au curcuma accompagnée des légumes.

Médaillons de dinde aux petits pois et haricots verts

4 parts
Préparation : 20 min
Cuisson : 30 min

Ingrédients :

- 400 à 480 g de petits pois épluchés (100 g pour 1 femme et 120 g pour 1 homme)
- 480 g de médaillons de dinde
- 600 g de haricots verts
- 1 cœur de laitue
- 2 c. à s. d'huile d'olive et de colza
- 3 petits oignons blancs
- 1 échalote
- 2 gousses d'ail
- 1 branche de persil
- 2 c. à s. d'un mélange persil et estragon
- 1 pincée de sel de potassium
- 1 pincée de poivre

Pour tous les profils :

Écossez les petits pois et épluchez les haricots verts.

Lavez tous les légumes.

Mettez les petits pois dans une casserole, recouvrez-les d'eau, ajoutez-y 1 gousse d'ail, les oignons, salez, poivrez et laissez cuire pendant 30 min.

Ajoutez le cœur de laitue et la branche de persil 10 min avant la fin de la cuisson.

Pendant ce temps, faites cuire à la vapeur les haricots verts pendant 35 min.

Au moment de servir, versez un léger filet d'huile et saupoudrez d'1 c. à s. du mélange persil et estragon.

Pendant ce temps, dans une poêle antiadhésive légèrement huilée, faites blondir l'échalote hachée, puis faites cuire à feu doux les médaillons de dinde pendant 10 min de chaque côté.

Salez et poivrez légèrement les médaillons et saupoudrez-les de 1 c. à s. de persil et estragon en fin de cuisson.

Macaronis aux noix de pétoncle, sauce tomate et origan

4 parts
Préparation : 10 min
Cuisson : 25 min

Ingrédients :

- 200 à 240 g de macaronis crus 100 % blé complet (50 g pour 1 femme et 60 g pour 1 homme) **pour les profils P1, P2, P3, P5**

ou

- 200 à 240 g de macaronis crus 100 % sarrasin (50 g pour 1 femme et 60 g pour 1 homme) **pour les profils P4, P6, P7, P8**
- 400 g de noix de pétoncle
- 600 g de tomates
- 1 c. à s. d'huile d'olive et de colza
- 1 échalote
- 1 gousse d'ail
- 3 branches d'origan frais
- 1 pincée de sel de potassium
- 1 pincée de poivre

Plongez les tomates dans l'eau bouillante quelques minutes pour en retirer la peau plus facilement.

Râpez les tomates.

Badigeonnez légèrement d'huile une poêle antiadhésive, faites dorer l'échalote et l'ail hachés, puis ajoutez-y les tomates et 2 branches d'origan et laissez cuire pendant 20 min.

Faites cuire les pâtes (*al dente*) dans l'eau bouillante le temps indiqué sur le paquet.

Dans une autre poêle antiadhésive légèrement huilée, faites revenir les noix de pétoncle 5 min pour les faire dorer.

Égouttez les pâtes et servez-les avec la sauce tomate et les noix de pétoncle.

Effeuillez la branche d'origan et saupoudrez-en le plat.

Phase 4B

Le répertoire des recettes par profil

Profil 1 : sans intolérance

Profil 2 : intolérance à l'œuf

Profil 3 : intolérance aux laits

Profil 4 : intolérance au gluten

Profil 5 : intolérance à l'œuf et aux laits

Recettes spécifiques de la phase 3 p. 219
Recettes de base p. 169

Profil 6 : intolérance à l'œuf et au gluten

Recettes spécifiques de la phase 3 p. 219
Recettes de base p. 169

Profil 7 : intolérance au gluten et aux laits

Recettes spécifiques de la phase 3 p. 220
Recettes de base p. 169

Profil 8 : intolérance à l'œuf, aux laits et au gluten

Recettes spécifiques de la phase 3 p. 220
Recettes de base p. 169

Les recettes avec les viandes autorisées

Rôti de veau farci au romarin et au thym

4 parts
Préparation : 20 min
Cuisson : 1 h (four à 210 °C)

Ingrédients :

- 600 g de veau (dans l'épaule)
- 1 c. à s. d'huile d'olive et de colza
- 2 c. à c. de romarin moulu
- 2 c. à c. de thym moulu
- 1/2 oignon
- 15 cl de vin blanc
- 1 pincée de sel de potassium
- 1 pincée de poivre

Pour tous les profils :

Préchauffez le four à 180 °C.

Hachez l'oignon.

Incisez le rôti de veau dans le sens de la longueur sur deux côtés pour y mettre les herbes aromatiques ; salez et poivrez.

Maintenez le rôti avec de la ficelle de cuisine.

Posez le rôti dans un plat à four, arrosez-le avec le vin blanc et un filet d'huile, mettez l'oignon à côté du rôti, puis faites cuire pendant 1 h à 210 °C (n'oubliez pas d'arroser le rôti de temps en temps).

Servez avec des légumes de votre choix (page 199).

Lasagnes de courgettes

4 parts
Préparation : 15 min
Cuisson : 35 min (four à 210 °C)

Ingrédients :

- 600 g de bœuf
- 700 g de courgettes
- 500 g de tomates
- 100 g de céleri en branches
- 1 c. à s. d'huile d'olive et de colza
- 40 g de farine de blé complet
- 1 oignon
- 2 gousses d'ail
- 1 c. à s. d'herbes de Provence
- 1 pincée de noix muscade
- 1 pincée de sel de potassium
- 1 pincée de poivre
- 50 cl de lait de vache à 0 % **pour les profils P1, P2**

ou

- 50 cl de « lait » de soja **pour les profils P3, P5**

Préchauffez le four à 180 °C.

Pelez les courgettes et coupez-les en tranches fines dans le sens de la longueur.

Lavez le céleri et hachez-le finement.

Faites votre sauce blanche en délayant à froid le lait (de vache ou de soja, selon votre profil) dans la farine, puis mettez le tout sur le feu, remuez jusqu'à épaississement et ajoutez la noix muscade.

Dans une poêle antiadhésive légèrement huilée, faites revenir le bœuf avec 1 gousse d'ail hachée, 1/2 oignon, 1 tomate, puis ajoutez les herbes de Provence, le sel, le poivre et laissez cuire pendant 5 min.

Dans une poêle antiadhésive légèrement huilée, faites revenir le reste d'oignon et d'ail hachés, puis ajoutez les tomates, le céleri et laissez cuire pendant 10 min. Mixez le tout.

Tapissez un plat avec du papier cuisson et alternez une couche de courgettes, une couche de sauce blanche, une couche de viande, une couche de sauce tomate et terminez par une couche de courgettes.

Enfournez le plat pendant 20 min à 210 °C.

Lasagnes de courgettes

4 parts
Préparation : 15 min
Cuisson : 35 min (four à 210 °C)

Ingrédients :

- 600 g de bœuf
- 700 g de courgettes
- 500 g de tomates
- 100 g de céleri en branches
- 1 c. à s. d'huile d'olive et de colza
- 40 g de maïzena bio garantie 100 % sans gluten
- 1 oignon
- 2 gousses d'ail
- 1 c. à s. d'herbes de Provence
- 1 pincée de noix muscade
- 1 pincée de sel de potassium
- 1 pincée de poivre
- 50 cl de lait de vache à 0 % **pour les profils P4, P6**

ou

- 50 cl de « lait » de soja **pour les profils P7, P8**

Préchauffez le four à 180 °C.

Pelez les courgettes et coupez-les en tranches fines dans le sens de la longueur.

Lavez le céleri et hachez-le finement.

Faites votre sauce blanche en délayant à froid le lait (de vache ou de soja, selon votre profil) dans la maïzena, puis mettez le tout sur le feu, remuez jusqu'à épaississement et ajoutez la noix muscade.

Dans une poêle antiadhésive légèrement huilée, faites revenir le bœuf avec 1 gousse d'ail hachée, 1/2 oignon, 1 tomate, puis ajoutez les herbes de Provence, le sel, le poivre et laissez cuire pendant 5 min.

Dans une poêle antiadhésive légèrement huilée, faites revenir le reste d'oignon et d'ail hachés, puis ajoutez les tomates, le céleri et laissez cuire pendant 10 min. Mixez le tout.

Tapissez un plat avec du papier cuisson et alternez une couche de courgettes, une couche de sauce blanche, une couche de viande, une couche de sauce tomate et terminez par une couche de courgettes.

Enfournez le plat pendant 20 min à 210 °C.

Brochettes d'agneau à la citronnelle

4 parts
Préparation : 30 min
Cuisson : 10 min (four à 210 °C)

Ingrédients :

- 600 g d'agneau
- 300 g de tomates cerises
- 1 c. à s. d'huile d'olive et de colza
- 2 gousses d'ail
- ½ tige de citronnelle
- le jus d'1 citron
- 1 pincée de sel de potassium
- 1 pincée de poivre

Pour tous les profils :

Préchauffez le four à 180 °C.

Coupez la citronnelle en petits morceaux.

Dans un plat, mélangez le jus de citron, la citronnelle, l'ail haché, le sel et le poivre.

Coupez la viande en petits cubes et laissez-la macérer dans la préparation pendant 30 min.

Préparez vos brochettes en alternant sur des pics les morceaux d'agneau et les tomates cerises.

Mettez les brochettes d'agneau dans un plat, enfournez pendant 10 min ou plus, selon votre goût, à 210 °C.

Servez avec des légumes de votre choix (page 199).

Les recettes exceptionnelles et les repas de fête

Le répertoire des recettes par profil

Profil 1 : sans intolérance

Profil 2 : intolérance à l'œuf

Profil 3 : intolérance aux laits

Profil 4 : intolérance au gluten

Profil 5 : intolérance à l'œuf et aux laits

Profil 6 : intolérance à l'œuf et au gluten

Profil 7 : intolérance au gluten et aux laits

Profil 8 : intolérance à l'œuf, aux laits et au gluten

Les recettes exceptionnelles

Avec des légumes très sucrés

Râpé de panais, courgettes et haddock au basilic

4 parts
Préparation : 15 min
Cuisson : 10 min

Ingrédients :

- 400 à 480 g de panais (100 g pour 1 femme et 120 g pour 1 homme)
- 600 g de filets de haddock
- 100 g de mesclun
- 150 g de céleri en branches
- 150 g de courgettes
- 200 g de tomates
- le jus d'1 citron
- 1 c. à s. d'eau
- 1 c. à s. d'huile d'olive et de colza
- 1/4 d'oignon
- 1 c. à s. de basilic
- 1 pincée de sel de potassium
- 1 pincée de poivre
- 50 cl de lait de vache à 0 % pour les profils **P1, P2, P4, P6**

ou

- 50 cl de « lait » de soja **pour les profils P3, P5, P7, P8**

Coupez les filets de haddock.

Portez à ébullition le lait (de vache ou de soja, selon votre profil).

Ajoutez le haddock et laissez-le cuire 5 min sans le laisser bouillir.

Émiettez-le et laissez-le refroidir.

Épluchez le panais et la courgette, et lavez les autres légumes.

Râpez le panais, les courgettes et le céleri en julienne.

Coupez les tomates en petits morceaux.

Mélangez les légumes et le poisson.

Préparez l'assaisonnement en mélangeant l'huile, le jus de citron, l'eau, l'oignon haché, le basilic, le sel et le poivre.

Vous pouvez choisir une autre sauce au citron (page 184).

Galettes de céleri-rave sur lit de roquette

4 parts
Préparation : 15 min
Cuisson : 25 min (four à 200 °C)

Ingrédients :

- 2 œufs entiers
- 400 à 480 g de céleri-rave (100 g pour 1 femme et 120 g pour 1 homme)
- 400 g de roquette
- 1 c. à s. d'huile d'olive et de colza
- 1 c. à c. de zeste de citron
- le jus d'1 citron
- 1 c. à s. d'eau
- ½ gousse d'ail
- 1 pincée de sel de potassium
- 1 pincée de poivre
- 50 g de fromage blanc de vache à 0 % **pour les profils P1, P4**

ou

- 50 g de crème de soja **pour les profils P3, P7**

Préchauffez le four à 180 °C.

Lavez la roquette, puis épluchez et râpez le céleri.

Battez le fromage blanc ou la crème de soja (selon votre profil), avec ½ c. à c. de zeste de citron, les œufs, 1/4 de gousse d'ail haché, le sel et le poivre.

Mélangez le râpé de céleri à la préparation.

Tapissez un plat avec du papier cuisson et versez-y la préparation.

Enfournez la galette de céleri pendant 25 min à 200 °C.

Faites l'assaisonnement de la salade en mélangeant 1 c. à s. d'huile, le jus de citron, l'eau, le reste du zeste de citron et d'ail haché.

Accompagnement pour 1 part

1 œuf dur avec

- 1 part de roquette ou de mesclun supplémentaire.

Flétan et julienne de céleri-rave à la coriandre

4 parts
Préparation : 10 min
Cuisson : 25 min (four à 210 °C)

Ingrédients :

- 600 g de flétan
- 400 à 480 g de céleri-rave (100 g pour 1 femme et 120 g pour 1 homme)
- 400 g de roquette ou mesclun
- 10 cl de vin blanc
- 2 c. à s. d'huile d'olive et de colza
- le jus d'1 citron
- 1 c. à s. d'eau
- 1 c. à c. de coriandre en poudre
- 1/2 échalote
- ¼ de gousse d'ail
- 1 pincée de sel de potassium
- 1 pincée de poivre
- 50 g de fromage blanc de vache à 0 % pour les profils **P2, P6**

ou

- 50 g de crème de soja **pour les profils P5, P8**

Préchauffez le four à 180 °C.

Lavez la roquette.

Épluchez et coupez le céleri en julienne.

Dans une poêle antiadhésive légèrement huilée, faites blondir l'échalote hachée, ajoutez-y le céleri, la coriandre, le sel, le poivre, versez le vin blanc et laissez cuire pendant 15 min.

Faites cuire les filets de flétan à la vapeur pendant 3 à 5 min (en fonction de l'épaisseur), puis émiettez-les.

En fin de cuisson de la julienne de céleri, ajoutez le fromage blanc ou la crème de soja, selon votre profil.

Mélangez le poisson au céleri.

Tapissez un plat avec du papier cuisson, versez-y la préparation et enfournez 10 min à 210 °C.

Préparez l'assaisonnement de la roquette en mélangeant 1 c. à s. d'huile, le jus de citron, l'eau et l'ail haché.

Pavé de truite et mousseline de potimarron au gingembre

4 parts
Préparation : 15 min
Cuisson : 20 min

Ingrédients :

- 600 g de pavés de truite
- 400 à 480 g de potimarron (100 g pour 1 femme et 120 g pour 1 homme)
- 500 g de champignons
- 2 c. à s. d'huile d'olive et de colza
- 1/2 oignon
- 1 gousse d'ail
- 1/2 c. à c. de gingembre
- 2 c. à s. de persil haché
- 2 pincées de sel de potassium
- 2 pincées de poivre
- 50 g de fromage blanc de brebis allégé **pour les profils P1, P2, P4, P6**

ou

- 50 g de crème de soja **pour les profils P3, P5, P7, P8**

Épluchez et coupez le potimarron en petits morceaux.

Faites-les cuire à la vapeur pendant 20 min, puis mixez.

Lavez, puis émincez les champignons.

Faites-les cuire pendant 10 min et égouttez-les.

Dans une poêle antiadhésive légèrement huilée, faites revenir ½ gousse d'ail hachée, ajoutez les champignons et saupoudrez-les de persil haché, puis réservez-les.

Dans un bol, mélangez l'huile, l'ail et l'oignon hachés, 1 pincée de gingembre ; salez et poivrez légèrement.

Badigeonnez les pavés avec l'huile aromatisée, puis faites-les cuire dans une poêle antiadhésive pendant 5 min de chaque côté (en fonction de l'épaisseur). Maintenez-les au chaud.

Dans une casserole, incorporez à la purée de potimarron le fromage blanc ou la crème de soja, selon votre profil.

Ajoutez-y le reste de gingembre, le sel, le poivre, et laissez cuire à feu doux pendant quelques minutes.

Râbles de lapin aux pruneaux et petits légumes

4 parts
Préparation : 15 min
Cuisson : 25 min

Ingrédients :

- 600 g de râbles de lapin
- 200 à 240 g de panais (50 g pour 1 femme et 60 g pour 1 homme)
- 200 à 240 g de carottes (50 g pour 1 femme et 60 g pour 1 homme)
- 500 g de blancs de poireaux
- 4 pruneaux
- 1 c. à s. d'huile d'olive et de colza
- 10 cl de vin blanc
- ½ échalote
- 1 gousse d'ail
- 1 c. à c. de sauge
- 1 pincée de sel de potassium
- 1 pincée de poivre
- 2 c. à s. de yaourt de vache à 0 % **pour les profils P1, P2, P4, P6**

ou

- 2 c. à s. de crème de soja **pour les profils P3, P5, P7, P8**

Lavez et épluchez les légumes.

Coupez les carottes et le panais en allumettes, puis le blanc de poireaux en petits tronçons.

Coupez les pruneaux en petits morceaux.

Dans une sauteuse antiadhésive, faites blondir l'échalote et l'ail hachés dans l'huile, puis faites dorer les râbles avec le sel et le poivre.

Ajoutez les légumes, le vin, la sauge, les pruneaux, et laissez cuire pendant 20 min en couvrant (ajoutez un peu d'eau si nécessaire).

En fin de cuisson, ajoutez-y 2 c. à s. de yaourt ou de crème de soja (selon votre profil).

Tajine au citron confit

4 parts
Préparation : 15 min
Cuisson : 55 min

Ingrédients :

- 600 g de blancs de poulet
- 400 à 480 g de pommes de terre (100 g pour 1 femme et 120 g pour 1 homme)
- 400 g de courgettes
- 100 g de tomates
- 1/2 verre de lait de coco
- 1 c. à s. d'huile d'olive et de colza
- 1 oignon
- ¼ de citron confit
- 2 c. à c. d'un mélange d'épices à tajine (ou plus, selon votre goût)
- 1 pincée de sel de potassium
- 1 pincée de poivre

Pour tous les profils :

Lavez, épluchez et coupez en petits cubes les pommes de terre et les légumes.

Réservez les courgettes et les tomates.

Dans un plat à tajine, faites revenir pendant 10 min le poulet et l'oignon haché dans l'huile préalablement chauffée.

Versez-y les petits cubes de pommes de terre, de courgettes et de tomates.

Ajoutez-y le citron confit coupé en petits morceaux, les épices, le lait de coco, le sel et le poivre. Couvrez et laissez mijoter à feu doux pendant 45 min.

Avec des fruits très sucrés

Compote de mangue, kiwis et litchis

4 parts
Préparation : 10 min
1 part = 125 g pour 1 femme et 150 g pour 1 homme

Ingrédients :

- 300 g de mangue
- 150 g de kiwis
- 150 g de litchis

Pour tous les profils

Pelez les fruits.

Coupez-les en morceaux.

Faites-les cuire pendant 10 min.

Mixez et laissez refroidir.

Servez frais.

Billes de melon et pastèque au basilic

4 parts
Préparation : 10 min
1 part = 125 g pour 1 femme et 150 g pour 1 homme

Ingrédients :

- 400 g de melon
- 200 g de pastèque
- 3 feuilles de basilic

Pour tous les profils

Pelez le melon et la pastèque.

Faites des billes de fruits.

Ciselez le basilic.

Mélangez tous les fruits avec le basilic.

Servez frais.

Compotée de papaye et bananes au gingembre

4 parts
Préparation : 10 min
Cuisson : 5 min
1 part = 125 g pour 1 femme et 150 g pour 1 homme

Ingrédients :

- 400 g de papaye
- 200 g de bananes
- 1 pincée de gingembre moulu

Pour tous les profils

Pelez les fruits.

Faites-les cuire pendant 5 min dans une casserole.

En fin de cuisson, ajoutez le gingembre.

Servez frais.

Suggestion d'un repas de fête

Dôme de betterave rouge aux langoustines

4 parts
Préparation : 15 min
Cuisson : 3 min

Ingrédients :

- 200 g de mâche
- 4 betteraves rouges cuites (400 g)
- 8 langoustines
- 200 g de tomates cerises
- 1 branche de thym
- 1 c. à s. d'huile d'olive et de colza
- 1 c. à s. d'eau
- le jus d'1 citron
- ¼ d'oignon
- ½ gousse d'ail
- 2 c. à c. d'estragon haché
- 1 goutte de Tabasco
- 1 pincée de sel de potassium
- 1 pincée de poivre
- 100 g de fromage mou de chèvre **pour les profils P1, P2, P4, P6**

ou

- 100 g de soyeux de soja **pour les profils P3, P5, P7, P8**

Dans une casserole, faites bouillir de l'eau avec le thym et plongez les langoustines pendant 3 min, puis laissez-les refroidir.

Épluchez la betterave et lavez les autres légumes.

Hachez l'oignon et l'ail.

Incorporez-les au fromage mou ou au soyeux de soja (selon votre profil), puis rajoutez-y l'estragon, le Tabasco, le sel et le poivre.

Coupez les betteraves en lamelles.

Pour faire le dôme, alternez une lamelle de betterave rouge et une couche de préparation (selon votre profil). Terminez par une lamelle de betterave.

Dans une assiette, dressez un lit de mâche et disposez les langoustines autour de chaque dôme ainsi que quelques tomates cerises.

Préparez l'assaisonnement en mélangeant l'huile, l'eau et le jus de citron.

Paupiettes des mers

4 parts
Préparation : 25 min
Cuisson : 20 min

Ingrédients :

- 8 filets de soles assez larges
- 8 coquilles Saint-Jacques

Court-bouillon :

- 25 cl d'eau
- 20 cl de vin blanc sec
- 1 carotte piquée d'un clou de girofle
- 1 oignon
- 1 branche de thym
- 1 feuille de laurier
- 1 branche de persil

Pour la sauce :

- 1 c. à s. d'huile d'olive et de colza
- 40 g de farine
- 2 c. à c. de concentré de tomate
- 1 c. à s. de paprika
- 1 pincée de sel de potassium
- 2 pincées de poivre de Cayenne
- 50 cl de lait de vache et 50 g de crème allégée **pour les profils P1, P2**

ou

- 50 cl de « lait » de soja et 50 g de « crème » de soja **pour les profils P3, P5**

Préparez le court-bouillon avec l'eau, le vin blanc, la carotte, les herbes, l'oignon et portez à ébullition pendant 10 min, puis baissez le feu.

Préparez les noix de coquilles Saint-Jacques et plongez-les pendant 3 min dans le court-bouillon, puis retirez-les.

Enroulez les noix dans les filets de poisson et attachez-les avec du fil de cuisine.

Plongez les paupiettes dans le court-bouillon et pochez-les doucement pendant 5 min.

Filtrez le court-bouillon.

Mélangez à froid l'huile, la farine, le lait (de vache ou de soja, selon votre profil), le concentré de tomate, le paprika, le sel et le poivre ; ajoutez en remuant la moitié du court-bouillon, puis remettez sur le feu jusqu'à épaississement.

Enfin, ajoutez la crème (allégée ou de soja, selon votre profil).

Nappez vos paupiettes avec la sauce.

Servez avec des légumes de votre choix (page 199).

Paupiettes des mers

4 parts
Préparation : 25 min
Cuisson : 20 min

Ingrédients :

- 8 filets de soles assez larges
- 8 coquilles Saint-Jacques

Court-bouillon :

- 25 cl d'eau
- 20 cl de vin blanc sec
- 1 carotte piquée d'un clou de girofle
- 1 oignon
- 1 branche de thym
- 1 feuille de laurier
- 1 branche de persil

Pour la sauce :

- 1 c. à s. d'huile d'olive et de colza
- 40 g de maïzena bio garantie 100 % sans gluten
- 2 c. à c. de concentré de tomate
- 1 c. à s. de paprika
- 1 pincée de sel de potassium
- 2 pincées de poivre de Cayenne
- 50 cl de lait de vache à 0 % et 50 g de crème allégée **pour les profils P4, P6**

ou

- 50 cl de « lait » de soja et 50 g de crème de soja **pour les profils P7, P8**

Préparez le court-bouillon avec l'eau, le vin blanc, les herbes, la carotte et l'oignon, et portez à ébullition pendant 10 min, puis baissez le feu.

Préparez les noix de coquilles Saint-Jacques et plongez-les pendant 3 min dans le court-bouillon, puis retirez-les.

Enroulez les noix dans les filets de poisson et attachez-les avec du fil de cuisine.

Plongez les paupiettes dans le court-bouillon et pochez-les doucement pendant 5 min.

Filtrez le court-bouillon.

Dans une casserole, mélangez à froid l'huile, la maïzena, le lait (de vache ou de soja, selon votre profil), le concentré de tomate, le paprika, le sel et le poivre ; ajoutez en remuant la moitié du court-bouillon, puis remettez sur le feu jusqu'à épaississement.

Enfin, ajoutez la crème (de lait ou de soja, selon votre profil).

Nappez vos paupiettes avec la sauce.

Servez avec des légumes de votre choix (page 199).

Tarte moelleuse à l'ananas

6 parts
Préparation : 15 min
Cuisson : 35 min (four à 220 °C)

Ingrédients :

- 130 g de farine de blé complet
- 1 ananas
- 100 g de compote de pommes sans sucre ajouté
- 1 sachet de levure
- 2 œufs
- 4 c. à s. de rhum
- 2 c. à s. d'huile d'olive et de colza
- 3 c. à s. de lait de vache à 0 % **pour le profil P1**

ou

- 3 c. à s. de « lait » d'amande **pour le profil P3**

Préchauffez le four à 170 °C.

Lavez, épluchez l'ananas et coupez-le en fines lamelles.

Faites une pâte en mélangeant la farine, les œufs, l'huile, la levure, le lait (de vache ou d'amande, selon votre profil), la compote de pommes et le rhum jusqu'à l'obtention d'une pâte souple, mais pas liquide.

Tapissez un moule à tarte avec du papier sulfurisé et remplissez le moule avec la préparation.

Disposez les lamelles d'ananas en rond sur la pâte.

Faites cuire la tarte pendant 35 min à 220 °C.

Tarte moelleuse à l'ananas

6 parts
Préparation : 15 min
Cuisson : 35 min (four à 220 °C)

Ingrédients :

- 130 g de farine de blé complet
- 1 ananas
- 100 g de compote de pommes sans sucre ajouté
- 1 sachet de levure
- 100 g de soyeux de soja égoutté
- 4 c. à s. de rhum
- 2 c. à s. d'huile d'olive et de colza
- 3 c. à s. de lait de vache à 0 % **pour le profil P2**

ou

- 3 c. à s. de « lait » d'amande **pour le profil P5**

Préchauffez le four à 170 °C.

Lavez, épluchez l'ananas et coupez-le en fines lamelles.

Faites une pâte en mélangeant la farine, l'huile, la levure, le soyeux de soja et le lait (de vache ou d'amande, selon votre profil), la compote de pommes et le rhum, jusqu'à l'obtention d'une pâte souple, mais pas liquide.

Tapissez un moule à tarte avec du papier sulfurisé et remplissez le moule avec la préparation.

Disposez les lamelles d'ananas en rond sur la pâte.

Faites cuire la tarte pendant 35 min à 220 °C.

Tarte moelleuse à l'ananas

6 parts
Préparation : 15 min
Cuisson : 35 min (four à 220 °C)

Ingrédients :

- 65 g de farine de quinoa
- 65 g de farine de riz complet
- 1 ananas
- 100 g de compote de pommes sans sucre ajouté
- 1 sachet de poudre à lever sans gluten (17 g)
- 2 œufs
- 4 c. à s. de rhum
- 2 c. à s. d'huile d'olive et de colza
- 3 c. à s. de lait de vache à 0 % **pour le profil P4**

ou

- 3 c. à s. de « lait » d'amande **pour le profil P7**

Préchauffez le four à 170 °C.

Lavez, épluchez l'ananas et coupez-le en fines lamelles.

Faites une pâte en mélangeant les farines, les œufs, l'huile, la poudre à lever, le lait (de vache ou d'amande, selon votre profil), la compote de pommes et le rhum, jusqu'à l'obtention d'une pâte souple, mais pas liquide.

Tapissez un moule à tarte avec du papier sulfurisé et remplissez le moule avec la préparation.

Disposez les lamelles d'ananas en rond sur la pâte.

Faites cuire la tarte pendant 35 min à 220 °C.

Tarte moelleuse à l'ananas

6 parts
Préparation : 15 min
Cuisson : 35 min (four à 220 °C)

Ingrédients :

- 65 g de farine de quinoa
- 65 g de farine de riz complet
- 1 ananas
- 100 g de compote de pommes sans sucre ajouté
- 1 sachet de poudre à lever sans gluten (17 g)
- 100 g de soyeux de soja
- 4 c. à s. de rhum
- 2 c. à s. d'huile d'olive et de colza
- 3 c. à s. de lait de vache à 0 % **pour le profil P6**

ou

- 3 c. à s. de « lait » d'amande **pour le profil P8**

Préchauffez le four à 170 °C.

Lavez et épluchez l'ananas et coupez-le en fines lamelles.

Faites une pâte en mélangeant les farines, l'huile, la poudre à lever, le soyeux de soja et le lait (de vache ou d'amande, selon votre profil), la compote de pommes et le rhum, jusqu'à l'obtention d'une pâte souple, mais pas liquide.

Tapissez un moule à tarte avec du papier sulfurisé et remplissez le moule avec la préparation.

Disposez les lamelles d'ananas en rond sur la pâte.

Faites cuire la tarte pendant 35 min à 220 °C.

Annexes

Éclairages théoriques sur les intolérances alimentaires

Quels sont les mécanismes en jeu dans les intolérances alimentaires ? Pour le comprendre, il est essentiel de faire la lumière sur quelques aspects immunitaires et inflammatoires qui leur sont étroitement liés.

L'inflammation et l'épargne des graisses

L'inflammation aiguë se déclenche quand des « barbares biologiques » franchissent les barrières de notre organisme. Elle permet d'ouvrir à nos troupes défensives immunitaires les voies d'accès menant au lieu de l'effraction (peau, muqueuse digestive ou autre), pour qu'elles puissent éliminer les intrus.

Les conséquences de l'inflammation en termes de poids

Pour mieux comprendre ce qu'il se passe dans notre organisme, on peut, en adoptant un prisme de perception systémique, comparer l'état inflammatoire de nos intestins à un pays en état de guerre.

Rappelez-vous vos cours d'histoire : pendant la Première Guerre mondiale, les usines de la France (et en particulier les usines Renault) se sont transformées en un complexe militaro-industriel. Les chaînes de fabrication de voitures se sont modifiées en outils de production de chars et d'obus. Les femmes ont été réquisitionnées pour servir de main-d'œuvre. Toutes les potentialités du pays se sont orientées vers l'effort de guerre, afin de grossir le stock d'armes. De même, la consommation des denrées alimentaires par la population a été rationnée. « On met en réserve et on ne dépense pas. » Le pays cherchait à être « gros » et le mieux armé possible pour combattre.

Au niveau du corps humain, il en va à peu près de même. Dans une perspective finaliste, les cellules de l'inflammation envoient des messages chimiques aux cellules chargées de la gestion des graisses, les enjoignant de stocker et de se multiplier. Il est possible que l'évolution ait appris à notre organisme qu'à une maladie – presque toujours précédée par une inflammation – est attaché le risque vital de nous empêcher de nous nourrir de manière autonome ou d'assimiler efficacement ce que nous mangeons. Le système inflammatoire impose donc aux adipocytes (cellules graisseuses) de faire des réserves et de ne plus dépenser leur stock graisseux, de se multiplier pour augmenter leurs capacités de mise en réserve et de conserver le plus longtemps possible un capital énergétique vital. Pour reprendre notre métaphore, quand un pays est en guerre, il essaie de conserver ses stocks énergétiques et ne se divertit pas avec des feux d'artifice trop dispendieux…

L'inflammation chronique et la prise de poids

Une fois que l'agresseur (une bactérie, par exemple) est éliminé, le fonctionnement normal de nos cellules doit reprendre son cours, afin que notre corps renoue avec la production de substances nécessaires à son fonctionnement normal. C'est pour cela que l'inflammation doit s'arrêter. Encore faut-il que les conditions soient remplies et favorables pour qu'elle s'achève.

Pour le sujet qui nous intéresse, en cas d'hyperperméabilité intestinale ou d'intolérances alimentaires, l'inflammation locale intestinale, voire générale, devient chronique, de faible intensité, pathologique, et certaines cellules ne reprennent pas le cours normal de leur activité. Par exemple, les cellules graisseuses ne cessent pas d'effectuer des réserves et de se multiplier. La résistance à l'amaigrissement a donc comme origine l'inflammation chronique[1].

L'organisme en souffre et cela se traduit, par exemple, par une surcharge pondérale, un périmètre abdominal trop important, des douleurs au ventre, certaines maladies auto-immunes ou cardiovasculaires, le diabète de type 2... La « guerre inflammatoire » continue tant que durent l'hyperperméabilité intestinale ou les intolérances alimentaires. Le franchissement anormal de la barrière intestinale par des aliments insuffisamment digérés ou par des bactéries du tube digestif continue à inonder le sang et à stimuler le système immunitaire et inflammatoire. C'est pourquoi le but premier de la méthode que je vous propose est de calmer cette inflammation larvée, à bas bruit, en repérant et en éliminant ces intolérances alimentaires.

Pour expliquer cette proposition, il convient de présenter ce que sont les intolérances alimentaires qui nous intéressent ici. Faisons connaissance avec les acteurs de cette guerre inflammatoire chronique : le système immunitaire de la barrière intestinale, les aliments le plus souvent impliqués dans ces intolérances, et le système digestif. Quand ces trois acteurs sont dans leurs états normaux, tout va bien, mais quand on prend du poids, que se passe-t-il ? Quelle est la pièce de théâtre qui se joue quand l'inflammation devient chronique ?

1. Visser M., Bouter L.M., « Low-grade systemic inflammation in overweight children », *Pediatrics*, janvier 2001 ; 107(1):E13 ; Singer K., Eng D.S., « The relationship between body fat mass percentiles and inflammation in children », *Obesity (Silver Spring)*, 27 janvier 2014.doi:10.1002/oby.20710 (Epub Ahead Of print).

Les belligérants

Pour comprendre le processus des intolérances alimentaires, il est nécessaire de faire connaissance avec les différents acteurs qui vont entrer sur le champ de bataille de l'inflammation pathologique chronique.

De façon surprenante, le point de départ de cette bataille, le Sarajevo des intolérances alimentaires et de l'inflammation chronique qui en découle, est un quiproquo : celui qui est considéré comme l'agresseur de notre intégrité n'en est pas un. Il s'agit en réalité d'aliments ingérés pour nous nourrir et pas pour nous détruire. Ce faux ennemi n'a pas franchi nos frontières territoriales (intestinales) volontairement, avec des intentions belliqueuses. Les aliments et leur changement d'état incomplet au cours de la digestion peuvent devenir, si des circonstances particulières s'y prêtent, les agents responsables d'une guerre immunologique dans notre corps. Leur digestion incomplète va mobiliser les tendances xénophobes radicales de notre système immunitaire, une fois que ces molécules complexes se retrouveront dans le sang après avoir franchi involontairement la barrière intestinale.

Le système immunitaire

Son rôle

Le **système immunitaire** d'un organisme est un système biologique constitué d'un ensemble coordonné d'éléments de reconnaissance et de défense qui discrimine le « moi » du « non-moi ». Fonctionnellement, ce qui est reconnu comme « non-soi » est détruit, qu'il s'agisse de pathogènes (virus, bactéries, parasites), ou de certaines particules ou molécules étrangères, telles que des protéines alimentaires insuffisamment digérées, qui ont franchi involontairement notre barrière intestinale. Ces dernières sont alors considérées comme des ennemies, alors qu'elles n'en sont pas. D'une inflammation aiguë utile, nous passons à une inflammation chronique préjudiciable si nous ingérons quotidiennement ces aliments.

Le système immunitaire de l'hôte est unique

Chacun d'entre nous possède un système immunitaire unique, lié à son patrimoine polymorphogénétique. Chaque individu possède des cellules immunitaires qui lui sont spécifiques et qui répondent à des modifications de l'environnement et à l'arrivée dans l'organisme d'éléments étrangers, pathogènes ou non. Tout le monde ne devient pas allergique et ne développe pas la même maladie auto-immune ou la même allergie en présence d'un même allergène.

En conséquence, un régime ne pourra être qu'individualisé – ce qui est l'objectif de la méthode que je vous propose. Partant de ce point de vue, il est douteux d'appliquer les mêmes recettes à tout le monde avec succès.

Quelques définitions

Une allergie

« Il s'agit d'un ensemble de pathologies caractérisées par une réponse du système immunitaire, soit normale, soit exagérée, contre des molécules du "non-soi", qui ne sont pas associées à un agent pathogène, mais sont considérées comme telles par les cellules du système de défense de l'organisme. » (Pr Vincent Castronovo)

Focus science

Comment limiter l'intensité de la réaction allergique de type I

- L'optimisation de la nourriture de la mère pendant la grossesse est une condition indispensable à une maturation optimale de la muqueuse intestinale du fœtus.

- Après la naissance, une alimentation adaptée de l'enfant permet d'éviter une exposition massive à des antigènes « non-soi » (comme c'est le cas avec le lait maternisé, ou une alimentation solide) pendant les six premiers mois de la vie, délai nécessaire à l'établissement d'une maturité fonctionnelle minimum de la barrière intestinale.

- Durant les premiers mois de vie d'un enfant, l'allaitement le fait bénéficier d'une immunité passive. Les IgA présents dans le lait maternel lui procurent cette protection passive. Or la composition en IgA du lait maternel dépend du bon fonctionnement de la barrière intestinale de la mère – lui-même indissociable de l'équilibre de la flore intestinale maternelle et de l'absence d'hyperperméabilité de la muqueuse intestinale maternelle. Le fonctionnement optimal de cette barrière n'est possible que si l'alimentation de la mère est bien adaptée. Il a été démontré que l'on peut retrouver dans le lait maternel des antigènes de lait de vache pouvant entraîner des allergies chez l'enfant. Il est donc conseillé aux mères allaitantes d'éviter de consommer du lait, des œufs et des cacahuètes.

- Les enfants nourris au sein ont moins de dermatite atopique liée aux produits laitiers[1].

- Les IgG (nous anticipons sur l'allergie de type III, mais les deux types d'allergies sont intriqués) peuvent jouer un rôle dans l'allergie à IgE à la cacahuète[2].

1. Jirapinyo P., Densupsoontom N., Kangwanpomsiri C., Limllikhit T., « Lower prevalence of atopic dermatitis in breast-fed infants whose allergic mothers restrict dairy products », *J Med Assoc Thai*, février 2013 ; 96(2):192-5.
2. El-Khouly F., Lewis S.A., Pons L., Burks A.W., Hourihane J.O. « IgG AND IgE avidity characteristics of peanut allergic individuals », *Pediatr Allergy Immunol*, novembre 2007 ; 18(7):607-13.

- Les allergies à IgG (là encore, nous anticipons déjà sur l'allergie de type III, mais les deux types d'allergies sont intriqués) aux protéines de lait de vache et aux œufs peuvent jouer un rôle important dans l'étiologie de l'asthme (manifestation clinique d'allergie de type I) chez l'enfant[1].

- Des résultats d'études suggèrent que même une courte période (de huit semaines) de régime sans œuf et sans lait peut réduire les symptômes atopiques et améliorer la fonction pulmonaire chez les enfants asthmatiques[2].

Cet ensemble de mesures évite au jeune organisme une répétition de contacts antigènes « non-soi » avec le système immunitaire et permet donc une stabilisation du nombre de mastocytes armés d'IgE, qui limite l'intensité de la réaction allergique de type I. Les mesures de supplémentation en compléments alimentaires spécifiques pour les allergies de type III peuvent également entraîner une certaine efficacité sur les allergies de type I.

1. Duchateau J., Michilis A., Lambert J., Gossart B., Casimir G., « Anti-betalactoglobulin IgG, antibodies bind to a spécific profile of epitopes when patients are allergic to cow's milk proteins », *Clin Exp Allergy*, juillet 1998 ; 28(7):824-33.
2. Yusoff N.A., Hampton S.M., Dickerson J.W., Morgan J.B., « The effect of exclusion of dietary egg and milk in the management of asthmatic children: a pilot study », *JR Soc Health*, mars 2004 ; 124(2):74-80.

Un antigène
Un antigène est toute molécule qui est susceptible de générer un anticorps. Le terme d'« antigène » provient de la contraction anglaise de *anticorps generation*. Il doit appartenir à un organisme vivant, ce qui suppose une structure, et doit avoir une certaine taille. Les antigènes étrangers ennemis peuvent être des virus, des bactéries, des molécules de venin ; ils déclencheront une inflammation. Mais les antigènes étrangers peuvent également être des « amis », comme les protéines alimentaires ; considérés comme des ennemis car étrangers, ils déclencheront une allergie et une inflammation.

Un épitope
C'est une petite séquence de peptides (plusieurs acides aminés) de la protéine antigène. Cette portion d'antigène donne naissance à un anticorps. Pour un même antigène, il y a plusieurs épitopes qui vont engendrer plusieurs anticorps – ce que l'on appelle une « réponse polyclonale ». Cette sécrétion polyclonale ne peut se faire que si l'individu possède les lymphocytes naïfs spécifiquement programmés pour reconnaître ces épitopes. Ceci est important à comprendre pour construire un régime alimentaire : la spécificité de chacun n'est, par définition, pas identique à celle du voisin.

Un anticorps
Un anticorps est une protéine complexe utilisée par le système immunitaire pour détecter et neutraliser les agents pathogènes ou antigènes pathogènes de manière spécifique. Les anticorps sont sécrétés par des cellules dérivées des lymphocytes B : les plasmocytes. Il existe cinq grandes catégories d'anticorps : IgA, IgD, IgE, IgG, IgM. Pour ce qui concerne les intolérances alimentaires, les anticorps IgG dirigés contre des antigènes alimentaires peuvent être associés à des maladies dégénératives et auto-immunes (ces anticorps s'attaquent à nos propres tissus). Ces maladies appartiennent à différents domaines tels que le diabète, l'athérosclérose, les atteintes neurodégénératives, l'obésité[1]…

Une hypersensibilité
Elle correspond à une exagération de la réponse immunitaire. Toute maladie d'hypersensibilité proviendra d'une réponse excessive de notre système immunitaire.
Les types d'hypersensibilités (selon Gell et Coombs) correspondent aux différents mécanismes de réponses exagérées du système immunitaire lors de l'introduction d'un antigène « non-soi » dans l'organisme. Parmi les différentes hypersensibilités, seule celle de type III est directement en rapport avec la méthode que je vous présente. Celle de type I l'est indirectement.

1. Vojdani A., « Detection of IgE, IgG, IgA, and IgM antibodies against raw and processed food antigens », *Nutr Metab (lond)*, 12 mai 2009 ; 6:22.

Hypersensibilité de type I

Certains l'appellent l'« allergie vraie ». Du fait d'une prédisposition génétique, l'organisme répond à l'introduction d'un antigène par une surproduction d'IgE générée par les plasmocytes. Les IgE vont se fixer sur les mastocytes[1]. Les antigènes « non-soi » fixent les IgE, ce qui va déclencher chez le mastocyte la libération des médiateurs de l'inflammation, de manière plus ou moins brutale. « Les mastocytes sont des mines antipersonnel qui explosent quand les ennemis arrivent et qui libèrent des médiateurs de l'inflammation. » (professeur Vincent Castronovo)

On peut citer plusieurs exemples de maladies en rapport avec une allergie de type I : le rhume des foins, la conjonctivite allergique... L'allergie vraie est très « bruyante » : elle se manifeste par des réactions immédiates ou retardées qui sont la conséquence de la libération d'amines vaso-actives (histamine), responsables d'œdèmes (parfois gravissimes et pouvant entraîner la mort), de rougeurs et de démangeaisons. Ce type d'allergie ne fait pas partie, *a priori*, de notre champ thérapeutique, car le déterminisme génétique en constitue largement la cause. Pourtant il sera amélioré indirectement lors de votre régime alimentaire si vous en êtes atteint.

Des études ont démontré que l'on pouvait réduire significativement le risque d'une personne prédisposée génétiquement à devenir allergique de type I dans la mesure où l'on s'attache à respecter la fonction de barrière intestinale. C'est un des buts majeurs de ma méthode.

Hypersensibilité de type III

Il y a surproduction d'IgG et de complexes immuns. Le phénomène d'intolérance ou allergie de type III, aussi appelé « hypersensibilité » alimentaire, entraîne la production d'une catégorie bien spécifique d'anticorps : les immunoglobulines G. C'est le cœur de notre sujet.

Ces anticorps ont pour caractéristique principale de s'unir à l'antigène (l'étranger) pour former un « complexe immun ». Ceux-ci vont se disséminer dans la circulation sanguine artérielle et se déposer dans des tissus où il y a une filtration de plasma physiologique, notamment les membranes synoviales des articulations. Dans ce cas, des études ont montré que des polyarthrites pouvaient être en rapport avec des dépôts de complexes immuns issus des protéines de lait de vache. Ce « corps complexe » est une structure active qui va déclencher une cascade de réactions inflammatoires destinées à l'éliminer. Si les conditions le permettent, ce déchet est éliminé et le problème est résolu. Dans la plupart des cas, les complexes immuns sont en quantité telle qu'il n'est pas possible de les éliminer. On parle alors de « pathologies d'encrassage » qui se caractérisent par l'accumulation de déchets dans les différents tissus du corps. Toutes ces cascades de réactions ont une particularité : contrairement à l'allergie de type I, elles sont « discrètes » et n'entraînent pas de troubles « bruyants ».

Test d'éviction/réintroduction
Chaque test d'exclusion ou d'inclusion de cette méthode positif pour un (des) aliment(s) sera jusqu'à

---

1. Les mastocytes sont des cellules qui relèvent du deuxième niveau de défense du système immunitaire, appelé « inné ». Ils appartiennent à la catégorie des basophiles (colorables en bleu) qui circulent dans le sang. Un mastocyte est un basophile qui séjourne dans le tissu d'une muqueuse et possède des récepteurs aux IgE. Quand le mécanisme ci-dessus décrit se met en route, l'histamine est libérée en plus ou moins grande quantité, ainsi que d'autres médiateurs de l'inflammation.

preuve du contraire considéré comme signe d'une intolérance ; il est le résultat d'un contact entre cet (ces) aliment(s) et le système immunitaire. L'anticorps se lie à l'aliment et déclenche une réaction inflammatoire.

Les tests d'exclusion et de réintroduction utilisent la capacité des cellules à mémoire à reconnaître des corps étrangers qui, dans le passé, ont déjà entraîné la production d'anticorps, et la réaction inflammatoire qui en découle à chaque fois que l'antigène rencontre l'anticorps qui lui est spécifique. Cette réaction peut être très douloureuse et repérable immédiatement, ou se manifester plus lentement, par exemple, par un ralentissement de la vitesse de la perte de poids ou de centimètres de tour de taille. C'est le fondement de la méthode d'évaluation immédiate par la douleur et d'évaluation différée par la quantification des signes plus indirects et moins bruyants.

Les aliments

Les œufs

Les protéines de l'œuf sont excellentes, car elles peuvent être utilisées à 95 % par notre organisme. Un œuf contribue à 15 % du besoin journalier en protéines.

Les œufs et leur composition
Le blanc d'œuf est principalement constitué d'eau et de 11 % de protéines, ainsi que de vitamines solubles dans l'eau et de minéraux (sodium, potassium, souffre et chlorure).

Le jaune d'œuf est riche en protéines de phosphorylation (lécithine), en graisses (phospholipides, cholestérol), en vitamines (A, B1, B2, D et E) et en minéraux (calcium, phosphore et fer).

Le rôle de l'œuf dans notre alimentation
L'œuf est composé de deux constituants majeurs, le blanc (à l'extérieur) et le jaune (à l'intérieur). En cassant un œuf, le blanc coule plus au moins rapidement, tandis que le jaune est maintenu par une fine membrane. Cela permet de séparer les deux constituants pour les utiliser à différentes fins.

Les lécithines contenues dans le jaune d'œuf interviennent dans la génération d'émulsions, par exemple pour la fabrication de mayonnaise, de sauce hollandaise et de crèmes pour dessert. Le blanc d'œuf battu (en neige) est surtout utile pour alléger les desserts.

Les carences sans œufs ni lait
Les œufs et le lait constituent des sources de protéines nobles, de vitamines et de minéraux essentiels pour l'organisme. Ce sont surtout les besoins en vitamine B2 (riboflavine) et en calcium qui sont couverts par ces aliments de base. Beaucoup de personnes qui souffrent d'une intolérance au lait et/ou aux œufs craignent, en les excluant, de souffrir de carences en certains nutriments. Cette préoccupation est généralement non fondée. Les carences sont en principe évitées grâce à un choix judicieux et varié des aliments tolérés.

Le pain et l'un de ses composants, le gluten

Le gluten est une protéine présente dans les céréales. Il influence les propriétés de cuisson de la farine en absorbant l'eau ajoutée et en gonflant, de façon à générer une pâte à pétrir. Pendant la cuisson, le gluten libère une partie de l'eau retenue et se lie à l'amidon contenu dans la farine, de façon à assurer la cohésion du pain. La constitution du produit cuit est fonction de la teneur en gluten de la farine.

Le gluten et les allergies
Le gluten est reconnu depuis longtemps comme un allergène/antigène majeur. L'industrie est sensibilisée à la problématique du gluten dans l'alimentation. Ainsi est-il exclu de l'alimentation pour nourrissons.

Le gluten joue un rôle décisif dans des maladies, comme la maladie cœliaque et la sprue. En tant qu'antigène, il déclenche une réaction immunitaire qui, suite à un apport alimentaire quotidien, aboutit à une réaction inflammatoire chronique avec, au final, une atteinte des tissus. Cette réaction se déroule pendant un intervalle de temps généralement long (dix à treize ans) et toujours au même endroit, sur les villosités intestinales (invaginations en doigt de gant). Les lésions tissulaires progressent au cours du temps, jusqu'à la destruction complète des villosités intestinales. L'intestin ne présente plus de villosités et sa surface est plane. C'est ce stade final et irréversible de la maladie qui est appelé « la sprue ».

Entre la maladie cœliaque et le syndrome de l'intestin irritable se trouve le no man's land de la sensibilité au gluten[1].

Le fait que vous soyez positif au test d'exclusion ou d'inclusion du pain et des céréales contenant du gluten, ou positif aux tests biologiques qui montrent une réaction à IgG contre le gluten ne signifie pas que vous soyez atteint de la maladie cœliaque ou sprue.

À savoir

Ces céréales contiennent du gluten :

Avoine	Épeautre	Orge
Blé	Kamut	Seigle

Le lait

Le lait de vache

Le lait de vache se distingue nettement du lait maternel par sa composition. Il contient trois fois plus de protéines, dix fois plus d'hormones de croissance, moins de lactose et de sucre.

Contrairement au lait de vache, le lait maternel contient des oligosaccharides favorisant le développement de la flore intestinale et des IgA (qui interviennent dans la fonction de barrière intestinale et empêchent les protéines étrangères de passer dans le sang).

Parfois, on peut observer une intolérance au lait de vache mais pas aux fromages, ou bien l'inverse (c'est-à-dire une intolérance plus forte aux dérivés du lait). En fait, l'intolérance est principalement dirigée contre les protéines de lait de vache. Les yaourts et les fromages sont des produits dérivés obtenus par acidification ou fermentation. Ces procédés dénaturent les protéines de lait et peuvent abolir l'effet antigénique de la protéine du lait ou à l'inverse l'amplifier (voir la notion d'épitope, page 282). En outre peuvent s'associer des structures antigéniques en provenance des micro-organismes utilisés lors de la fermentation.

Le lait de chèvre

1. Verdu E.F., Armstrong D., « Between celiac disease and irritable bowel syndrome:the "no man's land" of gluten sensitivity », *Am J Gastroenterol, juin 2009 ; 104(6):1587-94.*

En général, comparativement à un lait de vache, le lait de chèvre est moins riche en lactose, en matières grasses et en protéines. En revanche, les teneurs en minéraux sont semblables.

Les protéines sont constituées de 71 % de caséines, de 22 % de protéines sériques, dites solubles, et de 7 % d'azote non protéique. Comparativement au lait de vache, le lait de chèvre contient plus de protéines sériques et d'azote non protéique. Mais le lait de chèvre de grand mélange contient moins de caséine-as1 (chèvre, 15% vs vache, 39 %), plus de caséine-as2 (chèvre, 21% vs vache, 10 %) et plus de caséine-b (chèvre, 48 % vs vache, 35%).

Les teneurs en calcium et phosphore du lait de chèvre sont équivalentes au lait de vache et le lait de chèvre est nettement plus riche en potassium que le lait de vache. La solubilité du calcium, magnésium et phosphore est identique à celle du lait de vache. Le lait de chèvre contient moins d'acide folique (vitamine B9) et de vitamine B12 que le lait de vache mais est plus riche en vitamine PP.

Jus végétaux et laits d'origine animale
Il a été démontré que le « jus » de soja possède les mêmes vertus que le lait de vache humanisé. Il n'y a pas de différence entre la santé des enfants nourris au lait de vache ou au « jus » de soja. Ce dernier n'entraîne pas de déséquilibre hormonal comme il a été parfois sous-entendu.

Le système digestif et notre comportement alimentaire

Le système digestif peut être schématisé comme un tube qui commence au niveau de la bouche et se termine par l'anus. Entre les deux extrémités, on trouve différents étages de structures tissulaires adaptés à des fonctions spécifiques et composés d'organes qui transforment le bol alimentaire par des actions mécaniques (mastication, motricité digestive comme le péristaltisme) et chimiques, issues des enzymes et des sécrétions digestives.

La digestion et ses deux missions essentielles

1. Transformer les aliments (un bout de viande, composé de protéines, par exemple) ingérés en nutriments (éléments simples : acides aminés) absorbables par l'intestin, pour nourrir toutes les cellules qui nous composent. Cette nourriture jouera un rôle énergétique ou participera à la construction de la cellule. Cette action digestive a pour but la dépolymérisation (fragmentation) des polymères (ensembles de particules élémentaires, comme les protéines) en monomères (particules élémentaires, comme les acides aminés).

2. Détruire l'antigénicité (capacité d'un antigène à être reconnu par le système immunitaire, les anticorps) des aliments pour ne pas solliciter notre système immunitaire dont la mise en route est fondée sur la reconnaissance de l'étranger. Une mauvaise digestion donne à l'alimentation une charge antigénique très importante. Elle est à la base de l'intolérance immunologique aux protéines de l'alimentation. Dans la perspective des intolérances alimentaires, l'action mécanique du système digestif pourrait être comparée sur le plan métaphorique guerrier aux bombardements aériens des troupes ennemies (le bol alimentaire) qui marchent vers nos frontières, constituées par la barrière intestinale. Les sécrétions digestives seraient des chars d'assaut qui disloqueraient les régiments ennemis (aliments), les enzymes des actions commandos très ciblées. Cette guerre ne se déroule pas à l'intérieur de nos frontières (la lumière du tube digestif se situe à l'extérieur de notre muqueuse intestinale) et les ennemis ne sont pas des envahisseurs, puisqu'ils ont été ingérés sciemment. Mais, si ce combat n'est pas mené, ces aliments innocents peuvent être perçus par notre système de défense comme des dangers, à partir du moment où ils pénètrent dans notre sang. Et, cette fois-ci, la guerre inflammatoire et immunitaire sera bien déclarée.

Pour apprécier toute l'importance du système digestif, nous devons considérer le principe de fonctionnement qui relie les différents étages du système digestif.

Principe de fonctionnement du système digestif

« Le travail à la chaîne est le mode d'organisation du travail du système digestif », selon le Pr Vincent Castronovo. En d'autres termes, cela signifie que la séparation des tâches caractérise ce système. En conséquence, si un étage du système digestif ne remplit pas son office, l'étage en aval ne le compensera pas. Le rendement terminal du système est limité par le rendement le plus bas de chaque étage. Si la mastication de l'homme moderne, toujours pressé, n'effectue son travail qu'à 10 %, le rendement final du système ne pourra excéder 10 %, à condition que tous les autres étages en aval fonctionnent avec un rendement de 100 %. La seule étape de cette chaîne digestive sur laquelle nous pouvons tous intervenir volontairement est la mastication. C'est la première étape de la fragmentation des aliments pour qu'ils arrivent à l'état de nutriments absorbables, en molécules élémentaires dépourvues de tout pouvoir antigénique, devant la muqueuse intestinale.

Si nous acceptons ce postulat de départ, nous ne pouvons nier que la mastication dépend des étapes qui la précèdent. Une cuisson optimale des aliments permet une mastication aisée, tout en sauvegardant la valeur nutritionnelle des mets. Le contact préalable avec les aliments par l'intermédiaire de nos sens nous prédispose à une mastication plus longue et en pleine conscience. Le cadre matériel, social, psychologique dans lequel se déroule le repas détermine la qualité de la mastication et de la digestion. La mastication dépend également de la qualité de nos dents, de notre hygiène dentaire…

Plus largement, la stimulation de notre système inflammatoire et immunitaire dépend également de nos choix alimentaires. Notre culture gastronomique semble déterminante. La connaissance de notre rapport personnel avec les aliments fait partie de cette culture. La mise en concordance de notre génome avec les aliments est un chemin long et compliqué, notre démarche en est une première approche.

Les gènes, les enzymes digestives, le principe de rotation

Nos gènes déterminent la qualité du travail du système digestif. Ils fabriquent les protéines (nos enzymes digestives sont des protéines). Notre polymorphisme génétique établit la qualité et la quantité de nos enzymes digestives.

Nous ne pouvons intervenir sur la qualité de nos enzymes. Chez certaines personnes, des enzymes peuvent ne pas être suffisamment compétentes pour couper les molécules des protéines de blanc d'œuf, par exemple.

La première action que nous puissions mener volontairement serait de bien mastiquer pour préparer le travail de nos enzymes. La deuxième serait de consommer de petites quantités d'aliments qui varient chaque jour. La quantité d'enzymes disponibles au moment d'un repas est en relation avec la quantité de l'aliment ingéré au cours de ce même repas. Si nous consommons une quantité très importante d'un même aliment, nous aurons plus de chances de dépasser nos capacités enzymatiques. C'est la base du principe de rotation de la méthode.

Des analyses plus spécifiques peuvent déterminer la qualité de l'action de nos enzymes.

La paroi intestinale

Celui qui est considéré comme le défenseur défaillant de notre intégrité, c'est le contenant, c'est-à-dire la paroi du tube digestif. Les altérations infimes de sa structure sont le troisième facteur favorisant le déclenchement des hostilités. C'est l'hyperperméabilité intestinale qui laisse passer anormalement les aliments par des petits orifices nouvellement formés au sein de la barrière intestinale.

Quel rôle ces acteurs jouent-ils dans notre organisme ?

Dans des conditions optimales

Cet optimum étant pour nous : je ne grossis pas, je n'ai pas mal au ventre, je n'ai pas d'eczéma...

Le contenu : les aliments

Les aliments ayant subi les premières étapes de la digestion arrivent au niveau de la paroi du tube digestif pour être absorbés par elle.

Dans les conditions optimales, les aliments ont été réduits en molécules simples par la mastication, le travail de l'estomac, du foie, du pancréas... Les protéines des viandes et poissons, en acides aminés, les graisses en acides gras, les sucres en oses. Ces molécules élémentaires, acides aminés, acides gras, oses, n'entraîneront pas de désagréments digestifs en rapport avec le système immunitaire. On ne peut être intolérant à des particules élémentaires. Cependant, la digestion des aliments mastiqués et avalés peut aboutir à la constitution de courtes chaînes d'acides aminés. En effet, une digestion produit en moyenne 400 dipeptides (deux acides aminés), 8 000 tripeptides (trois acides aminés), 160 000 tétrapeptides (quatre acides aminés)... différents. Et c'est ici que les ennuis peuvent commencer, car les courtes chaînes de huit à neuf acides aminés peuvent potentiellement agir comme des antigènes, c'est-à-dire comme des molécules pouvant déclencher la mise en route de nos défenses immunitaires.

Une mauvaise digestion donne à l'alimentation une charge antigénique très importante : elle est à la base de l'intolérance immunologique aux protéines de l'alimentation.

Le contenant : la paroi intestinale et son bon fonctionnement

La flore résidente du tube digestif représente plus de 100 milliards de bactéries de types différents. Elle se compose d'une flore dominante protectrice et active et d'une flore sous dominante non active (composée de bactéries qui pourraient être dangereuses).

Dans les conditions optimales, la paroi intestinale est constituée d'un ensemble continu de cellules (entérocytes). Elles sont jointives les unes aux autres. Il n'y a pas d'espace entre elles, car elles sont reliées par des complexes jonctionnels serrés. Ceux-ci jouent un rôle très important dans le transport et le trajet des molécules alimentaires à travers la cellule intestinale. Les aliments peuvent soit passer à travers les cellules intestinales, soit être éliminés dans vos selles. Mais en aucun cas, dans des conditions normales, notre membrane digestive n'est prévue pour laisser passer des molécules alimentaires entre les cellules de l'intestin. Une destruction de ces jonctions serrées désorganise tout ce petit système avec des conséquences pathologiques multiples, dont l'inflammation chronique.

Le système immunitaire et son bon fonctionnement

Que se passe-t-il dans le sang ? Le mode de reconnaissance des molécules amies et ennemies par le système immunitaire prend ici toute son importance.

Toujours dans des conditions optimales, chemin faisant, les nutriments sont déversés dans les capillaires situés contre la paroi du tube digestif. Arrivés dans le sang, ils ne sont pas attaqués par le système immunitaire. Dans des conditions normales, 80 % des cellules du système immunitaire montent la garde, à proximité du tube digestif. Elles sont au repos mais prêtes à intervenir dans le sang.

À travers la muqueuse de l'intestin, le système immunitaire est déjà en éveil. Il répertorie les antigènes alimentaires ou autres intra-intestinaux par l'intermédiaire de cellules spécialisées, appelées « cellules M ». Celles-ci sondent l'équilibre de la composition de la flore intestinale. Elles renseignent les cellules compétentes pour qu'elles fabriquent des IgA spécifiques aux antigènes détectés. Cela constitue une défense préventive efficace, une immunité de surface de l'intestin. Les IgA sont les anticorps frontaliers de la paix immunitaire intérieure.

Pourquoi une telle concentration de notre système de défense immunitaire aussi proche de notre intestin ? La paroi de notre intestin « a signé un contrat avec l'évolution extrêmement contraignant pour elle », selon les mots du Pr Vincent Castronovo. La nature lui a dévolu deux missions importantes à accomplir simultanément… et pourtant presque impossibles à réaliser en même temps ! Cette membrane doit être suffisamment fine, perméable et étendue pour laisser passer les molécules simples en grande quantité ; mais elle doit être suffisamment épaisse et étanche pour ne pas laisser passer des éléments étrangers dangereux pour notre santé. En effet, elle représente la surface d'échange la plus importante de notre organisme avec le monde extérieur (pour certains, jusqu'à 1 000 m² !). Son épaisseur n'excède pas 5 microns, c'est-à-dire 5 millionièmes de mètre, ce qui est très peu. De plus, chaque jour, 50 milliards de cellules intestinales meurent et 50 milliards de cellules intestinales naissent, le tout en conservant une structure strictement identique.

Nous n'avons pas de mal à imaginer que cette surface d'échange soit fragile et puisse facilement se détériorer sous l'effet d'agents agressifs, ce qui est fréquemment le cas. En conséquence, la couverture sanguine défensive du système immunitaire devient vitale pour l'intégrité de notre organisme. Cela aura des conséquences très importantes lors de situations de perméabilité anormalement augmentée de la paroi intestinale. Mais rappelons-nous qu'à l'état normal, la barrière intestinale constitue un obstacle contre l'invasion des intrus ; elle représente le premier niveau de défense de notre système immunitaire. Seuls les agents pathogènes, tels que des bactéries, sont capables de la franchir activement.

Une partie des différents acteurs de vos troubles intestinaux et de votre impossibilité à maigrir vous a été présentée.

Dans des conditions anormales

L'anormal étant : je grossis, j'ai mal au ventre, j'ai de l'eczéma…

Les aliments, dans les conditions anormales
Dans les conditions anormales, les aliments (le contenu) ont subi une digestion et un fractionnement incomplets et ils se trouvent donc sous forme de molécules complexes (protéines de lait, protéines de blanc d'œuf, protéines de farine de blé…). Si celles-ci dépassent une taille critique de huit à neuf acides aminés, elles feront l'objet, en tant que molécules étrangères à l'organisme, d'une attaque de la part des cellules et des anticorps du système immunitaire. C'est ce qui se passe lors de certaines situations : alimentation déséquilibrée à cause de la surconsommation d'un aliment, manque de mastication suffisamment efficace, déficits de sécrétion de certaines enzymes ou sucs du système digestif, déséquilibres de la flore intestinale…

La barrière intestinale, dans les conditions anormales
Quand la fonction de barrière intestinale (le contenant) est troublée, la flore résidente qui est

normalement protectrice peut devenir non protectrice, voire dangereuse, dans la mesure où la flore sous-dominante devient dominante[1].

Une alimentation déséquilibrée, la prise d'antibiotiques ou d'anti-inflammatoires, le stress peuvent inverser cet équilibre de dominance. La protection n'est plus assurée par rapport à des ennemis éventuels, et les bactéries devenues dominantes peuvent détériorer la muqueuse intestinale pour franchir notre intégrité territoriale et créer une inflammation. Chez les personnes obèses, on retrouve ce type de déséquilibre.

Dans des conditions anormales, la barrière intestinale est altérée. Les entérocytes (cellules de la paroi intestinale) ont diminué de taille, car ils ne se sont pas développés de manière optimale. Les complexes de jonction serrés (« scratchs ») entre les cellules de la paroi intestinale ont été détruits, en plus ou moins grande quantité[2].

Les aliments peuvent passer entre les cellules et s'introduire dans les vaisseaux sanguins. Les entérocytes ne remplissent plus leur rôle d'absorption des aliments, voire même les aliments sont rejetés vers l'endroit d'où ils viennent. On observe alors un déficit en nutriments, en vitamines, en sels minéraux... C'est ce qui survient lors de certaines situations qui détériorent la muqueuse intestinale : stress chronique[3], déséquilibres de la flore intestinale, consommation excessive d'alcool, d'anti-inflammatoires ou d'antibiotiques, présence de certaines bactéries dans les selles...

La barrière fonctionnelle digestive peut alors se réduire de 1 000 m² à 20 m². Si ces protéines passent à travers la barrière intestinale, à côté des entérocytes, et pas à travers ces cellules, elles se retrouvent dans le sang des capillaires du tube digestif et stimulent le système immunitaire[4].

Le système immunitaire, dans les conditions anormales

Lorsque les aliments et la paroi intestinale subissent des modifications anormales, le système immunitaire supplée les dommages que cette fine et large membrane intestinale a subis en nous protégeant. Or cette protection immunitaire a une contrepartie : elle n'agit qu'en fonction d'un principe, la loi du tout ou rien. C'est-à-dire que la plus petite trace (avec un nombre minimal d'acides aminés) d'un corps étranger présente dans le sang déclenchera une réponse défensive immunitaire maximale, à 100 %. C'est une protection très efficace.

Mais, dans le cas des intolérances alimentaires, il se produit un afflux massif de soldats appartenant au système immunitaire (les anticorps) dirigés contre les faux ennemis que sont les aliments. Ils ont le

---

1. Musso G., Gambino R., « Gut microbiota as a regulator of energy homeostasis and ectopic fat deposition : mechanisms and implications for metabolic disorders », *Curr opin lipidol*, février 2010 ; Cani P.D., Delzenne N.M., « *Interplay* between and associated metabolic disorders : new insights into the gut microbiota», *Curr Opin Pharmacol*, 21 juillet 2009.

2. Une meilleure compréhension de base de cette structure pourrait mener à la prévention ou au traitement de ces maladies (maladie intestinale inflammatoire systémique, diabète de type 1, allergies, asthme, autisme...) en utilisant des moyens nutritionnels ou autres. Voir Liu Z., Li N., «Tight junctions, leaky intestines, and pediatric diseases », *Acta Paediatrica*, avril 2005 ; 94(4):386-93.

3.Konturek P.C., Brzozowski T., « Stress and the Gut : pathophysiologiy, clinical consequences, diagnostic approach and treatment options », *Journal of Physiology and Pharmacology*, décembre 2011 ; 62(6):591-9.

4. Fasano A., Shea-Donohue T., « Mechanisms of disease : the role of intestinal barrier function in the pathogenesis of gastrointestinal autoimmune diseases », Nat Clin Pract Gastroenterol Hepatol., septembre 2011 ; 2(9):416-22 ; Fasano A., « Leaky gut and autoimmune diseases »,. *Clin Rev Allergy Immunol*, février 2012 ; 42(1):71-8.

tort de se présenter sous une forme inappropriée à notre système de défense. Le système immunitaire ne reconnaissant pas ces antigènes alimentaires comme faisant partie du « moi » va produire des anticorps de type IgG dirigés contre eux. Il se produit une formation de complexes immuns (corps complexes qui unissent l'antigène étranger à l'anticorps), qui vont se déposer sur les tissus et les organes à proximité et à distance. Une inflammation va se déclencher, afin de s'en débarrasser, mais en vain. L'inflammation deviendra chronique et pathologique si l'afflux d'antigènes étrangers est permanent et massif.

L'importance de la réaction du système immunitaire dépend de facteurs particuliers : prédisposition génétique de chacun, âge du premier contact avec l'antigène, statut immunologique, transmission de l'antigène par le lait maternel et autres voies d'administration, nature, quantité, fréquence de consommation de l'antigène alimentaire, composition de la flore intestinale...

Conséquences pratiques

Sur le plan pratique, dans la mesure où un patient présente une prédisposition génétique et une hyperperméabilité intestinale, on peut se demander quels sont les facteurs susceptibles de favoriser une allergie sur lesquels agir.

Dans le cadre des allergies à IgG, si l'on consomme souvent de grosses quantités d'une même protéine, sans prendre le temps de broyer l'aliment (en le mâchant ou en le mixant), les risques sont élevés de devenir intolérant à cette protéine, d'autant plus chez un enfant très jeune. C'est la concentration locale d'épitopes antigéniques qui pourra entraîner la fabrication retardée des IgG. Il est donc essentiel d'observer certaines règles alimentaires chez les nourrissons et les enfants, de mastiquer efficacement et lentement, et de respecter le plus possible le principe de rotation.

L'importance de l'allergie dépend des circonstances environnementales cellulaires déterminées par l'alimentation dans lesquelles cette allergie se développe.

La guerre inflammatoire

Focus science

Comment cette guerre inflammatoire est-elle déclenchée dans le compartiment sanguin et les tissus proches de l'intestin ?

Quand les aliments mal digérés (antigènes) sont assemblés avec les anticorps sous forme de complexes immuns dans le sang de l'intestin, ou bien quand des bactéries portant à leur surface des LPS (lipopolysaccharides) pénètrent dans le sang de l'intestin, ils stimulent les macrophages (cellules de l'inflammation) par l'intermédiaire de récepteurs qui se trouvent à leur surface, les récepteurs TOLL. Il s'ensuit une cascade de réactions d'activations enzymatiques à l'intérieur du macrophage, notamment des kinases. « Le maître de la guerre inflammatoire » est libéré : le NF-Kappa B. Il va stimuler le noyau de la cellule macrophage où se trouve l'ADN et où s'effectue la transcription nucléaire. Cela aboutit à la fabrication des protéines de la réaction inflammatoire, de cytokines pro-inflammatoires (TNF-alpha et des interleukines, en particulier l'IL6) et à une production de radicaux libres.

L'inflammation chronique

Il arrive qu'une inflammation locale se développe au niveau de la paroi du tube digestif. Si l'afflux d'aliments antigènes est permanent à cause d'une hyperperméabilité intestinale, cette inflammation devient chronique. Elle peut être comparée à un feu de broussailles qui se répand de manière plus ou moins importante dans l'organisme.

Les conséquences

Les conséquences de cette hyperperméabilité intestinale, couplée à une mauvaise fragmentation des aliments et à une inflammation, se situent à plusieurs niveaux de l'organisme.

Sur le plan des symptômes

Cette inflammation crée une augmentation du volume de l'intestin, d'où la sensation de ballonnement après un repas normal en quantités (mais pas en qualité du fait des allergies). Cela favorise le stockage des graisses, notamment au niveau de l'abdomen. Les molécules complexes non digérées sont considérées comme des toxines. Celles-ci peuvent alors se répandre dans d'autres organes, comme, par exemple, le cerveau – d'où la fatigue, le mal à la tête... Les cellules et les anticorps du système immunitaire peuvent également s'attaquer (par une fausse reconnaissance de molécules étrangères) à d'autres organes situés à distance de l'intestin, d'où des symptômes tels que sinusites, eczéma, tendinites multiples à répétition, voire des maladies auto-immunes...

Sur le plan de la masse graisseuse

Pendant la guerre inflammatoire, les cellules communiquent entre elles par l'intermédiaire de molécules appelées cytokines et chémokines. Celles-ci se fixent sur des récepteurs situés à la surface des cellules qui vont interpréter ces messages.

L'hypertrophie

Tout d'abord, les cellules graisseuses de l'abdomen peuvent se présenter soit sous forme adulte, appelée adipocyte, soit sous forme immature, appelée pré-adipocyte. L'IL6 est une cytokine qui est produite par le macrophage (cellule de défenses immunitaires) pendant l'inflammation. Des études montrent que cette cytokine IL6 stimule le pré-adipocyte, qui va se transformer en adipocyte, dont la fonction majeure est de stocker de la graisse, et en particulier des triglycérides. Le résultat est que l'on grossit, car ce mécanisme hypertrophique (la cellule augmente de volume) se produit sur des centaines de cellules graisseuses.

L'hyperplasie et IL6

Ensuite, ces pré-adipocytes, quand ils sont stimulés, peuvent se transformer et se multiplier soit en macrophages, soit en adipocytes, augmentant de ce fait le nombre de cellules graisseuses, ce qui s'appelle une hyperplasie. Encore une fois, le résultat est une prise de poids, car cela se produit sur des centaines de milliers de cellules graisseuses.

L'hyperplasie et LPS

Les chercheurs s'intéressent beaucoup au récepteur TOLL (ou TLR4), qui est présent sur la surface des macrophages du tissu adipeux. Ils pensent que les adipocytes et les macrophages ont la même origine cellulaire, les mêmes cellules souches. Nous venons de voir que certains pré-adipocytes deviennent des macrophages ou des adipocytes. Quand un pré-adipocyte se transforme en macrophage ou se comporte comme tel, il exprime le récepteur TOLL. Lors d'une hyperperméabilité intestinale, quand des allergènes LPS (lipopolysaccharides, molécules situées sur la membrane cellulaire des bactéries) pénètrent dans le sang, ils vont stimuler le TOLL des pré-adipocytes, qui se mettent à proliférer en macrophages ou en adipocytes. Il en découle une hyperplasie (augmentation du nombre de cellules graisseuses).

Inflammation et résistance à l'insuline

Par quel mécanisme l'inflammation entraîne-t-elle une résistance à l'insuline, qui aboutira ensuite à une augmentation de la fabrication des graisses ?

L'insuline est une hormone produite par le pancréas, qui a pour but de faire entrer le glucose du sang dans les cellules musculaires pour qu'elles puissent fabriquer de l'énergie. Mais l'insuline transforme aussi les sucres en graisses dans les cellules graisseuses. Or une inflammation chronique peut empêcher le signal de l'insuline de continuer son chemin dans la cellule musculaire, malgré une concentration d'insuline normale. Il s'ensuit une augmentation du sucre dans le sang, qui incite le pancréas à produire plus d'insuline pour forcer la pénétration du sucre. En vain... Cette augmentation de la concentration en insuline dans le sang favorise la transformation des sucres en graisses dans les cellules graisseuses et la multiplication de ces dernières.

Influence de la résistance à l'insuline sur l'inflammation et sur la masse graisseuse

Non seulement l'inflammation a des répercussions sur la résistance à l'insuline, qui déclenche un accroissement de la masse graisseuse, mais il existe un phénomène amplificateur de retour, par lequel la résistance à l'insuline influence l'inflammation.

Il existe donc un cercle vicieux entre l'inflammation et l'insuline. Quand on mange des aliments à index glycémique élevé, il se produit un hyperinsulinisme qui est pro-inflammatoire et, inversement, l'inflammation entraîne une résistance à l'insuline. Ceci est dû à la promiscuité (et aux interférences qui en découlent) entre les voies de transmission des messages intracellulaires de l'inflammation et de l'insuline.

Manger des aliments à index glycémique élevé favorise l'inflammation. Manger des aliments pro-inflammatoires favorise la résistance à l'insuline. Et les deux comportements favorisent le stockage de graisses.

Si une personne souffre d'inflammation continue due à une hyperperméabilité intestinale, avec entrée d'allergènes qui stimulent le stockage des graisses, tout est réuni pour « faire du gras » et stocker des triglycérides : lipogenèse, adipogénèse, inhibition de la lipolyse (c'est-à-dire prise de poids).

Donc le fait de supprimer les molécules responsables de l'intolérance provoque un processus d'amaigrissement progressif. Une cause majeure d'inflammation chronique sera éliminée.

Inflammation et leptine

Par quel mécanisme l'inflammation entraîne-t-elle une résistance à la leptine, qui, ensuite, contribue à une augmentation de la fabrication des graisses ?

La leptine et son fonctionnement normal

La leptine est une hormone qui est sécrétée par les adipocytes (cellules graisseuses). Elle est fondamentale pour notre survie, car elle permet à l'organisme de ne pas manquer de nourriture. Son effet sur le cerveau est relativement lent (comparé aux autres hormones qui commandent la faim).

Si le taux de leptine diminue, le cerveau va déclencher une sensation de faim (de surcroît vers des aliments riches en calories vides), orienter le métabolisme vers l'économie des réserves énergétiques et favoriser la fabrication de graisses. C'est ce qui se passe quand la masse graisseuse est faible ou quand la personne ne peut manger de manière suffisante pour assurer sa survie. Si le taux de leptine augmente, le cerveau oriente l'organisme dans une direction inverse, avec absence de sensation de faim.

La leptine et son fonctionnement anormal : la résistance à la leptine

Comment se fait-il que des personnes en surpoids témoignent de taux de leptine élevés, avec des sensations de faim élevées ? Des chercheurs ont découvert récemment que des cytokines, qui sont des molécules de l'inflammation sécrétées par les adipocytes peuvent perturber la relation de communication cellulaire entre la leptine et le cerveau. Proportionnellement, plus la quantité de masse graisseuse est importante, plus la quantité de cytokines sera importante, plus la quantité de leptine sera importante.

La solution d'amaigrissement consisterait donc à diminuer la masse graisseuse pour diminuer les cytokines produites par les adipocytes, afin de libérer la communication leptine-cerveau et diminuer la sensation de faim[1]. Or, une inflammation issue en particulier d'une hyperperméabilité intestinale et d'une intolérance alimentaire favorise une prolifération des cellules graisseuses, une augmentation de la masse graisseuse et une augmentation de cytokines de l'inflammation. Un traitement des intolérances alimentaires concourt à l'amélioration de cette situation métabolique et à la sensation de faim.

Calmer le système immunitaire, et donc calmer l'inflammation, est l'objectif principal pour parvenir à maigrir et à diminuer ou abolir les douleurs ou la gêne intestinales. Parallèlement, d'autres objectifs seront à atteindre pour régulariser le poids et retrouver un équilibre de santé.

1. Scott Isaacs, *Comment arrêter de manger trop !*, Éditions Marabout, Paris, 2014 ; Jequier, E., « Leptin signaling, adiposity, and energy balance », Ann. NY Acad. Sci. 967(2002):379-88 ; Wauman J., Tavernier J., « Leptine receptor signaling : pathaways to *leptin resistance* », *Front here Biosci, 17(2011):2771-93.*

Justification scientifique des propositions nutritionnelles de la méthode

L'exclusion totale mais temporaire des aliments à l'origine d'intolérances alimentaires

Elle contribue à calmer l'inflammation locale digestive. Cette accalmie inflammatoire permet d'orienter le métabolisme vers l'anabolisme, c'est-à-dire vers un début de reconstruction de la paroi intestinale.

Une alimentation riche en...

... acides gras polyinsaturés de la série oméga-3 : les poissons gras

Les oméga-3 issus de poissons gras : de nombreux articles de la littérature scientifique prouvent l'action anti-inflammatoire des acides gras polyinsaturés de la série oméga-3. Ils sont des modulateurs de kinases spécifiques, impliqués dans la régulation de l'inflammation[1].

Les acides gras polyinsaturés de la série oméga-3 réduisent la résistance à l'insuline et la triglycéridémie chez les enfants et adolescents obèses[2].

Les acides gras polyinsaturés de la série oméga-3 représentent un outil nutritionnel pour prévenir la résistance à l'insuline associée au diabète de type 2 et à l'obésité[3].

... curcuma longa : au petit déjeuner ou en assaisonnement

Le curcuma est également un modulateur de kinases spécifique, impliqué dans la régulation de l'inflammation, car c'est un régulateur de toute une série de voies qu'active NF-Kappa B[4]. C'est en outre un remarquable anticancéreux ; il est utilisé dans la prise en charge de maladies auto-immunes[5] (maladies de Crohn, ostéoporose, Alzheimer). Pour améliorer son absorption, il faut l'associer à de la piperidine. Le curcuma supprime la production de cytokines pro-inflammatoires et empêche la destruction du tissu conjonctif, notamment dans les modèles expérimentaux d'anévrisme de l'aorte[6].

---

1. Massaro M., « The omega-3 fatty acid docosahexaenoate attenuates endothelial cyclooxygenase-e induction through both NADP(H) oxidase and PKC inhibition », Edited by Charles Dinarello, University of Colorado Health Sciences Center approved july 25, 2006.
2. Juàrez-Lopez C., Klünder-Klünder M., « Omega-3 polyunsaturated fatty acds reduce insulin resistance and triglycerides in obese children and adolescents », *Pediatr Diabetes*, août 2013 ; 14(5):377-83.
3. Delarue J., LeFoll C., « N-3 long chin polyinsaturated fatty acids: a nutritional tool to prevent insulin resistance associaed to type 2 diabetes and obesity ? », *Reprod Nutr Dev*, mai-juin 2004 ; 44(33):289-99.
4. Bengmark S., « Curcumin, an atoxic antioxidant and natural NF-kappaB, cycloxygenase-e, lipoxygenase, and inductible nitric oxide synthétase inhibitor : a shield against acute and chronic diseases ».
5. Shishhodia S., Sethi G., « *Curcumin: getting back to the roots* », *Ann N Y Acad Sci, novembre 2005 ; 1056:206-17.*
6. Padodi F.E., Mao D., « Oral administration of diferuloylmethane (curcumin) suppresses Proinflammatory Cytokines and destructive Connective Tissue Remodeling in experimental abdominal aortic aneurysms », *Ann Vasc Surg*, 19 mai 2006.

... algues marines : en assaisonnement
Un apport quotidien en algues est nécessaire dans le cadre de notre méthode de rééducation alimentaire, car l'apport de sel de table est limité, étant considéré comme un facteur causal d'hypertension artérielle. Or ce dernier est le principal pourvoyeur d'iode, alors que le sel de potassium conseillé (sauf contre-indication médicale) n'en contient pas. Rappelons que l'iode est le nutriment indispensable à la synthèse des hormones thyroïdiennes. Sa déficience alimentaire entraîne une hypothyroïdie qui diminue le métabolisme de base. Cette diminution peut elle-même aboutir à une augmentation de la masse graisseuse.

Une alimentation paramétrée

L'alimentation proposée est pauvre en aliments à index glycémique élevé et riche en aliments à index glycémique bas, afin d'éviter de s'engager dans des voies qui mènent à la résistance à l'insuline.

Des aliments à index glycémique faible

L'index glycémique d'un aliment est la surface du triangle de la courbe d'hyperglycémie induite par le glucide ingéré. Cette courbe est fonction du temps et de la concentration en glucose. De manière imagée, c'est une vitesse d'augmentation de la glycémie maintenue pendant un certain temps. On pourrait comparer l'index glycémique du glucose à une voiture dont le carburant est composé de 100 g de glucose, qui démarre vite et qui maintient sa vitesse élevée jusqu'à épuisement du glucose.

Cet index est relatif à une consommation de 100 g de glucose. Le glucose a un index de 100 ; c'est une référence. Pour les autres aliments, l'importance de l'index glycémique dépend de plusieurs paramètres, ce qui explique qu'il ne correspond pas à la concentration en sucre de l'aliment en cause.

De nombreuses études démontrent l'importance de la consommation d'aliments à index glycémique bas dans le traitement et la prévention des maladies chroniques (syndrome métabolique et obésité).

La consommation répétée d'aliments à index glycémique élevé entraînant un hyperinsulinisme peut être à l'origine du processus inflammatoire, néfaste pour la prise de poids. De plus, ces pics insuliniques, qui provoquent une surconsommation de sucre dans les tissus, peuvent entraîner par réaction une hypoglycémie réactionnelle. Cela déclenche un arrêt de la sécrétion d'insuline et une augmentation du glucagon. Ce dernier provoque une fabrication de glucose à partir des fibres musculaires – c'est ce que l'on appelle la « néoglucogénèse » (à partir d'acides aminés tels que l'alanine et la glutamine). Il en résulte une fonte musculaire (la sarcopénie, en langage médical), alors que le poids peut rester identique, car la graisse a augmenté considérablement.

Il est très important que les repas se déroulent dans une ambiance calme, car le stress peut également entraîner des pics insuliniques. En effet, il provoque une sécrétion d'adrénaline et de cortisol, ce qui augmente la glycémie par hydrolyse du glycogène. Il s'ensuit une hypersécrétion d'insuline, qui fait entrer le glucose dans les cellules en excès, d'où une hypoglycémie réactionnelle. Le scénario précédemment décrit se déroule à nouveau, qui aboutit à la sécrétion du glucagon, à la néoglucogenèse et à la sarcopénie.

Attention !

Les sucres raffinés sont pourvoyeurs de sucres à index glycémique élevé.

Des aliments à indice de satiété/densité calorique élevée

La densité calorique est la teneur en calories d'un aliment pour 100 g.

En élaborant ma méthode de perte de poids, j'ai essayé de tenir compte d'un facteur très subjectif : l'indice de satiété. Il fait intervenir les notions de volume et de poids de l'aliment ingéré, elles-mêmes en rapport avec la sensation d'étirement de la muqueuse de l'estomac. Il existe en effet dans cette dernière des récepteurs qui mesurent la tension de son étirement et signalent qu'il est suffisamment plein. Encore faut-il laisser à ces mécanismes physiologiques le temps de s'exprimer en mangeant lentement et en pleine conscience. Le fait de prendre son temps à table, sans être perturbé ni pressé, permet de moins ingérer de nourriture et de moins grossir.

C'est pour cela que, dans ma méthode, j'accorde beaucoup de place aux légumes et à leurs modes de cuisson (vapeur, à l'eau ou mijotés avec très peu d'huile d'olive pour le goût).

Des aliments à densité nutritionnelle élevée

La densité nutritionnelle est la teneur en nutriments (vitamines et minéraux) pour 100 g d'un aliment.

Je conseille de privilégier, tant que possible, une alimentation bio et non raffinée, dont la densité nutritionnelle est plus importante. Les aliments raffinés, notamment les céréales, les aliments transformés gras sucrés, pauvres en fibres, sont riches en « calories vides ». À l'inverse, j'ai essayé de favoriser les aliments qui possèdent des « calories pleines ». C'est le cas des aliments suivants, par ordre décroissant : foie de veau, palourde, huître crue, cresson, épinard cuit, persil frais, mâche, poivron jaune, moule cuite, pourpier cru, chou vert, laitue, poivron vert.

Mais les apports d'une alimentation variée sont insuffisants pour obtenir un équilibre physiologique optimal. Il faut y ajouter des supplémentations nutritionnelles qui doivent être adaptées à chacun.

Des aliments riches en antioxydants (citron, curcuma, fruits, légumes…)

Pour lutter contre l'oxydation cellulaire, responsable de la dégradation cellulaire entraînant le vieillissement, il est aujourd'hui couramment admis qu'il faut consommer des aliments antioxydants. Il est cependant une situation où l'organisme favorise la production de ces molécules agressives pour nous défendre contre des envahisseurs : au début d'une inflammation. Le deuxième niveau du système immunitaire fait alors volontairement intervenir des cellules (polynucléaires et macrophages) pour sécréter des radicaux libres. Ces cellules possèdent des programmes génétiques de production d'enzymes qui fabriquent ces corps oxydants pour détruire les assaillants.

Mais l'environnement cellulaire de l'endroit où se situe cette tentative d'extermination « au lance-flammes » ne doit pas connaître un état de sécheresse identique à celui du maquis en plein été. Plus ce feu oxydatif local sera entouré d'antioxydants moins on a de risques que cette inflammation ne se généralise à tout le corps, et moins on a de risques d'avoir une hyperperméabilité intestinale.

C'est pour cela que j'ai privilégié, dans la mesure du possible, des aliments ayant un pouvoir antioxydant important[1]. Comme, par exemple, la tomate, l'artichaut, le haricot rouge (en phase 4), la myrtille, la mûre, le chou frisé, la fraise, la framboise, l'épinard, le brocoli, la pomme Granny Smith, le citron, l'orange, les épices (curcuma, cannelle…).

La lutte contre le stress

Le stress est un facteur susceptible d'entraîner une hyperperméabilité intestinale[2]. C'est pourquoi j'insiste sur l'importance de prendre ses repas sereinement.

Une alimentation bio

Les arguments en faveur du bio sont nombreux. Nous savons notamment que nos anticorps réagissent normalement contre ce qui est étranger et normalement pas contre nos antigènes. Or si une protéine intègre dans sa structure des métaux lourds (comme, par exemple, le mercure), sa structure en sera modifiée et donc ne sera pas reconnue comme appartenant « au soi ». Le système immunitaire réagira par la fabrication d'anticorps pour éliminer cette protéine modifiée qui lui apparaît comme étrangère. Toute modification structurelle d'une protéine appartenant « au soi » – par exemple, du fait d'un toxique issu d'une alimentation polluée (métaux lourds, etc.) – sera à l'origine de la production d'un anticorps et de réaction inflammatoire.

L'équilibre de la flore intestinale

La flore de fermentation est favorisée par les légumes, la flore de putréfaction par les protéines. L'alimentation proposée vise à l'équilibre de notre flore intestinale, car, s'il existe un déséquilibre en faveur de la flore de fermentation, par exemple, la consommation de tryptophane par cette flore sera trop importante, et un déficit d'approvisionnement du cerveau en tryptophane pourrait apparaître, favorisant un syndrome dépressif compensé par une consommation d'aliments sucrés qui favorise la prise de poids.

La lutte contre l'acidose métabolique tissulaire chronique

L'acidose tissulaire chronique latente n'est pas un effet de mode. C'est une altération fonctionnelle de l'équilibre acido-basique de notre organisme (notion différente des déséquilibres acido-basique aigus qui relèvent des services de réanimation). Cette dernière notion est reconnue de tous, alors que l'acidose tissulaire chronique de bas niveau ne l'est pas. Pourtant, les travaux des Dr Catherine Kousmine et Christopher Vasey ont divulgué au plus grand nombre l'importance de cette notion en rapport avec une diète. En outre, des études mettent en exergue de manière significative les effets

---

1. Ce pouvoir antioxydant est mesuré en unité ORAC (Oxygène Radical Absorbance Capacity). Cette valeur mesure la capacité d'un aliment à neutraliser le radical péroxyde ROO°.
2. Konturek P.C., Brzozowski T., « Stress and the gut : pathophysiology, clinical consequences, diagnostic approach and treatment options », *J Physiol Pharmacol*, décembre 2011 ; 62(6):591-9.

de cette acidose chronique sur l'ostéoporose[1]. Nous nous situons là dans le registre des maladies chroniques, sensibles aux petites variations métaboliques sur le long terme.

Je ne vais pas détailler les explications théoriques, mais je souhaite souligner le fait que cette dimension alimentaire fait partie intégrante de ma méthode.

L'acidose métabolique modifie la structure tertiaire et l'activité des protéines que sont nos enzymes. En effet, la consommation excessive de protéines aboutit à la surproduction d'acide sulfurique, qui augmente l'acidité du milieu de nos enzymes. Le fonctionnement de ces dernières s'en trouve affecté, comme si elles avaient subi une légère mutation génétique. Les petites clefs que représentent nos enzymes sont altérées et ne peuvent plus (ou moins bien) ouvrir les portes biochimiques de nos cellules. Des ralentissements de fonctionnement de voies métaboliques apparaissent. Des troubles fonctionnels émergents, tels que la fatigue, des troubles digestifs… À plus long terme, des maladies peuvent voir le jour, si les conditions acides persistent autour de nos enzymes. Les récepteurs de nos hormones, qui sont également des protéines, peuvent également être modifiés, ce qui aboutit, par exemple, à une résistance à l'insuline, puis à un diabète.

Certains aspects de ma méthode luttent contre les déséquilibres fonctionnels que peuvent entraîner une acidose métabolique tissulaire latente chronique. En effet, une alimentation qui comprend une boisson à base de jus de citron couplée à un exercice physique qui provoque une augmentation de la ventilation alvéolaire, et des légumes en quantité suffisante (dont les ph auront tendance à basifier le bol alimentaire) constituent un moyen efficace de lutter contre l'acidose métabolique chronique.

L'application de certains principes rythmiques biologiques

Pour élaborer cette méthode, je me suis appuyé sur certaines particularités rythmiques du métabolisme humain qui ont été mises en exergue par la chrononutrition, afin d'organiser qualitativement les repas aux différents moments de la journée.

Le petit déjeuner et le cholestérol

Nous fabriquons à plus de 80 % le cholestérol de notre corps, et c'est tant mieux, car notre survie en dépend (le complément provient des apports alimentaires). Sans cholestérol, nous ne pourrions pas fabriquer certaines hormones. Une enzyme catalyse sa formation, si elle est stimulée : l'HMG CoA réductase (qui est par ailleurs la cible des médicaments appelés « statines »), dont l'activité peut être ralentie par une prise alimentaire de lipides au petit déjeuner. En parallèle, l'insuline peut stimuler cette enzyme. Donc, si aucune production importante d'insuline consécutive à une prise de sucre rapide ne survient, et si une consommation de lipides s'effectue au petit déjeuner, l'activité de cette enzyme ne sera pas augmentée. La fabrication du cholestérol ne sera pas lancée. Ce mécanisme est appliqué dans ma méthode ; il se révèle intéressant pour les patients en surpoids, avec un taux de mauvais cholestérol augmenté.

La collation de 17 h

À 17 h, il se produit une petite résistance à l'insuline. Or, à ce stade de la journée, il est intéressant de consommer un peu de sucre et de sécréter un peu d'insuline, car c'est le moment le plus propice pour favoriser la pénétration du tryptophane à travers la barrière hémato-encéphalique – tryptophane qui

---

1. Frings-Meuthen P., et al., « Low-grade metabolic acidosis may be the cause of sodium chloride-induced exaggererated bone resorption », *J Bone miner Res.*, avril 2008 ; 23(4):517-24 ; Ma D., Jones G., « Soft drink and milk, consumption, physical activity, bone mass, and upper limb fractures in children : a population-based case-control study », *Calcif Tissue int.*, octobre 2004 ; 75(4): 286-91 ; Garcia-contreras F., et al., « Cola beverage consumption induces bone mineralization reduction in ovariectomized rats », *Arch Med Res.*, juillet-août 2000 ; 31(4):360-5.

permettra la fabrication de la sérotonine (neuromédiateur de la bonne humeur) et de la mélatonine[1] (neuromédiateur du sommeil).

Pour lutter contre la sensation de faim

Manger toutes les trois ou quatre heures

La ghréline est une hormone qui provoque la faim quand son taux est bas. Elle est sécrétée par les cellules de l'estomac lorsque celui-ci est vide, toutes les trois ou quatre heures. Les collations entre les repas favorisent la baisse du taux de ghréline et celle de la sensation de faim[2].

Manger lentement, ajouter de l'eau glacée aux repas et collations

Cela ralentit l'évacuation de l'estomac et entre en synergie avec les actions des PYY-36 et neuropeptide Y.

La PYY-36, ou peptide YY, est sécrétée par l'intestin grêle et le colon quand ils sont pleins[3]. Elle provoque la sensation de satiété quand son taux est haut. Elle ralentit l'évacuation de l'estomac, ce qui prolonge le temps de hausse de la ghréline et donc la sensation de satiété. Rappelons que le ralentissement de l'évacuation de l'estomac diminue l'indice glycémique des aliments et par conséquent leur potentiel inflammatoire.

Diminuer la production de neuropeptide Y

Sécrété par l'hypothalamus[4], il est le neuropeptide le plus orexigène (qui aiguise l'appétit). Il stimule le grossissement et la prolifération des adipocytes de la graisse abdominale. Il stimule également l'infiltration des macrophages dans la graisse abdominale ou la transformation des adipocytes en macrophages dans le tissu abdominal. En conséquence, il favorise l'inflammation, avec toutes les conséquences que nous avons vues précédemment sur l'amaigrissement et la santé.

Sa production est favorisée par des comportements tels que :

- l'insomnie. Le rythme circadien du neuropeptide Y favorise sa production lors de l'éveil et sa diminution lors du sommeil. Il est prouvé que des adultes en manque de sommeil (inférieur à 6 heures) consomment en moyenne 300 Cal de plus par jour ;
- la vie sédentaire ;
- un régime hypo-protéiné ;
- une proportion de glucide supérieure à 40 % de la ration alimentaire quotidienne ;
- une alimentation riche en lipides ;
- un régime restrictif.

---

1. Arendt J., «Biological rhythms : the science of chronobiology », *J.R. Coll Physicians Lond.*, janv.-février 1998.
2. Scott Isaacs, *op. cit.*
3. *Ibid.*
4. *Ibid.*

La pratique d'une activité physique adaptée à vos possibilités

Rappelons-le, l'exercice physique exerce de nombreux effets positifs sur la santé et l'amaigrissement[1] :

- il réduit l'inflammation mesurée par ses principaux marqueurs biochimiques ;
- il augmente la perte de poids et surtout la réduction du périmètre abdominal ;
- il diminue l'appétit et les compulsions alimentaires ;
- il diminue la résistance à l'insuline ;
- il augmente l'expression de gènes qui améliorent la sensibilité des cellules à l'insuline ;
- il diminue la glycémie ;
- il diminue la concentration des triglycérides et du « mauvais » cholestérol dans le sang, ce qui améliore la sensibilité à l'insuline, par l'intermédiaire de plusieurs facteurs ;
- il augmente le bon cholestérol ;
- il améliore le fonctionnement du foie surchargé en graisses, conséquence d'un déséquilibre insulinique ;
- il augmente le nombre de mitochondries et la vitesse de fonctionnement de leurs réactions chimiques, ce qui contribue à la perte de la masse graisseuse ;
- il aide à la digestion ;
- il diminue le stress ;
- il diminue la dépression ;
- il augmente la concentration ;
- il augmente la connexion entre les neurones ;
- il contribue au rééquilibrage des hormones sexuelles ;
- il améliore le sommeil.

La pratique combinée du renforcement musculaire et de l'activité physique en endurance (course à pied, vélo, natation...), qui permet une consommation d'oxygène plus importante, concourt à une optimisation des bienfaits de l'exercice physique sur la perte de la masse graisseuse, la résistance à l'insuline et la santé.

1. Jorge M.L., et al., « The effects of aerobic, resistance, and combined exercice on metabolic control, inflammatory markers, adipocytokines, and muscle insulin signaling in patients with type 2 diabetes mellitus », *septembre 2011 ; 60(9):1244-52* ; Goodpaster B.H., et al., «Effect of diet and physical activity interventions on weight loss and cadiometabolic risk factors in severely obese adults : a randomized trial », *JAMA*, 27 octobre 2010 ; 304(16):1795-802.

Témoignages

Témoignage n° 1

“ Mes intolérances alimentaires et mon régime amaigrissant ”

Depuis mon enfance jusqu'à mes 22 ans, j'ai subi divers problèmes de santé : crises d'acétone, crises de foie, quintes de toux incessantes, maux d'estomac importants, hernie hiatale, obésité, remontées acides, problèmes articulaires. L'origine était due à un stress trop important et à une alimentation déséquilibrée, selon mon médecin de famille.

Parallèlement, je ne pouvais plus marcher ou monter quelques marches sans avoir l'impression de suffoquer. J'ai aussi développé des sciatiques et des cruralgies à répétition. Enfin, je ressentais, surtout après les repas, une fatigue et une lassitude immenses, presque insurmontables. Cette fatigue intense, je la connaissais aussi depuis mon plus jeune âge. On la mettait sur le compte tantôt des antihistaminiques pris pour des allergies respiratoires, tantôt d'un manque de dynamisme ou de volonté de ma part. Mais les causes de cette fatigue chronique n'ont jamais été véritablement recherchées.

Ainsi, malgré la vivacité de mon caractère et mon énergie naturelle, mon état de santé n'a cessé de se dégrader. À 30 ans, je pesais 87 kg pour 1,60 m et j'étais au bout du rouleau, physiquement et moralement.

C'est alors que, crise de la trentaine aidant, j'ai décidé de faire appel au Dr Ducarre afin de trouver une solution durable et sérieuse à mon problème d'obésité. Je n'ai pas signé tout de suite… Il m'a fallu trois ans. Je suis revenue auprès du Dr Ducarre pour une nouvelle sciatique et j'ai alors pris ma décision : je voulais perdre du poids, pour ma santé, mon avenir.

Je crois que je me souviendrai toujours du moment où j'ai reçu les fameuses analyses relatives aux allergies alimentaires : pour moi, c'était le gluten qui était en cause. Sur le moment, je n'ai pas réagi, je ne savais pas ce que c'était. Je me dis que je n'étais pas allergique au lactose et que c'était plutôt une bonne nouvelle. Puis j'ai fait ce que tout mauvais patient fait même si c'est parfaitement déconseillé : j'ai lancé une recherche internet. Là, ce fut la stupeur, puis l'anéantissement. Je découvris avec horreur que le gluten, il y en a partout et dans tout ! Cette molécule est contenue dans les principales céréales, notamment le blé. J'étais effondrée, moi qui suis non seulement une gourmande mais aussi une passionnée de cuisine, qui aime recevoir, découvrir de nouveaux petits restaurants parisiens avec mes amis, j'ai vu ma vie sociale se réduire comme peau de chagrin. Je me suis mise à broyer du noir ; je me moquais pas mal, alors, de la perte de poids et du régime…

Puis, progressivement, je me suis raisonnée. Compte tenu du fait que j'allais devoir mener un régime sans gluten, autant qu'il soit du même coup amaigrissant. De toute façon, en raison de mon intolérance, de nombreux aliments allaient devoir disparaître de mon alimentation, alors tant qu'à être privée, autant que ce soit pour quelque chose ! Je me suis dit qu'au moins, à l'issue du régime, quand le docteur me donnerait le feu vert pour réintégrer certains aliments, j'aurais l'impression de regagner quelque chose et non de tout perdre.

Le Dr Ducarre m'a présenté un régime sur-mesure, adapté à mon pauvre intestin en piteux état. J'avoue que je l'ai trouvé plutôt strict, mais je suis déterminée et volontaire et, quand je prends une décision, je n'ai pas pour habitude de revenir dessus...

Le mot d'ordre, c'est de ne jamais lésiner sur la quantité, ne jamais avoir faim. Parallèlement je me suis engagée à avoir une activité physique régulière en plus des séances de renforcement musculaire que le Dr Ducarre me prodiguait au début du régime. Je me suis donc exécutée et ai commencé à la fois mon régime sans gluten et celui amaigrissant.

En sept jours, un petit miracle s'est produit. J'ai perdu 4,5 kg. J'avoue que, si j'étais contente, j'étais aussi un peu inquiète. Pendant la phase de démarrage, j'avais rendez-vous avec le docteur une fois par semaine pour un suivi. Je l'ai donc interrogé sur cette soudaine perte de poids. Lui-même, surpris, me demanda si je mangeais et insista sur le fait que je ne devais pas être affamée. Or ce n'était pas le cas, j'étais étonnée moi-même de n'avoir ni sensation de faim ni sentiment de frustration. De toute façon, je m'octroyais des portions généreuses, la cause de mon amaigrissement record n'était donc pas à chercher de ce côté-là.

Rapidement, les choses ont commencé à se préciser. En sept jours, mes douleurs stomacales ont totalement disparu – cela faisait plus de quinze ans que je n'avais pas ressenti cela ! Sans aucun doute, l'absence de gluten dans mon alimentation n'y était pas étrangère. Quelle motivation, quel carburant incroyable ! À ce moment-là, la petite lueur d'espoir qui avait disparu à l'annonce du diagnostic de cette foutue intolérance a ressurgi et j'ai entrevu un avenir certes sans gluten, mais surtout avec moins de souffrance pour mon corps. Bien sûr, tout n'était pas idyllique, ce régime était difficile à tenir, essentiellement en raison de l'absence de gluten. Même si je suis très attentive, il m'arrivait d'en ingérer à mon insu. Dans ces cas-là, mon corps me mettait rapidement au courant, puisque j'étais prise de crampes abdominales, voire de diarrhées et de vomissements.

Et puis, il est difficile de tenir un régime quel qu'il soit sur la durée sans quelques petits écarts. Alors je me suis mise à la cuisine light *et sans gluten. L'objectif est multiple : des saveurs et du goût si je ne veux pas perdre mes amis habitués aux bons petits plats, le tout sans gluten et le plus léger et conforme à mon régime possible. Ce n'est pas facile, mais c'est réalisable ! Cela donne notamment de délicieuses verrines de mousses de divers légumes avec des épices, toutes aussi variées.*

Ce régime n'est pas qu'un combat contre soi-même, c'est surtout une transformation des habitudes de vie. Il faut réapprendre à manger, à cuisiner, à recevoir, à intégrer le sport comme un élément aussi indispensable que de se brosser les dents. Le plus difficile, pour moi, ce sont les autres. Il faut faire preuve de beaucoup de pédagogie, expliquer sans jamais se lasser. Il ne faut pas hésiter à raconter son histoire, parler de son régime, ne pas avoir honte. J'ai dû faire face à certaines résistances qui m'ont mise à l'épreuve. Tout d'abord, il y a ceux qui considéraient que je n'avais pas besoin d'un régime : « Tu n'es pas si grosse, tu n'as pas besoin de faire un régime... » À bien y regarder, ils auraient certainement dû en entamer un eux-mêmes... Et puis il y a les sceptiques, ceux qui pensent que l'intolérance au gluten est une mode. Ce sont les pires ! Pour ma part, je n'hésite pas à leur coller mes analyses de sang sous le nez et à leur faire la liste de toutes ces bonnes choses que je ne pourrai plus jamais manger. En général, à l'évocation de la baguette chaude et croustillante du boulanger ainsi que de la tarte préférée de grand-mère auxquelles je n'aurais plus jamais droit, les bouches se ferment.

Mais aujourd'hui, la meilleure réponse à avancer aux détracteurs, c'est moi. Après presque seize mois de régime, j'ai perdu environ 25 kg. Je pèse désormais 63 kg sur ma balance... et 64 kg sur celle du Dr Ducarre – qui est toujours curieusement plus sévère que la mienne !

J'ai retrouvé un tour de taille raisonnable, je porte du 40 et ai dû renouveler toute ma garde-robe. Mais, surtout, j'ai retrouvé de l'énergie, du dynamisme et j'ai le sentiment d'avoir investi dans mon capital santé. Je ne sais pas si j'aurai une plus grande espérance de vie, mais je suis sûre que, si je n'avais rien fait, elle aurait été sensiblement réduite.

Tout le monde s'émerveille de ma nouvelle allure, me félicite, s'accorde à dire que je fais preuve de beaucoup de volonté et me demande quel régime j'ai fait. Alors, je leur raconte mon histoire, comme je viens de le faire, et je leur dis qu'il n'y a pas un régime mais des régimes, adaptés à chacun d'entre nous. Dans mon cas, si l'intolérance au gluten n'avait pas été identifiée, il y a fort à parier que la réussite de mon régime aurait été compromise.

Je continue donc mes efforts, il me reste quelques centimètres de tour de taille à perdre encore, mais, quoi qu'il en soit, je tire déjà une grande fierté de cette expérience.

A.

Témoignage n° 2

“Mes tendinites, mon intolérance au gluten et mon amaigrissement”

Le verdict est tombé brutalement le 18 novembre 2010 : il me fallait me soumettre à un régime alimentaire en accompagnement de mes séances de mésothérapie destinées à remettre en état mes deux tendons d'Achille.

Le régime était draconien pour pallier une intolérance au gluten : il me fallait renoncer au pain, aux pâtes, à la semoule. Comble de malchance, le café m'était également interdit et devait être remplacé par du thé vert (appelé par certains du « pisse-mémé »), à boire plusieurs fois dans la journée, alors que je venais de faire le plein de mes doses de café pour satisfaire mes besoins sur plusieurs mois !

Étant gourmet et amateur de bonne chère, la prescription du médecin m'a dans un premier temps sonné. J'imaginais tout ce à quoi j'allais renoncer : la tartine beurrée et le café du petit déjeuner, les charcuteries, les tartes salées ou sucrées, les pâtes, le couscous, les plats de viande ou de poisson, sans oublier le steak/frites hebdomadaire… Après quelques jours de deuil, j'ai finalement abordé cette épreuve avec détermination et optimisme, grandement aidé par ma compagne qui a partagé pendant les cinq mois de ce régime les mêmes plats que moi.

J'ai dû entreprendre un changement radical de mes habitudes alimentaires, avec la découverte de lieux nouveaux (les magasins bio), de produits nouveaux (thé vert, quinoa, pain sans gluten, galettes de riz…), et d'un autre mode d'ingestion (mastiquer une vingtaine de fois chaque bouchée avant d'avaler).

L'abandon de mes habitudes alimentaires a été beaucoup plus facile à supporter que celui de la cigarette, que je m'étais imposé il y a plus de dix ans. On n'est pas dans un état de manque, il n'y a pas lieu de supprimer des réflexes nocifs. Il s'agit simplement de se discipliner. J'ai même été très surpris de la facilité avec laquelle j'ai pu renoncer à certaines habitudes, comme la consommation de café plusieurs fois dans la journée.

La principale difficulté que j'aie rencontrée a été sociale : il m'a fallu temporairement déserter la cantine, renoncer aux restaurants, ne pas céder aux tentations dans les cocktails, ne plus entrer dans les pâtisseries. J'ai appris par la suite que, dans mon entreprise, beaucoup de collègues s'étaient interrogés sur mon état de santé sans oser me poser de questions. Ma perte de poids avait en effet été spectaculaire : une quinzaine de kilos en quelques mois, me ramenant à un poids proche de la normale.

Une autre difficulté a été de me nourrir lors de mes déplacements professionnels ou en vacances à l'étranger. Les galettes de riz emportées dans mes bagages avec des sachets de thé vert ont été un palliatif consommé sans déplaisir et m'ont permis d'éviter de céder à la « malbouffe ».

La perte rapide de poids, qui était un effet secondaire du régime suivi (l'objectif étant de redonner une nouvelle vie à mes tendons), m'a servi de facteur d'encouragement. L'accompagnement vitaminé, sous contrôle médical, a permis de combler des déficits nutritionnels. Mais ce qui a beaucoup compté, c'est le soutien de ma compagne. Je me suis également motivé en m'accordant de temps en temps de petits plaisirs : le dessert sucré du dimanche avec de la mangue, une boule de glace et des amandes grillées ; un apéritif, certains soirs d'été, avec des tomates cerises du potager et un mélange d'amandes grillées non salées et de raisins secs achetés au marché ; un verre de bon vin ; le carré de chocolat noir à la fin des repas…

Qu'en est-il aujourd'hui ? Le régime a été heureusement assoupli. Mais j'ai gardé mes nouvelles habitudes alimentaires : un jus d'orange et du poisson (sardine à l'huile ou saumon fumé) chaque matin, beaucoup de plats à base de riz et de légumes verts, une soupe de légumes chaque jour, des fruits midi et soir… sans oublier le dessert glacé du dimanche avec de la mangue. Mon régime s'est enrichi de la consommation hebdomadaire d'un poisson grillé, accompagné d'un verre de chablis et, de temps en temps, de poulet rôti. Je ne m'interdis plus la fréquentation de restaurants, mais je suis sélectif. Lorsque je me trouve dans des déjeuners de travail ou dans des réceptions amicales, je ne me distingue pas et mange comme les autres. En revanche, je surveille chaque jour la balance, pour corriger sans attendre une éventuelle prise de poids liée à ces écarts. Certains produits ont disparu de mon réfrigérateur, car je n'en ai plus envie : les charcuteries, le beurre, la crème fraîche, le fromage, les œufs.

Au fait, que sont devenus mes tendons ? Mon handicap a disparu, ainsi que tous les petits soucis quotidiens de santé. Pour me résumer : j'ai retrouvé la forme et je suis plein d'énergie dans ma vie professionnelle et privée. J'ai succombé à une nouvelle drogue : la fréquentation plusieurs fois par semaine d'une salle de sport, où je pratique des activités de cardio-training et de musculation.

P-L. D.

Aliments de base de la rééducation alimentaire

Coquillages et crustacés

Poissons

- Anchois
- Bar
- Cabillaud (ou morue à dessaler)
- Carrelet
- Chinchard
- Colin ou merlu
- Églefin
- Flétan
- Haddock
- Hareng frais
- Hareng fumé***
- Lieu
- Limande
- Maquereau frais
- Sardine sans huile
- Sardines fraîches
- Saumon frais***
- Saumon fumé***
- Sole
- Truite fraîche
- Truite fumée***

Algues (kombu breton)

Viandes

- Canard***
- Autruche
- Bison
- Chevreuil
- Dinde
- Lapin
- Pintade
- Poulet

Produits végétaux

- « Lait » de soja sans sucre
- « Lait » d'amande sans sucre
- Soyeux de soja
- Tofu
- « Yaourt » de soja nature

Matière grasse

- Mélange d'huile d'olive (40 %) et de colza (60 %)

Légumes peu sucrés

- Ail
- Artichaut
- Asperge
- Aubergine
- Bette ou blette
- Brocoli
- Carotte crue
- Céleri en branches
- Champignon de Paris
- Chou
- Chou-fleur
- Chou-rave
- Concombre
- Courgette
- Cresson
- Échalote
- Endive
- Épinard
- Fenouil
- Haricot vert
- Navet cru
- Oignon
- Poireau
- Poivron
- Radis
- Salade (batavia, laitue, mâche, mesclun, roquette, scarole…)
- Soja (pousse de)
- Tomate

Fruits peu sucrés

- Abricot frais
- Airelle
- Brugnon/nectarine
- Cassis
- Citron
- Clémentine
- Coing
- Fraise
- Framboise
- Goyave
- Grenade
- Groseille
- Mandarine
- Mûre
- Myrtille
- Orange
- Pêche
- Poire
- Pomme
- Prune
- Rhubarbe

Farines sans gluten pour pain

- Châtaigne
- Lentille
- Lupin
- Maïs
- Millet
- Pois chiche
- Quinoa
- Riz complet
- Sarrasin
- Soja
- Teff

Tartines craquantes sans gluten

Flocons de céréales complètes sans sucre et sans gluten

- Châtaigne
- Maïs
- Millet
- Pois chiche
- Quinoa
- Riz complet
- Sarrasin
- Soja

Épices et herbes

- Anis étoilé/badiane
- Baies de genièvre
- Cannelle
- Cardamome
- Carvi
- Cinq baies
- Citronnelle
- Clou de girofle
- Coriandre (en poudre)
- Cumin
- Curcuma
- Curry
- Fenouil (en graines)
- Fenugrec
- Fleur d'oranger
- Gingembre
- Harissa
- Noix muscade
- Paprika
- Piment d'Espelette
- Quatre-épices
- Poivre noir, cubèbe
- Ras El Hanout
- Sel de potassium
- Safran
- Sésame (en graines)
- Tabasco
- Vanille

Herbes vertes

- Aneth
- Basilic
- Cerfeuil
- Ciboulette
- Coriandre (en feuilles)
- Estragon
- Menthe
- Persil

Herbes séchées

- Herbes de Provence
- Laurier
- Origan
- Romarin
- Sarriette
- Thym
- Sauge (en poudre)

Vin blanc à faire cuire pour les recettes

- Vin blanc 10° (1 verre = 15 cl)

Cacao (100 %) en poudre sans sucre

Thé vert

Tisanes

- Camomille
- Carvi noir
- Gentiane
- Menthe
- Millefeuilles
- Romarin
- Sauge

Eaux

- Arvi
- Badoit
- Evian
- Perrier
- Quézac
- Rozana
- Salvetat
- Thonon
- Vittel
- Volvic

Aliments de la phase 3

Farines pour les pains pour les profils P1, P2, P3, P5

- Blé complet
- Blé intégral
- Épeautre intégral
- Froment
- Kamut
- Orge
- Seigle complet
- Son d'avoine

Flocons de céréales complètes pour les profils P1, P2, P3, P5

- Avoine
- Blé
- Épeautre
- Orge
- Seigle

Produits laitiers pour les profils P1, P2, P4, P6

Brebis (fromage blanc à 0 %, yaourt à 0 %...)
Chèvre (fromage blanc à 0 %, yaourt à 0 % ...)
Chèvre (lait à 0 %)
Vache (fromage blanc à 0 %, yaourt à 0 %, petit-suisse à 0 %...)
Vache (lait à 0 %)

Fromages mous pour les profils P1, P2, P4, P6

Œufs pour les profils P1, P3, P4, P7

Aliments de la phase 4A

Céréales complètes

- Amarante
- Pâte au blé complet (100 %) pour les profils P1, P2, P3, P5
- Pâtes au sarrasin (100 %)
- Quinoa
- Riz complet
- Riz noir
- Riz sauvage
- Riz rouge
- Sarrasin
- Seigle pour les profils P1, P2, P3, P5

Légumineuses

- Fève (crue)
- Flageolet
- Haricot soja (mungo)
- Haricot blanc (cannellini)
- Haricot borlotti
- Haricot noir
- Haricot rosé (pinto)
- Haricot rouge (azuki)
- Lentille
- Pois cassé
- Pois chiche

Légumes moyennement sucrés

- Patate douce
- Petit pois
- Salsifis

Produits végétaux

- Crème de soja

Graines

- Courge
- Sésame
- Soja
- Tournesol

Fruits oléagineux

- Amande
- Noisette
- Noix
- Noix de cajou
- Noix de Pécan
- Noix du Brésil

Aliments de la phase 4B

Viandes

- Agneau
- Bœuf
- Jambon de Paris
- Veau

MARABOUT
s'engage pour l'environnement
en réduisant l'empreinte carbone
de ses livres.
Celle de cet exemplaire est de :
1000 g éq. CO_2
Rendez-vous sur
www.marabout-durable.fr

PAPIER À BASE DE
FIBRES CERTIFIÉES

Achevé d'imprimer en février 2015 sur les presses de Rotativas de Estella, Espagne.
75.0010.5/01
ISBN : 978.2.501.09885.4
Dépôt légal : mars 2015